MANUAL DE AUDIOLOGIA PEDIÁTRICA

Faculdade de Ciências Médicas da Santa Casa de São Paulo

CILMARA CRISTINA ALVES DA COSTA LEVY

MANUAL DE AUDIOLOGIA PEDIÁTRICA

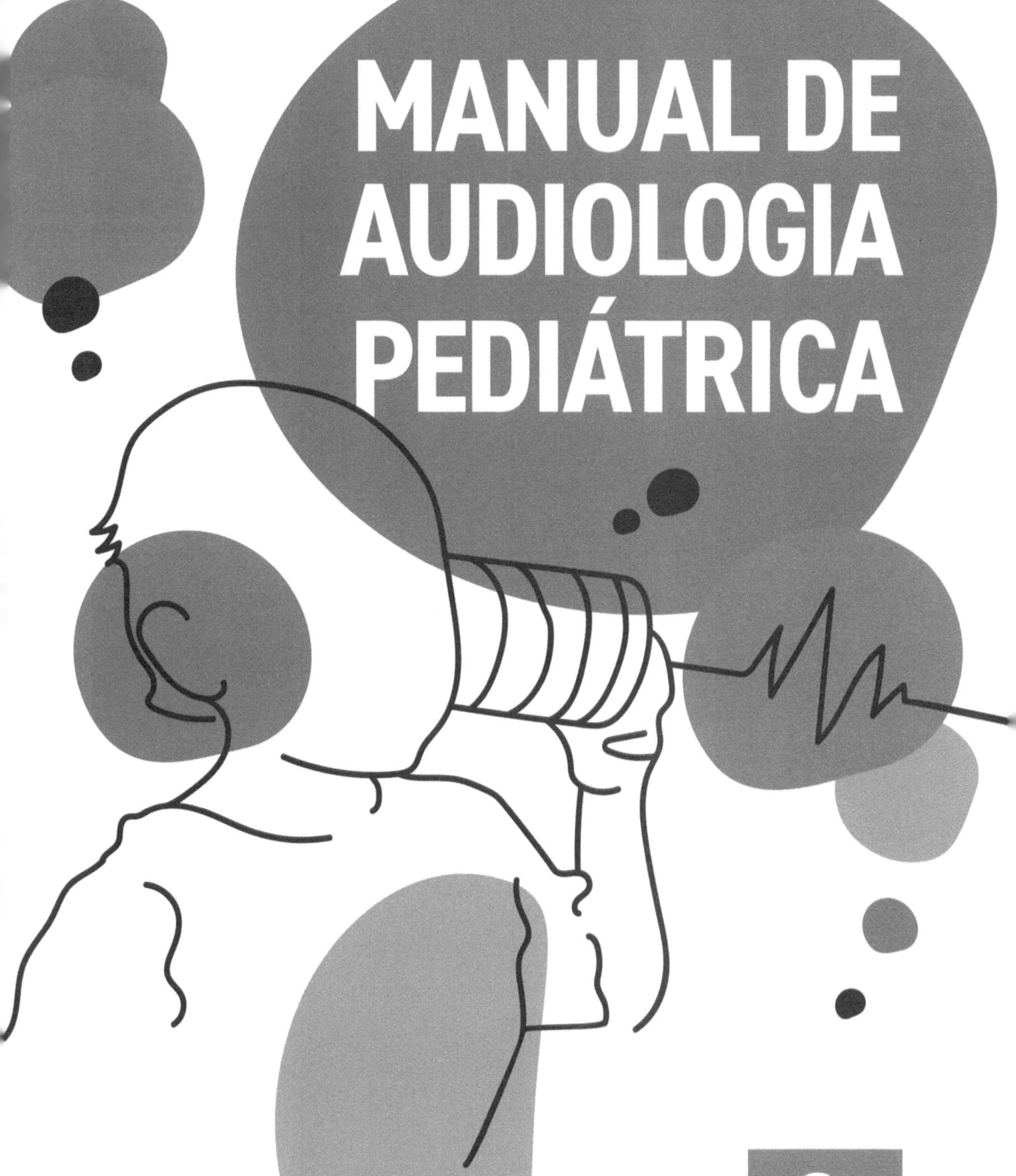

2ª EDIÇÃO

MANOLE

Editora: Eliane Otani
Coordenação e produção editorial: Eliane Otani/Visão Editorial
Projeto gráfico e diagramação: Eliane Otani/Visão Editorial
Capa: Sopros Design
Imagem da capa: Paula Cortinovis
Figuras e tabelas: acervo pessoal ou elaboração dos autores, exceto quando está especificado nas próprias.

CIP-BRASIL. CATALOGAÇÃO NA PUBLICAÇÃO
SINDICATO NACIONAL DOS EDITORES DE LIVROS, RJ

M251
2. ed.
Manual de audiologia pediátrica / coordenação Cilmara Cristina Alves da Costa Levy. - 2. ed. - Barueri [SP] : Manole, 2022.
262 p. ; 24 cm.
ISBN 978-65-5576-154-2
1. Audiologia. 2. Otologia pediátrica. 3. Distúrbios da audição em crianças - Tratamento. I. Levy, Cilmara Cristina Alves da Costa.

21-72391 CDD: 618.9209789
CDU: 616.28-053.2

Meri Gleice Rodrigues de Souza - Bibliotecária - CRB-7/6439
04/08/2021 04/08/2021

2ª edição - 2022

Editora Manole Ltda.
Alameda América, 876 – Polo Empresarial – Tamboré
Santana de Parnaíba – SP – Brasil – CEP: 06543-315
Tel.: (11) 4196-6000
www.manole.com.br – atendimento.manole.com.br

Impresso no Brasil | *Printed in Brazil*

São de responsabilidade da autora as informações contidas nesta obra.

A nossa força está

na mulher que nos inspirou.

Obrigada, Maria do Carmo Redondo,

nossa eterna Carminha.

Coordenadora

Cilmara Cristina Alves da Costa Levy
Fonoaudióloga pela Pontifícia Universidade Católica de São Paulo (PUC-SP). Especialista em Audiologia pelo Conselho Federal de Fonoaudiologia (CFFa). Mestre em Psicologia Social pela Pontifícia Universidade Católica de São Paulo (PUC-SP). Doutora em Ciências da Saúde pela Faculdade de Ciências Médicas da Santa Casa de São Paulo (FCMSCSP). Coordenadora do Curso de Especialização *Lato Sensu* em Audiologia da FCMSCSP. Professora-assistente do Curso de Graduação em Fonoaudiologia da FCMSCSP. Fonoaudióloga Responsável pelo Setor de Audiologia Educacional da Irmandade da Santa Casa de Misericórdia de São Paulo (ISCMSP). Sócia-fundadora da Casa Amarela – Associação de Apoio Educacional ao Deficiente Auditivo.

Autores

Alessandra di Sanzo Guilherme
Fonoaudióloga pela Escola Paulista de Medicina da Universidade Federal de São Paulo (EPM-Unifesp). Especialista em Audiologia pelo Conselho Federal de Fonoaudiologia (CFFa). Fonoaudióloga da Irmandade da Santa Casa de Misericórdia de São Paulo (ISCMSP). Instrutora do Curso de Especialização *Lato Sensu* em Audiologia da Faculdade de Ciências Médicas da Santa Casa de São Paulo (FCMSCSP).

Alessandra Spada Durante
Mestre e Doutora em Ciências pela Faculdade de Medicina da Universidade de São Paulo (FMUSP). Professora Adjunta do Curso de Fonoaudiologia e do Mestrado Profissional em Saúde da Comunicação Humana da Faculdade de Ciências Médicas da Santa Casa de São Paulo (FCMSCSP).

Ana Lucia Rago
Fisioterapeuta pela Universidade de São Paulo (USP). Especialista *Lato Sensu* em Psicopedagogia pela Pontifícia Universidade Católica de São Paulo (PUC-SP). Formada pelo Educational Leadership Program da Perkins School for the Blind. Representante de Perkins International no Brasil. Consultora da Perkins International nas áreas de intervenção precoce e educação de crianças e jovens com deficiência visual e deficiência múltipla. Fisioterapeuta na Seção de Baixa Visão da Irmandade da Santa Casa de Misericórdia de São Paulo (ISCMSP).

Ana Maria Maaz Acosta Alvarez
Fonoaudióloga Doutora em Ciências pelo Hospital das Clínicas da Faculdade de Medicina da Universidade de São Paulo (HCFMUSP). Especialista em Linguagem pelo Conselho Federal de Fonoaudiologia (CFFa). Coordenadora do Projeto Academia da Mente.

Ana Paula Bruner
Fonoaudióloga Mestre em Ciências pela Escola Paulista de Medicina da Universidade Federal de São Paulo (EPM-Unifesp). Especialista em Audiologia pelo Conselho Federal de Fonoaudiologia (CFFa). Fonoaudióloga da Irmandade da Santa Casa de Misericórdia de São Paulo (ISCMSP). Instrutora do Curso de Especialização em Audiologia da Faculdade de Ciências Médicas da Santa Casa de São Paulo (FCMSCSP). Professora-assistente do Curso de Fonoaudiologia do Centro Universitário das Faculdades Metropolitanas Unidas (FMU).

Ana Paula Pinto de Carvalho
Fonoaudióloga e Mestre em Fonoaudiologia pela Pontifícia Universidade Católica de São Paulo (PUC-SP). Especialista em Audiologia pelo Conselho Federal de Fonoaudiologia (CFFa). Fonoaudióloga da Irmandade da Santa Casa de Misericórdia de São Paulo (ISCMSP). Instrutora do Curso de Especialização *Lato Sensu* em Audiologia da Faculdade de Ciências Médicas da Santa Casa de São Paulo (FCMSCSP).

Bianca Miguel Jorge
Fonoaudióloga e Mestre em Ciências da Saúde pela Faculdade de Ciências Médicas da Santa Casa de São Paulo (FCMSCSP). Especialista em Audiologia pela Irmandade da Santa Casa de Misericórdia de São Paulo (ISCMSP). Fonoaudióloga da ISCMSP. Instrutora do Curso de Especialização *Lato Sensu* em Audiologia da FCMSCSP.

Cilmara Cristina Alves da Costa Levy
Fonoaudióloga pela Pontifícia Universidade Católica de São Paulo (PUC-SP). Especialista em Audiologia pelo Conselho Federal de Fonoaudiologia (CFFa). Mestre em Psicologia Social pela Pontifícia Universidade Católica de São Paulo (PUC-SP). Doutora em Ciências da Saúde pela Faculdade de Ciências Médicas da Santa Casa de São Paulo (FCMSCSP). Coordenadora do Curso de Especialização *Lato Sensu* em Audiologia e Professora-assistente do Curso de Graduação em Fonoaudiologia da FCMSCSP. Fonoaudióloga Responsável pelo Setor de Audiologia Educacional da Irmandade da Santa Casa de Misericórdia de São Paulo (ISCMSP). Sócia-fundadora da Casa Amarela – Associação de Apoio Educacional ao Deficiente Auditivo.

Edilene Marchini Boéchat
Fonoaudióloga pela Pontifícia Universidade Católica de São Paulo (PUC-SP). Doutora em Ciências pela Faculdade de Medicina da Universidade de São Paulo (FMUSP). Professora doutora da Faculdade de Ciências Humanas e da Saúde (FACHS) da PUC-SP. Presidente do Bureau Internacional d'Audiophonologie (BIAP), gestão 2021-2025.

Fernando de A. Quintanilha Ribeiro
Médico pela Universidade Estadual de Campinas (Unicamp). Especialista, Mestre e Doutor em Otorrinolaringologia pela Escola Paulista de Medicina da Universidade Federal de São Paulo (EPM-Unifesp). Professor Adjunto da Disciplina Otorrinolaringologia do Departamento

de Otorrinolaringologia da Faculdade de Ciências Médicas da Santa Casa de São Paulo (FCMSCSP). Chefe do Ambulatório de Cirurgia Otológica e Coordenador do Programa Pesquisa em Cirurgia da Pós-graduação da FCMSCSP.

Flavia Giuli Santi Martins Ribeiro
Fonoaudióloga pela Pontifícia Universidade Católica de São Paulo (PUC-SP). Mestre em Ciências (Fisiopatologia Experimental) e Doutora em Ciências da Reabilitação pela Faculdade de Medicina da Universidade de São Paulo (FMUSP). Coordenadora de Serviços de Fonoaudiologia Neonatal, nas Áreas de Triagem Auditiva e Disfagia, em serviços da rede pública e privada em São Paulo. Fonoaudióloga do Serviço de Eletrofisiologia da Audição do Instituto Paulista de Otorrinolaringologia (IPO) e do Hospital Sírio-Libanês em São Paulo.

Gil Junqueira Marçal
Otorrinolaringologista, Médico e Doutor pela Faculdade de Ciências Médicas da Santa Casa de São Paulo (FCMSCSP). Residência Médica em Otorrinolaringologia e Especialista em Otologia pela Irmandade da Santa Casa de Misericórdia de São Paulo (ISCMSP). Professor Voluntário do Departamento de Otorrinolaringologia da FCMSCSP. Membro da Associação Brasileira de Otorrinolaringologia e Cirurgia Cérvico-facial (ABORL-CCF).

Isabel Monteiro da Costa
Terapeuta da Fala. Mestre em Psicologia pela Universidade do Porto, Portugal. Título de Especialista pela Universidade de Aveiro, Portugal. Professora Adjunta da Licenciatura em Terapia da Fala e do Mestrado em Terapia da Fala da Universidade de Aveiro, Portugal. Consultora da Equipe de Implantes Cocleares do Hospital de S. João, Porto, Portugal. Coordenadora Portuguesa do Projeto Erasmus+ VOICE em Implantes Cocleares. Sócia-fundadora da Sociedade Portuguesa de Terapia da Fala (SPTF).

Isabela de Souza Jardim
Fonoaudióloga. Mestre e Doutora em Ciências pelo Hospital das Clínicas da Faculdade de Medicina da Universidade de São Paulo (HCFMUSP). Especialista em Audiologia Clínica pelo Cefac. Fonoaudióloga Coordenadora do Ambulatório de Osteoancorada do Departamento de Otorrinolaringologia do HCFMUSP.

José Eduardo Lutaif Dolci
Otorrinolaringologista. Médico e Residência Médica em Otorrinolaringologia pela Faculdade de Ciências Médicas da Santa Casa de São Paulo (FCMSCSP). Mestre e Doutor em Otorrinolaringologia pela Escola Paulista de Medicina da Universidade Federal de São Paulo (EPM-Unifesp). Professor Titular de Otorrinolaringologia da FCMSCSP. Membro e Ex-presidente da Associação Brasileira de Otorrinolaringologia e Cirurgia Cérvico-facial (ABORL-CCF). Professor da Pós-graduação e Diretor da FCMSCSP. Diretor Científico da Associação Médica Brasileira (AMB), gestão 2021-2023.

Juliana Habiro de Souza Miguel
Fonoaudióloga e Mestre em Fonoaudiologia pela Pontifícia Universidade Católica de São Paulo (PUC-SP). Fonoaudióloga da Irmandade da Santa Casa de Misericórdia de São Paulo (ISCMSP). Instrutora do Curso de Especialização *Lato Sensu* em Audiologia da Faculdade de Ciências

Médicas da Santa Casa de São Paulo (FCMSCSP).

Katia de Almeida

Fonoaudióloga pela Pontifícia Universidade Católica de Campinas (PUC-Campinas). Especialista em Audiologia pelo Conselho Federal de Fonoaudiologia (CFFa). Mestre e Doutora em Distúrbios da Comunicação Humana pela Escola Paulista de Medicina da Universidade Federal de São Paulo (EPM-Unifesp). Professora Adjunta do Curso de Fonoaudiologia da Faculdade de Ciências Médicas da Santa Casa de São Paulo (FCMSCSP). Diretora do Centro de Estudos dos Distúrbios da Audição (Cediau). Coordenadora do Programa de Mestrado Profissional em Saúde da Comunicação Humana da FCMSCSP.

Kelly Silva Viana

Fonoaudióloga e Mestre em Saúde da Comunicação Humana pela Faculdade de Ciências Médicas da Santa Casa de São Paulo (FCMSCSP). Especialista em Audiologia pela Irmandade da Santa Casa de Misericórdia de São Paulo (ISCMSP). Fonoaudióloga da ISCMSP. Instrutora do Curso de Especialização *Lato Sensu* em Audiologia da FCMSCSP.

Lara Lopez Barbosa

Fonoaudióloga pela Pontifícia Universidade Católica de São Paulo (PUC-SP). Especialista em Audiologia pelo Conselho Federal de Fonoaudiologia (CFFa). Mestre em Saúde da Comunicação Humana pela Faculdade de Ciências Médicas da Santa Casa de São Paulo (FCMSCSP). Fonoaudióloga de Suporte Clínico da Oticon Medical Brasil.

Larissa de Almeida Carneiro

Fonoaudióloga pela Universidade Federal do Espírito Santo (Ufes). Especialista em Audiologia pela Pontifícia Universidade Católica de Minas Gerias (PUC-Minas). Mestre em Ciências pela Faculdade de Odontologia de Bauru da Universidade de São Paulo (FOB-USP).

Linda M. Thibodeau

Bacharel em Transtornos da Comunicação e Mestre em Fonoaudiologia (Speech Pathology and Audiology) pela University of Texas, Dallas, EUA. Ph.D. em Ciência da Fala e da Audição (Speech and Hearing Sciences) pela University of Minnesota, EUA. Professora da The University of Texas, Dallas, EUA.

Lucia Kazuko Nishino

Fonoaudióloga pela Universidade Estadual Paulista "Júlio de Mesquita Filho" (Unesp). Especialista em Audiologia pelo Conselho Federal de Fonoaudiologia (CFFa). Mestre e Doutora em Ciências da Saúde pela Faculdade de Ciências Médicas da Santa Casa de São Paulo (FCMSCSP). Fonoaudióloga da ISCMSP. Instrutora do Curso de Especialização *Lato Sensu* em Audiologia da FCMSCSP. Conselheira Efetiva e Diretora Tesoureira do Conselho Regional de Fonoaudiologia (CRFa) – 2ª Região, gestão 2019-2021.

Lyvia Christina Camarotto Battiston Rodrigues-Sato

Fonoaudióloga pela Escola Paulista de Medicina da Universidade Federal de São Paulo (EPM-Unifesp). Especialista pela Irmandade da Santa Casa de Misericórdia de São Paulo (ISCMSP). Mestre em Saúde da Comunicação Humana pela

Faculdade de Ciências Médicas da Santa Casa de São Paulo (FCMSCSP).

Maria Cecilia de Moura

Professora Doutora Fonoaudióloga Clínica. Professora Titular do Curso de Fonoaudiologia da Faculdade de Ciências Humanas e da Saúde (FACHS) da Pontifícia Universidade Católica de São Paulo (PUC-SP). Coordenadora do Comitê de Língua de Sinais e Bilinguismo para Surdos da Sociedade Brasileira de Fonoaudiologia (SBFa). Vice-presidente do Conselho Federal de Fonoaudiologia (CFFa) – gestão 2014-2016. Autora do livro O Surdo – caminhos para uma nova identidade.

Maria do Carmo Redondo ***(in memoriam)***

Fonoaudióloga pela Escola Paulista de Medicina da Universidade Federal de São Paulo (EPM-Unifesp). Especialista em Audiologia pelo Conselho Federal de Fonoaudiologia (CFFa). Mestre em Saúde da Comunicação Humana pela Faculdade de Ciências Médicas da Santa Casa de São Paulo (FCMSCSP).

Maria Emilia de Melo

Fonoaudióloga e Mestre em Fonoaudiologia pela Pontifícia Universidade Católica de São Paulo (PUC-SP). Membro da Diretoria da AG Bell Academy for Listening and Spoken Language e do AG Bell Global Matters Committee. Fonoaudióloga (Speech-Language Pathologist [S-LP]) certificada em Listening and Spoken Language Specialist Certified Auditory-Verbal Therapist® (LSLS Cert AVT®) pela AG Bell Academy. Líder e Mentora da Equipe de S-LPs para bebês e crianças pequenas com surdez ou deficiência auditiva do Toronto Infant Hearing Program (TIHP) da Prefeitura de Toronto, Canadá. Co-presidente do Grupo de Trabalho de Prática Colaborativa e do Grupo de Trabalho de Engajamento de Pais do TIHP. Presidente dos Serviços Clínicos e Públicos de Melhor Prática na Intervenção Auditiva em Bebês e Crianças do TIHP.

Melissa Ferreira Vianna

Otorrinolaringologista. Médica, Mestre e Doutora em Otorrinolaringologia pela Faculdade de Ciências Médicas da Santa Casa de São Paulo (FCMSCSP). Especialista em Otorrinolaringologia pela Associação Brasileira de Otorrinolaringologia e Cirurgia Cérvico-facial (ABORL-CCF)/ Associação Médica Brasileira (AMB). Professora Instrutora da Disciplina Otorrinolaringologia do Departamento de Otorrinolaringologia da FCMSCSP.

Monica Alcantara de Oliveira Santos

Otorrinolaringologista. Médica, Especialista e Mestre em Otorrinolaringologia e Doutora em Pesquisa em Cirurgia pela Faculdade de Ciências Médicas da Santa Casa de São Paulo (FCMSCSP). Professora-assistente da Disciplina Otorrinolaringologia do Departamento de Otorrinolaringologia da FCMSCSP. Médica Instrutora do Serviço de Otorrinolaringologia do Hospital do Servidor Público Estadual (HSPE) de São Paulo.

Monica Jubran Chapchap

Fonoaudióloga pela Pontifícia Universidade Católica de São Paulo (PUC-SP). Mestre pela Escola Paulista de Medicina da Universidade Federal de São Paulo (EPM-Unifesp). Coordenadora de Programas de Triagem Auditiva Neonatal da rede pública e privada da cidade de São Paulo. Fonoaudióloga do Setor de Eletrofisiologia da Audição do Instituto Paulista de Otorrinolaringologia (IPO) e do Hospital Sírio-Libanês em São Paulo.

Membro Diretor da Bureau Internacional d'Audiophonologie (BIAP) e do International Evoked Response Audiometry Study Group (IERASG), ambos no Brasil.

Osmar Mesquita de Sousa Neto
Otorrinolaringologista. Médico, Mestre e Doutor em Otorrinolaringologia pela Faculdade de Ciências Médicas da Santa Casa de São Paulo (FCMSCSP). Especialista em Otorrinolaringologia pela Irmandade da Santa Casa de Misericórdia de São Paulo (ISCMSP). Professor Adjunto da FCMSCSP. Responsável pelo Ambulatório de Deficiência Auditiva da ISCMSP. Editor Associado do *Brazilian Journal of Otorhinolaryngology*.

Patricia Simonetti
Fonoaudióloga. Mestre em Fonoaudiologia pela Pontifícia Universidade Católica de São Paulo (PUC-SP). Doutora em Ciências pelo Hospital das Clínicas da Faculdade de Medicina da Universidade de São Paulo (HCFMUSP). Atua na Área de Diagnóstico e Reabilitação da Perda Auditiva, Zumbido e Hipersensibilidades Sonoras.

Pedro Brás da Silva
Terapeuta da Fala pela Escola Superior de Saúde do Politécnico do Porto (ESS-P. Porto). Terapeuta da Fala no Centro de Surdez, Vertigem e Zumbido do Hospital Lusíadas Porto, Portugal. Fonoaudiólogo (Speech-Language Pathologist [S-LP]) certificado em Listening and Spoken Language Specialist Auditory-Verbal Therapist® (LSLS Cert AVT®) pela AG Bell Academy. Membro Fundador do Departamento de Audição da Sociedade Portuguesa de Terapia da Fala (SPTF), gestão 2015-2017. Secretário-geral do Grupo de Rastreio e Intervenção em Surdez (GRIS), Portugal.

Regina Tangerino de Souza Jacob
Fonoaudióloga pela Universidade de São Paulo (USP). Mestre em Educação Especial pela Universidade Federal de São Carlos (UFSCar). Doutora em Ciências da Reabilitação/Distúrbios da Comunicação Humana pelo Hospital de Reabilitação de Anomalias Craniofaciais da Universidade de São Paulo/Bauru. Professora Associada do Departamento de Fonoaudiologia da Faculdade de Odontologia de Bauru da Universidade de São Paulo (FOB-USP).

Renata Mota Mamede Carvallo
Mestre e Doutora em Distúrbios da Comunicação pela Escola Paulista de Medicina da Universidade Federal de São Paulo (EPM-Unifesp). Professora Associada Livre-docente do Curso de Fonoaudiologia do Departamento de Fisioterapia, Fonoaudiologia e Terapia Ocupacional da Faculdade de Medicina da Universidade de São Paulo (FMUSP).

Romina Piccione
Licenciatura em Educação de Crianças com Deficiência Auditiva e de Linguagem e Professora para Surdos e com Dificuldades de Linguagem pela Universidade de Medicina del Salvador, Buenos Aires, Argentina. Membro de projetos de pesquisa com a Espanha e em centros de diversos países da América Latina. Cursando a Certificação em Listening and Spoken Language Specialist Certified Auditory-Verbal Therapist® (LSLS Cert AVT®) pela AG Bell Academy. Diretora de Reabilitação da MED-EL para LATAM.

Rubens Vuonno de Brito Neto
Médico Otorrinolaringologista pela Universidade de Santo Amaro (Unisa). Doutor em Otorrinolaringologia pela Universidade de São Paulo (USP). Pós-doutorado no Departamento de Cirurgia (Disciplina de Topografia Estrutural Humana) da Faculdade de Medicina da Universidade de São Paulo (FMUSP). Professor Livre-docente e Associado da Disciplina de Otorrinolaringologia da FMUSP. Chefe do Serviço de Otorrinolaringologia do Hospital de Reabilitação de Anomalias Craniofaciais (HRAC) da USP.

Sandra Barretto Giorgi Sant'Anna
Fonoaudióloga pela Pontifícia Universidade Católica de São Paulo (PUC-SP). Especialista em Linguagem pela Coordenadoria Geral de Especialização, Aperfeiçoamento e Extensão (COGEAE), da PUC-SP. Mestre em Ciência pela Faculdade de Medicina da Universidade de São Paulo (FMUSP).

Seisse Gabriela Sanches
Doutora em Ciências da Reabilitação pela Faculdade de Medicina da Universidade de São Paulo (FMUSP). Fonoaudióloga-assistente do Curso de Fonoaudiologia do Departamento de Fisioterapia, Fonoaudiologia e Terapia Ocupacional da FMUSP.

Sonia Maria Simões Iervolino
Fonoaudióloga pela Pontifícia Universidade Católica de São Paulo (PUC-SP). Especialista em Neuropsicologia pela Escola Paulista de Medicina da Universidade Federal de São Paulo (EPM-Unifesp). Mestre em Saúde da Comunicação Humana pela Faculdade de Ciências Médicas da Santa Casa de São Paulo (FCMSCSP). Fonoaudióloga da Irmandade da Santa Casa de Misericórdia de São Paulo (ISCMSP). Instrutora do Curso de Especialização *Lato Sensu* em Audiologia da FCMSCSP.

Suenia de Jesus Oliveira
Fonoaudióloga e Especialista em Audiologia pela Faculdade de Ciências Médicas da Santa Casa de São Paulo (FCMSCSP). *Fellow* em Audiologia com Ênfase em Implante Coclear pelo Hospital das Clínicas da Faculdade de Medicina da Universidade de São Paulo (HCFMUSP). Instrutora do Curso de Especialização *Lato Sensu* em Audiologia da FCMSCSP.

Talita Sunaitis Donini
Fonoaudióloga. Mestre em Fonoaudiologia pela Pontifícia Universidade Católica de São Paulo (PUC-SP). Gerente de Produtos para Adaptação Pediátrica & Sistema de Transmissão Sem Fio da Phonak.

Tania Alves Barbosa
Fonoaudióloga pela Escola Paulista de Medicina da Universidade Federal de São Paulo (EPM-Unifesp). Mestre em Saúde da Comunicação Humana pela Faculdade de Ciências Médicas da Santa Casa de São Paulo (FCMSCSP). Coordenadora do Serviço de Triagem Auditiva Neonatal do Hospital Nipo-brasileiro.

Thais Rodrigues Talarico
Fonoaudióloga pela Escola Paulista de Medicina da Universidade Federal de São Paulo (EPM-Unifesp). Especialista em Audiologia pela Irmandade da Santa Casa de Misericórdia de São Paulo (ISCMSP). Mestre em Ciências da Saúde pela Faculdade de Ciências Médicas da Santa Casa de São Paulo (FCMSCSP).

Prefácio à 1ª edição

Foi com enorme alegria que recebi o convite para prefaciar este novo trabalho da equipe de Fonoaudiologia da Irmandade da Santa Casa de Misericórdia de São Paulo (ISCMSP), editado pela dra. Cilmara Cristina Alves da Costa Levy.

Não foi, no entanto, uma surpresa para mim. Durante o período em que chefiei o Departamento de Otorrinolaringologia da ISCMSP e a Faculdade de Ciências Médicas da Santa Casa de São Paulo, e também nos anos seguintes, mantive com o Setor da Fonoaudiologia um intenso e produtivo relacionamento, que resultou na publicação de três edições do *Tratado de fonoaudiologia*.

Cilmara, ícone da fonoaudiologia brasileira e de projeção internacional, tem inúmeros trabalhos publicados em revistas nacionais e do exterior, traduções de textos e publicações. Teve papel fundamental na publicação dessas três edições, em virtude de sua persistência e relevância na revisão e diante das adversidades enfrentadas, especialmente na última. Suas atividades fonoaudiológicas englobam a audiologia educacional, incorporando a fala, a audição, a educação e o relacionamento familiar; a prescrição e a adaptação de dispositivos eletrônicos auditivos; e a seleção de pacientes candidatos ao implante coclear.

A concretização deste manual não foi decorrência de uma aventura de sua coordenadora, mas resultado de anos de trabalho e estudos dedicados à audiologia infantil. Com maestria, Cilmara convocou uma equipe altamente qualificada, designando especialistas otorrinolaringologistas e fonoaudiólogos de grande experiência nos respectivos assuntos, como verificamos na relação dos seus coautores.

Os treze capítulos da primeira edição, encerrando com discussão de casos clínicos, oferecem a oportunidade de uma leitura agradável e aprofundada no conhecimento de temas como o desenvolvimento embriológico do sistema auditivo, a frequência e a prevalência de suas deficiências, e o diagnóstico e o tratamento das perdas auditivas. Em razão de sua extrema relevância, são também abordados os dispositivos eletrônicos e o implante coclear na população pediátrica, faixa etária importante da educação audiológica, em que a presença da família, a educação e a convivência social são muito significativas.

Muito bem elaborado e tratado com cuidado e esmero, o livro é, portanto, dedicado à difícil e complexa avaliação subjetiva e à reabilitação das perdas auditivas na infância, destacando os vários fatores emocionais e educacionais.

Meus parabéns à estimada Cilmara Levy e seus colaboradores pelo magnífico trabalho. Parabéns também à Editora Manole pela presente publicação.

Boa leitura!

Otacílio Lopes Filho
Professor Emérito da Faculdade de
Ciências Médicas da
Santa Casa de São Paulo

Prefácio à 2ª edição

Foi com muita alegria e satisfação que recebi o honroso convite para prefaciar a segunda edição do *Manual de audiologia pediátrica*, realizado sob a cuidadosa e competente liderança da Profa. Cilmara Cristina Alves da Costa Levy, coordenadora do Serviço de Audiologia Educacional da Irmandade de Misericórdia da Santa Casa de São Paulo.

A audiologia pediátrica, com ênfase na detecção precoce e no tratamento das perdas auditivas em crianças, é, sem dúvida, uma área em franca expansão e rápido desenvolvimento, destacando a importância de iniciativas como a publicação deste *Manual*. Trata-se de fonte relevante e atualizada de informações e orientações para o aprimoramento técnico, científico e profissional de diversos profissionais da área da saúde, muito além de fonoaudiologistas, pediatras e otorrinolaringologistas.

O sucesso alcançado pela sua primeira edição, traduzido pela enorme aceitação do livro entre os profissionais da área, é demonstração inequívoca do elevado nível científico e da qualidade das informações publicadas. O exitoso projeto original cria muitas expectativas em torno deste *Manual* e aumenta ainda mais a responsabilidade na busca do objetivo de, novamente, contemplar os leitores com uma publicação de profícuo conteúdo e que já representa uma literatura de referência para os profissionais que atuam na área da audiologia em crianças.

O livro traz, além da atualização de todos os temas contemplados na primeira edição, diversos novos capítulos que discutem relevantes aspectos da audiologia em crianças, como a importância da estimulação bimodal precoce em pessoas com perda auditiva sensorioneural, com ênfase nos casos em que esse diagnóstico é comprovado em bebês nos primeiros dias de vida; a eletrofisiologia na avaliação do funcionamento cerebral, da função auditiva e do desenvolvimento cognitivo; a percepção da fala; o processamento auditivo central, a hiperacusia e as tonturas na infância; a importância da música no desenvolvimento da audição cerebral nos primeiros anos de vida; e a discussão da telefonoaudiologia, uma ferramenta fundamental no momento de pandemia da covid-19 em que vivemos. Não menos importante, o manual inclui nesta edição anexos que contemplam uma análise prática e objetiva dos questionários e inventários validados para a observação do desenvolvimento das habilidades auditivas, de linguagem e de percepção da fala de crianças.

Este livro, modestamente denominado manual pela sua coordenadora, a prof. Cilmara Levy, resume a experiência acumulada ao longo de sua brilhante vida acadêmica e profissional acerca dos principais aspectos da audiologia na infância. Com importantes contribuições dos mais destacados profissionais em suas respectivas áreas de atuação, o *Manual de audiologia pediátrica* – 2ª edição, com uma linguagem prática e concisa, se posiciona definitivamente como uma leitura obrigatória àqueles que trabalham com crianças com perdas auditivas.

Desejo a todos uma boa leitura.

Prof. Dr. Marco Aurélio P. Sáfadi
Professor Adjunto e Diretor do Departamento de Pediatria da FCMSCSP e Presidente do Departamento de Infectologia da Sociedade Brasileira de Pediatria (SBP)

Sumário

Apresentação 25

CAPÍTULO 1. EMBRIOLOGIA DA ORELHA HUMANA 27

CAPÍTULO 2. PREVALÊNCIA DA DEFICIÊNCIA AUDITIVA NA INFÂNCIA NO BRASIL 33

CAPÍTULO 3. NOVA ERA PARA IDENTIFICAÇÃO E TRATAMENTO DAS PERDAS AUDITIVAS 41

CAPÍTULO 4. TRIAGEM AUDITIVA NEONATAL 55

CAPÍTULO 5. AVALIAÇÃO AUDIOLÓGICA CLÍNICA DE BEBÊS E CRIANÇAS 63

CAPÍTULO 6. ELETROFISIOLOGIA APLICADA AO DIAGNÓSTICO PRECOCE DA SURDEZ **95**

CAPÍTULO 7. EMISSÕES OTOACÚSTICAS: DIAGNÓSTICO NA INFÂNCIA . **105**

CAPÍTULO 8. ADAPTAÇÃO DE APARELHO DE AMPLIFICAÇÃO SONORA EM BEBÊS E CRIANÇAS **115**

CAPÍTULO 9. ATUALIZAÇÕES SOBRE IMPLANTE COCLEAR EM CRIANÇAS **131**

CAPÍTULO 10. ACESSÓRIOS E CONECTIVIDADE PARA APARELHOS DE AMPLIFICAÇÃO SONORA INDIVIDUAIS E IMPLANTES COCLEARES **151**

CAPÍTULO 11. PRÓTESE AUDITIVA ANCORADA NO OSSO **159**

CAPÍTULO 12. ABORDAGEM CENTRADA NA FAMÍLIA DE SERVIÇOS FONOAUDIOLÓGICOS PARA BEBÊS E CRIANÇAS PEQUENAS SURDAS **165**

CAPÍTULO 13. REABILITAÇÃO AUDITIVA NA POPULAÇÃO PEDIÁTRICA . . . **177**

CAPÍTULO 14. PERCEPÇÃO DE FALA NA INFÂNCIA **187**

CAPÍTULO 15. VERIFICAÇÃO DO ACESSO AOS SONS DE FALA EM BEBÊS E CRIANÇAS **195**

CAPÍTULO 16. PROCESSAMENTO AUDITIVO CENTRAL NA INFÂNCIA **203**

CAPÍTULO 17. HIPERACUSIA NA INFÂNCIA 215

CAPÍTULO 18. TONTURA NA INFÂNCIA 223

CAPÍTULO 19. A IMPORTÂNCIA DA MÚSICA NO DESENVOLVIMENTO DA AUDIÇÃO CEREBRAL NOS PRIMEIROS ANOS DE VIDA 229

CAPÍTULO 20. ESTIMULAÇÃO BIMODAL: COMO O CÉREBRO RESPONDE A ESSA COMBINAÇÃO? 237

CAPÍTULO 21. ADAPTAÇÃO PEDIÁTRICA EM CRIANÇAS COM CUIDADOS ESPECIAIS 243

CAPÍTULO 22. TELEFONOAUDIOLOGIA APLICADA AO ATENDIMENTO DA CRIANÇA SURDA E DE SUA FAMÍLIA 253

CAPÍTULO 23. PENSAMENTO HOLÍSTICO SOBRE A SURDEZ 261

Anexo 1 – Questionários e inventários validados para a observação do desenvolvimento das habilidades auditivas, de linguagem e de percepção da fala de crianças* 267

Anexo 2 – Avaliação dos pais sobre o desempenho auditivo/oral dos filhos e facilidade de escutar (PEACH+) 275

Índice remissivo 281

Este livro contém material complementar (Anexos 1 e 2) em:
conteudo-manole.com.br/audiologia-pediatrica-2ed
(senha: anexosmap2_2021)

Apresentação

É elogiável a incessante e acelerada evolução da audiologia pediátrica, principalmente no decorrer dos mais de vinte anos de século 21. A audiologia pediátrica é isso mesmo: uma busca constante para promover qualidade de vida para crianças e suas famílias, tanto com a triagem auditiva quanto com o diagnóstico da deficiência auditiva e a intervenção o mais cedo possível.

Tenho acompanhado de perto essa evolução das últimas três décadas. São trinta anos que, orgulhosamente, participo dos corpos clínico e docente da Santa Casa de Misericórdia, um período de muito mais alegrias do que tristezas, de mais êxitos do que frustrações e sempre de muito aprendizado, de absorver e dividir inestimáveis conhecimentos com colegas cuja classificação não pode ser outra além de brilhantes. Alguns desses profissionais talentosos, obstinados e competentíssimos participam desta segunda edição do *Manual de audiologia pediátrica* – doutores, professores e profissionais que testemunhei desde a sala de aula, em uma maravilhosa metamorfose de alunos em mestres, aos quais agradeço de coração.

Já se passaram cinco anos desde a primeira edição e uma atualização se fazia necessária. O desafio de perpetuar alguns marcos fundamentais dos avanços audiológico continua. Compreender o que está disponível hoje, em termos científicos e terapêuticos, é essencial para a longa, intrincada e quase milagrosa história da audiologia pediátrica, sobretudo para praticar com excelência tratamentos atuais em crianças com deficiência auditiva e surdas e abastecer as ferramentas que certamente alavancarão pesquisas e resultados em um futuro próximo.

Este manual tem o propósito de apresentar e chancelar os temas mais primordiais relativos à audiologia pediátrica. Há muito a ser aprendido sobre relações de maturidade auditiva e emocional da criança com deficiência auditiva/surda e de sua família. Aspectos do desenvolvimento optimal, critérios para a adaptação do aparelho de amplificação sonora individual desde a primeira infância e sistematização de casos emblemáticos vivenciados em ambulatórios são alguns dos assuntos apresentados no livro, ponderando que não são dogmas imutáveis, mas dados de pesquisas que propõem a quebra do paradigma. Reitero o que foi escrito por mim na primeira edição: quebras de paradigmas continuam cada vez mais desafiadoras, instigantes e necessárias; desejo que essas mudanças não sejam impedidas ou retardadas por falta de curiosidade e determinação. Novos conhecimentos são e sempre serão uma real paixão de audiologistas.

Em um mundo em que, felizmente, as mulheres ocupam cada vez mais o espaço, que é nosso, por direito, a audiologia perdeu três profissionais do mais alto nível: Iêda Chaves Pacheco Russo, Maria Cecília Bevilaqua e nossa querida Carminha, Maria do Carmo Redondo. Assim como as grandes pioneiras da audiologia, esse trio de mulheres fortes marcaram presença e fizeram a diferença, com perfil de agentes multiplicadores, na luta pelos direitos da saúde auditiva em nosso país, ensinando alunos a pensarem em busca do diagnóstico preciso e levando sempre em consideração a singularidade de crianças com deficiência auditiva/surda. Lamentamos muito a ausência dessas três "amazonas de branco"; o silêncio delas transformou a audiologia em arte!

Cilmara Cristina Alves da Costa Levy

1

Embriologia da orelha humana

Fernando de A. Quintanilha Ribeiro

EMBRIOGÊNESE DA PORÇÃO CEFÁLICA

Todos os tecidos do embrião são originários de três estruturas básicas: o ectoderma, o mesoderma e o endoderma. O ectoderma é o revestimento externo, de onde se originará a pele e seus anexos, assim como, por diferenciação ulterior, o tecido nervoso. O mesoderma formará todo o tecido conjuntivo, os músculos, os ossos, as cartilagens e os vasos, e o endoderma, que é o tecido de revestimento interno, originará as mucosas.[1,2]

OS ARCOS BRANQUIAIS

São arcos mesodérmicos que se formam na região cefálica do embrião, mantendo o padrão metamérico dos animais primitivos. Externamente, são cobertos pelo ectoderma; internamente, pelo endoderma da faringe primitiva. Os arcos branquiais são seis, mas apenas os três primeiros apresentam-se bem nítidos. Eles são divididos entre si, externamente, por sulcos branquiais (melhor que fendas branquiais, pois estas lembram uma comunicação que não existe na realidade) e, internamente, por bolsas branquiais, na faringe primitiva (Figura 1). Nos animais de respiração aquática, como os peixes, esses sulcos e bolsas comunicam-se, dando origem às guelras, que absorvem oxigênio da água que por elas passa. Nos mamíferos, esses arcos branquiais modificam-se, passando de um sistema respiratório para sistemas de comunicação, como o auditivo e o fonatório (orelha externa, média e laringe).

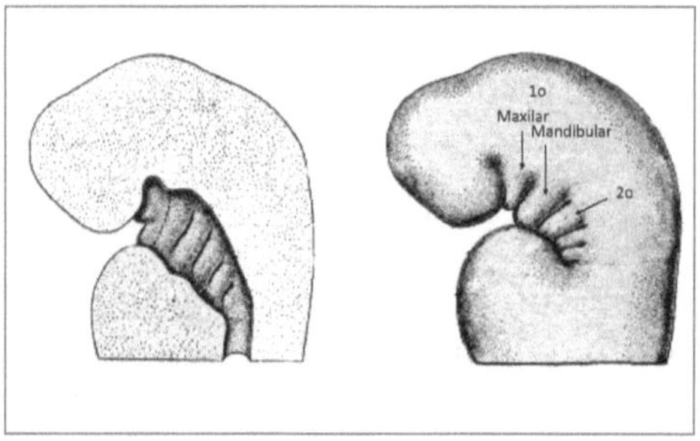

FIGURA 1. Região cefálica do embrião. Nota-se o primeiro (processo maxilar e mandibular) e o segundo arcos branquiais, separados externamente pelos sulcos branquiais e internamente pelas bolsas branquiais.

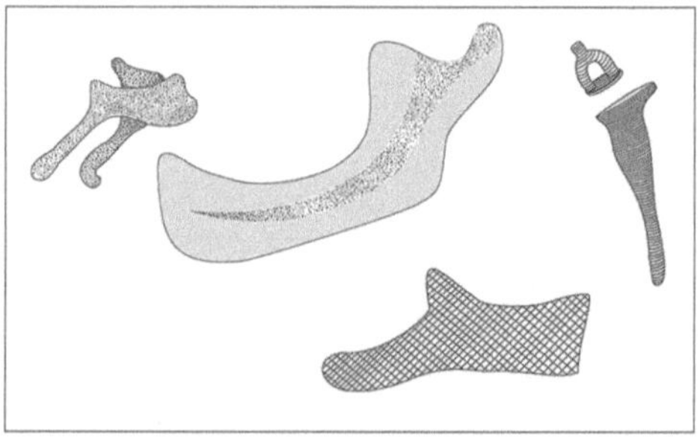

FIGURA 2. Derivados dos arcos branquiais. Em pontilhado, os derivados da cartilagem de Meckel: martelo e bigorna. Nota-se a cartilagem se confundindo com o tecido mesenquimal da mandíbula. Em listrado, os derivados da cartilagem de Reichert: estribo, apófise estiloide e corno menor do hioide. Em xadrez, os derivados do terceiro arco: corno maior e corpo do hioide.

O primeiro arco branquial é dividido em dois processos, o maxilar e o mandibular. O processo maxilar tem importância na formação da maxila e do palato. Já o processo mandibular originará a mandíbula e, dentro dela, a cartilagem de Meckel, que posteriormente será incorporada à mandíbula definitiva (tanto a maxila como a mandíbula se ossificam diretamente a partir do mesênquima). A parte mais dorsal da cartilagem de Meckel persiste e origina o martelo e a bigorna. É também dela que se origina o ligamento anterior do martelo.[3]

A cartilagem de Reichert, do segundo arco branquial, originará o estribo, a apófise estiloide, o ligamento estilo-hióideo e o corno menor do osso hioide.

O terceiro arco branquial originará o corno maior do hioide, assim como seu corpo (Figura 2). Os demais arcos entram na formação da laringe. Cada arco branquial tem um nervo que lhe é próprio e que irá inervar todos os músculos que dele se originam. Assim, o trigêmeo, nervo do primeiro arco branquial, inervará o músculo tensor do tímpano, preso ao martelo. Já o facial, nervo do segundo arco, inerva o músculo estapédio, preso ao estribo.[4-7]

A ORELHA EXTERNA

O pavilhão

É formado pela fusão de seis tubérculos mesenquimais, três originados do primeiro arco branquial e os outros três, do segundo. Os do primeiro arco originam apenas o trágus e a parte ascendente da hélix; e os do segundo, o restante do pavilhão (Figura 3).

O meato

O meato acústico externo é derivado do primeiro sulco branquial (entre o primeiro e o segundo arcos), que começa a se fechar anteroposteriormente e termina por formar um canal em sua porção mais posterior. Esse canal ou tubo afunilado fica medialmente próximo do tecido endodérmico da orelha média, que vai se formando pelo recesso tubotimpânico. Com o desenvolvimento do crânio, o canal ectodérmico do meato e o recesso tubotimpânico endodérmico, que epiteliza a caixa do tímpano, tornam a se distanciar. Aparece, então, na porção medial do meato primitivo, um broto de tecido epitelial, que migra medialmente e volta a manter contato com a orelha média em formação. Esse cordão epitelial se dissolve, restando apenas a fina camada epidérmica do meato definitivo e da face externa da miringe (Figuras 4 e 5).[8,9]

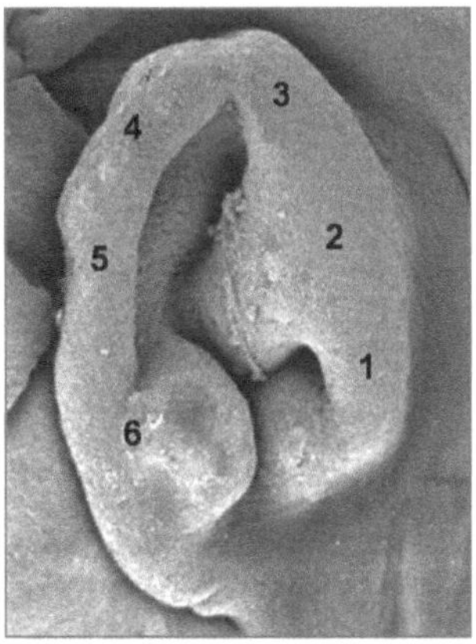

FIGURA 3. Formação do pavilhão. Os três primeiros tubérculos são derivados do primeiro arco e os três seguintes, do segundo.

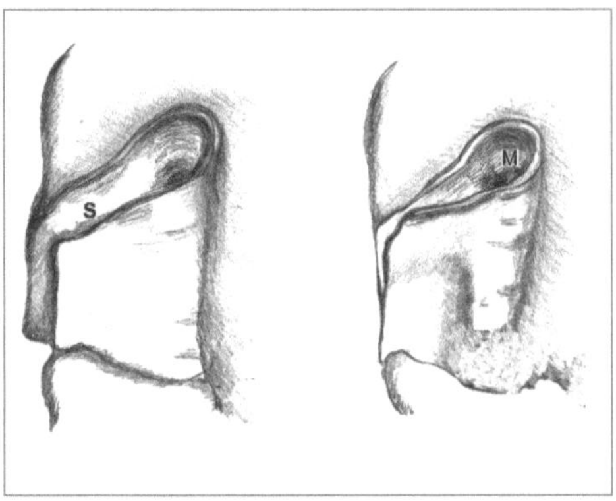

FIGURA 4. Formação do conduto auditivo externo. O primeiro sulco branquial (S) fecha-se anteroposteriormente e define o meato acústico externo primitivo (M).

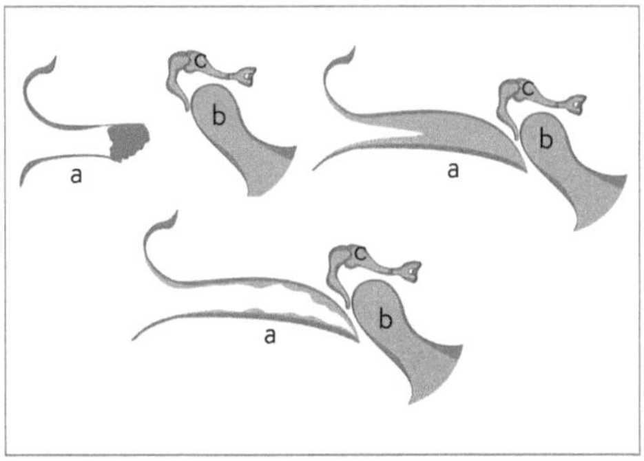

FIGURA 5. Formação do meato acústico externo. Inicialmente, observa-se o meato primitivo com o aglomerado epitelial em sua porção medial. O cordão epitelial migra para formar um cordão até a membrana timpânica, que é posteriormente absorvido (a). Nota-se a concomitância da formação da orelha média, com a aeração proveniente das bolsas branquiais (b), que ainda não alcançaram a cadeia ossicular (c).

A ORELHA MÉDIA

A caixa do tímpano e a tuba auditiva

A tuba auditiva (trompa de Eustáquio), a caixa do tímpano e a cavidade da mastoide são revestidas pela mucosa derivada do endoderma da faringe primitiva. As três primeiras bolsas branquiais participam do processo, principalmente a primeira. Na faringe primitiva, ocorre uma dobra (o chamado recesso tubotimpânico), que migra para a região onde ocorrerá o aparecimento dos ossículos da orelha média. Essa migração vai se estreitando e origina a tuba auditiva. Sua porção mais lateral se alarga, originando a caixa do tímpano. O epitélio começa a revestir a caixa e os ossículos que estão em formação e, na época do nascimento, toda ela, assim como o antro mastóideo, estão revestidos. Esse processo continua ainda pelas células da mastoide após o nascimento, determinando, por aeração, o crescimento da apófise mastóidea do osso temporal.

A membrana timpânica

Como vimos, a membrana timpânica é formada, externamente, pelo epitélio, que migra pelo conduto (originário do ectoderma) e, internamente, pelo epitélio que migra pelo recesso tubotimpânico (originário do endoderma). Entre esses dois folhetos, forma-se uma membrana fibrosa, originária do mesênquima da região, que a adere ao martelo. A membrana timpânica se fixa nas paredes do osso timpânico, em uma pequena incisura chamada de sulco timpânico.

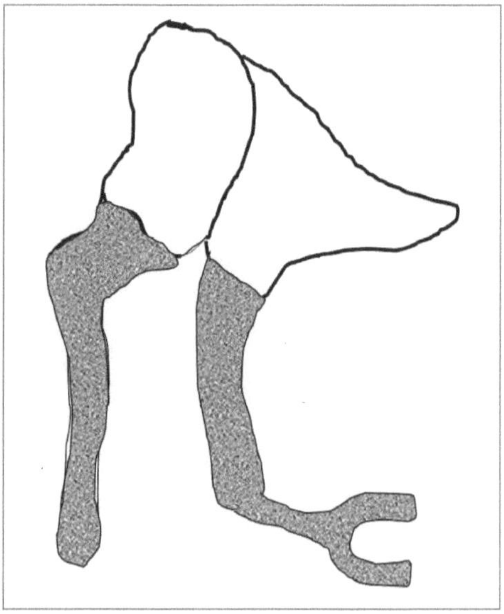

FIGURA 6. Teoria pela qual o corpo do martelo e da bigorna se originam do primeiro arco, e o cabo do martelo e a apófise longa da bigorna, do segundo arco, assim como a crura do estribo.[4]

A cadeia ossicular

O martelo e a bigorna originam-se na porção dorsal da cartilagem mandibular de Meckel, que é parte do processo inferior (mandibular) do primeiro arco branquial. Alguns autores acreditam que apenas os corpos da bigorna e do martelo sejam provenientes do primeiro arco. O cabo do martelo e a apófise longa da bigorna viriam do segundo arco branquial, assim como a crura do estribo (Figura 6),[10] que, por sua vez, origina-se da cartilagem de Reichert, no segundo arco branquial, e seu formato peculiar se deve à presença da artéria estapediana, que transfixa o estribo primitivo, formando os arcos, e, ao crescer, dá a forma de estribo a esse ossículo, que é o menor do corpo humano. Posteriormente, a artéria estapediana desaparece. Sua platina é formada juntamente com a cápsula ótica, não sendo, portanto, derivada do segundo arco branquial.

Malformações que ocorrem nesse período do desenvolvimento acarretam, principalmente, fusões do martelo com a bigorna e disjunções desta com o estribo, o que é muito bem explicado pela embriologia.

Preso ao martelo está o tendão do músculo tensor do tímpano, inervado pelo trigêmio (1° arco); preso ao estribo, o tendão do músculo estapediano, inervado pelo facial (2° arco).[11]

A ORELHA INTERNA

O sistema endolinfático

O sistema endolinfático é o invólucro cheio de endolinfa que contém a parte nobre do nosso sistema auditivo, o órgão de Corti, assim como a parte sensitiva relacionada ao equilíbrio (as máculas do sáculo e do utrículo, e as cristas ampulares dos canais semicirculares). É derivado do placódio ótico, uma condensação ectodérmica que nasce na região paraoccipital, ao lado do tubo neural, e inicia uma invaginação para o mesoderma, formando uma gota (fosseta ótica) que mergulha e, posteriormente, se fecha, para formar o otocisto. Em sua caminhada para se posicionar medialmente à orelha média, o otocisto vai se diferenciando em divertículos, que, futuramente, darão origem à cóclea, ao saco endolinfático e aos canais semicirculares (Figura 7). Os divertículos que originam os canais semicirculares, inicialmente, têm a forma de discos. Com o seu desenvolvimento, esses discos são absorvidos em sua porção interna, restando apenas suas porções externas, os canais semicirculares.

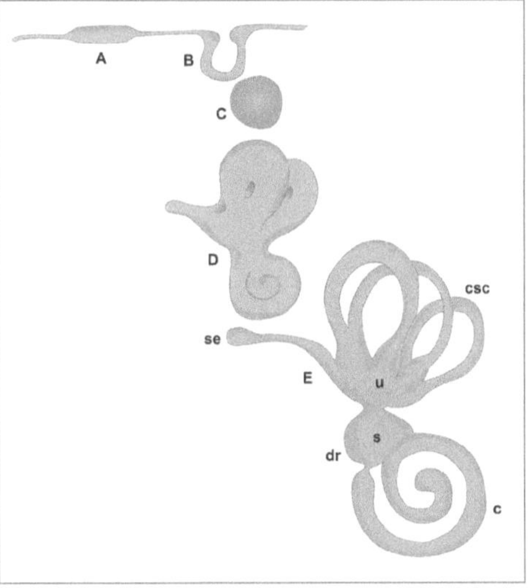

FIGURA 7. Desenvolvimento do sistema endolinfático da orelha interna. A: placódio ótico; B: fosseta ótica; C: otocisto; D: o otocisto diferenciando-se (nota-se a absorção da porção interna dos discos para formar os canais semicirculares); E: sistema endolinfático completo; u: utrículo; s: sáculo; csc: canais semicirculares; c: cóclea; se: saco endolinfático; dr: *ductus reuniens*.

A cápsula ótica

É um osso com características peculiares em nosso organismo. Sua configuração marmórea faz com que seja o osso mais duro do corpo humano, perdurando com o mesmo tamanho durante toda a vida. Embriologicamente, é um osso do condrocrânio, ou seja, antes de se calcificar, é moldado em cartilagem. Sua ossificação tem características originais, pois ocorre de modo endocondral, ou seja, dentro da própria cartilagem, e não apenas através de um periósteo (periosteal). A cápsula ótica engloba a orelha interna, dando-lhe proteção. Isso significa, portanto, que o sistema endolinfático é recoberto pela cápsula ótica. Em torno do sistema endolinfático, começa a ocorrer uma rarefação da cápsula ótica, formando um espaço chamado de sistema perilinfático, que se comunica com o espaço liquórico intracraniano através do aqueduto. São, agora, dois sistemas tubulares, um dentro do outro, ambos envoltos pela cápsula ótica. O sistema perilinfático está em contato com a orelha média através das duas janelas: a oval, fechada pela platina do estribo, e a redonda, ocluída por uma membrana. Essa origem cartilaginosa da cápsula ótica é responsável pela presença da chamada *fissula ante fenestram*, resquício de tecido cartilaginoso próximo à janela oval, responsável pelo eventual comprometimento otospongiótico local.[3,4,10]

CONSIDERAÇÕES FINAIS

A embriogênese ocorre de um modo dinâmico e sequencial. Ao estudá-la, há uma certa dificuldade em elaborar uma visão global e tridimensional do processo, principalmente em razão da evolução simultânea e inter-relacionada dos diversos órgãos e sistemas. Quanto ao aparelho auditivo, é importante considerar que a formação das orelhas externa, média e interna acontece concomitantemente, com uma, possivelmente, interferindo no desenvolvimento da outra. Assim, o tecido epitelial que recobre o pavilhão e o meato acústico externo, com seus pelos e suas glândulas ceruminosas e sebáceas, é originário do mesmo ectoderma que forma o sistema endolinfático, incluindo cóclea, canais semicirculares e vestíbulo. A miringe é uma tênue união de pele e mucosa que abraça fibras mesenquimais. A cadeia ossicular, originando-se de diferentes arcos branquiais, adere, em uma extremidade, ao cabo do martelo na membrana, enquanto a crura do estribo se assenta na platina, originária da cápsula ótica. A natureza cria, assim, um sistema que transforma o impulso mecânico em elétrico, e este em sensação auditiva. Essa mágica repete-se em cada ser humano, em cada animal, sempre da mesma forma, partindo de duas células que contêm a ordem para tudo.

REFERÊNCIAS

1. Langman J. Embriologia médica. São Paulo: Atheneu, 1966.
2. Moore KL. Embriologia clínica. 3.ed. Rio de Janeiro: Interamericana, 1984.
3. Gray H. Gray anatomia. Tomo I. 35.ed. Rio de Janeiro: Guanabara Koogan, 1984.
4. Ballenger JJ. Enfermedades de la nariz, garganta y oído. Barcelona: Editorial Jims, 1972.
5. Champroux T, Gillard de Cologny L, Lafaye M, Russier M, Becaud P, Banus C. L'appareil branchial: son évolution normale et pathologique. Encycl Méd Chir (Elsevier, Paris). Oto-rhino-laryngologie 1990;20-850-A-10.
6. Ribeiro FAQ, Lopes Filho O. Cirurgia funcional das malformações congênitas da orelha. In: Hungria H (ed). Otorrinolaringologia. 8.ed. Rio de Janeiro: Guanabara Koogan, 2000.
7. Ribeiro FAQ. Embriologia da orelha humana. In: Caldas SN, Sih T (eds). Otologia e audiologia em pediatria. Rio de Janeiro: Revinter, 1999.
8. Bastian D, Tran Ba Huy P. Organogenèse de l'oreille externe. Encycl Méd Chir (Elsevier, Paris), Oto-rhino-laryngologie 1996; 20-005-A-20.
9. De Sevin E, Andrieu-Guitrancourt J, Dehesdin D. Anatomie de lóreille externe. Encycl Méd Chir (Elsevier, Paris). Oto-rhino-laryngologie 1995;20-010-A-10.
10. Herman P, Van Den Abbeele T, Portier F, Marianowski R, Copin H, Tran Ba Huy P. Embryologie de l'oreille interne. Encycl Méd Chir (Elsevier, Paris). Oto-rhino-laryngologie 1997;20-005-A-40.
11. Bastian D, Tran Ba Huy P. Organogenèse de l'oreille moyenne. Encycl Méd Chir (Elsevier, Paris). Oto-rhino-laryngologie 1996;20-005-A-30.

2

Prevalência da deficiência auditiva na infância no Brasil

Monica Alcantara de Oliveira Santos
Melissa Ferreira Vianna
José Eduardo Lutaif Dolci

INTRODUÇÃO

Em 2018, a Organização Mundial da Saúde (OMS) lançou uma estimativa da magnitude da perda auditiva na população mundial em torno de 5%, o que representa, aproximadamente, 466 milhões de pessoas, sendo 432 milhões de adultos e 34 milhões de crianças. A previsão é que esse número chegue a 900 milhões de pessoas em 2050.[1]

Na região da qual o Brasil faz parte (América Latina e Caribe), a prevalência é estimada em mais de 40 milhões de pessoas. Esse número diminui exponencialmente com o aumento da renda *per capita* (p.ex., em países como Canadá, Dinamarca, Suécia, Finlândia e Estados Unidos) e linearmente com o aumento da escolaridade do país.[2]

Segundo resultados do Censo de 2010, há 45 milhões de pessoas com deficiências no Brasil, o que corresponde a cerca de 24% da população. A Pesquisa Nacional de Saúde estima em mais de 2 milhões os deficientes auditivos no Brasil (1,1% da população), considerando apenas os que declararam dificuldade grande ou total para escutar. Se levadas em conta todas as pessoas que declararam alguma dificuldade nessa habilidade, esse número sobe para 5%.[3]

Embora existam grandes diferenças sociais, econômicas e culturais entre as regiões brasileiras, constatou-se pouca variação em relação às dificuldades auditivas: 0,8% na região Norte; 1,1% na região Nordeste; 1,1% na região Sudeste; 1,4% na região Sul; e 1% na região Centro-oeste.[3]

A maioria dos estudos regionais mostra que a perda auditiva é um importante achado na população pediátrica. Em São José do Rio Preto, SP, em um estudo que avaliou 103 crianças de 3 a 6 anos sem queixas auditivas em creches e pré-escolas municipais, dez crianças (9,7%) apresentaram alterações audiométricas, havendo apenas um caso sugestivo de alteração condutiva.[4]

Outro estudo, também no estado de São Paulo, abrangeu diversas cidades e utilizou um questionário para o diagnóstico de deficiência auditiva. Das 5.250 pessoas entrevistadas, 480 referiram perda auditiva; destas, 38 eram jovens de 12 a 19 anos, determinando uma prevalência de 2% de deficiência auditiva referida nessa faixa etária.[5]

Dados do Programa de Triagem Auditiva Neonatal Universal de Belo Horizonte, MG, que incluía 798 neonatos e lactentes, mostraram uma prevalência de deficiência auditiva de 1,8%.[6]

Alguns estudos em crianças em idade escolar também chamam a atenção, como o realizado na cidade de São Luís, no Maranhão, que avaliou crianças de 7 a 9 anos e observou 24,3% de avaliações audiométricas alteradas.[7] Em Goiânia, no Estado de Goiás, os achados foram semelhantes: em crianças de 7 a 14 anos, foram encontrados 25% de exames alterados.[8]

Contrastando com os estudos citados anteriormente, em Canoas, RS, uma cidade de 300 mil habitantes, observou-se que a prevalência de deficiência auditiva é baixa, semelhante a de um país desenvolvido. Os autores avaliaram 2.609 indivíduos, dos quais 21,5% tinham entre zero e 14 anos de idade, e não observaram deficiência auditiva profunda na população pediátrica.[9]

Fora do Brasil, essa diferença também existe. Na Indonésia, observou-se uma prevalência de 12% de deficiência auditiva em crianças com menos de 4 anos e de 4,5% na população geral. Na Índia, a prevalência encontrada na população geral foi de 5,9%.[2] Já em Omã, a prevalência foi de 55,3 por mil habitantes na população geral; dentre os menores de 9 anos, foi de 12,3 por mil habitantes.[10]

Esses números contrastam com estimativas de países desenvolvidos, como é o caso dos Estados Unidos, onde a prevalência de deficiência auditiva moderada, severa e profunda entre recém-nascidos varia de 1 em 900 a 1 em 2.500 nascidos vivos.[11] Na Finlândia, estima-se que a prevalência de deficiência auditiva na população seja de 1,2 a cada mil nascidos vivos.[12]

Existem países que, apesar de não serem considerados desenvolvidos, apresentam uma prevalência baixa de deficiência auditiva; na Costa Rica, por exemplo, a prevalência varia de 1,5 a 1,63 para cada mil nascidos vivos.[13]

ETIOLOGIA

Segundo dados da OMS, cerca de 60% das perdas auditivas na infância são decorrentes de causas que poderiam ser prevenidas, como:

- infecções: caxumba, sarampo, rubéola, meningite, citomegalovírus (CMV) e otite média crônica (31%);
- complicações ao nascimento: anoxia, baixo peso, prematuridade, icterícia (17%);
- uso de ototóxicos pela mãe e pela criança (4%).

Esse número sobe para 75% em países em desenvolvimento e cai para 49% em países desenvolvidos.[14]

Em nossa realidade, de um país em desenvolvimento, dados de 2002 mostravam que as causas mais frequentes de deficiência auditiva de grau moderado ou profundo em crianças foram a rubéola gestacional e outras infecções pré-natais.[15]

Um levantamento de 1980 mostrou que, das causas pré-natais, a hereditária (por casamentos consanguíneos) e a rubéola do primeiro trimestre foram as mais frequentes (88,5%), em igual proporção. Das causas perinatais, os fatores conjuntos de anoxia, prematuridade e baixo peso corporal constituíam 80% dos casos, enquanto a encefalopatia bilirrubínica e o parto com fórceps representavam 20%, em igual proporção. Das causas pós-natais, a meningite contribuía com 53%; a ototoxicose, com 31%.[16] Anos após, em 1996[17] e em 2003,[18] outros autores mostravam que essa realidade não havia mudado.

Em 2008, um estudo em Blumenau, SC, avaliou 50 crianças com deficiência auditiva e observou que, entre as perdas com etiologia definida, as principais causas foram: meningite bacteriana (38,8%), rubéola gestacional (33,3%), episódio convulsivo (11,1%), uso de ototóxico (5,6%), sífilis (5,6%) e prematuridade (5,6%). Apesar de apontarem suspeitas a respeito da etiologia de outros casos, 64% dessas crianças não obtiveram a sua definição.[19] Não se sabe quantos casos desses 64% teriam causa genética.

Em 2020, esse padrão parece ter começado a mudar. Um grupo de Bauru, cidade do interior de São Paulo, em um levantamento de casos de perdas auditivas neurossensoriais unilateral e bilateral (simétricas e assimétricas), observou que o maior de risco para perda auditiva em todos os grupos foi a história familiar de surdez permanente, iniciada na infância.[20]

Em Amsterdã, Alemanha, a principal causa de perda auditiva sensorioneural bilateral observada em crianças era genética (26%); em casos unilaterais, anomalias do osso temporal (27%).[21]

Embora as causas genéticas sejam mais importantes em países desenvolvidos, um estudo realizado em São Paulo, SP, com neonatos com perda auditiva sensorioneural mostrou que, no Brasil, a importância das causas genéticas tem aumentado. Os autores descrevem que foram encontradas alterações genéticas em 17,4% das crianças estudadas. No estudo, foram pesquisadas as mutações mais comuns: c.35delG e c.167delT, mutações no gene da conexina 26 (GJB2); ΔD13S1830 e ΔD13S1854, deleções próximas ao gene da conexina 30 (GJB6); e a mutação A1555G, no gene mitocondrial MT-TRN1 (unidade 12S RNA ribossomal). Entretanto, apenas um paciente recebeu o diagnóstico pelos testes genéticos; os demais apresentavam síndromes bem definidas ou pais consanguíneos (nesses casos, deduziu-se herança genética autossômica recessiva).[22]

Os fatores genéticos são, sem dúvida, as principais causas de perda auditiva nos países desenvolvidos, correspondendo a 50% das perdas auditivas congênitas; destas, as não sindrômicas representam 70%. A principal mutação genética ocorre no gene da conexina 26 (sendo o principal o GJB2), uma proteína que atua na manutenção do potencial endolinfático. Entre as causas infecciosas, o CMV é o principal agente de infecções virais congênitas, tanto em países desenvolvidos como em desenvolvimento, com incidência variando de 0,5 a 1,7%.[23]

No Brasil, as causas infecciosas são mais prevalentes. Recentemente, em 2015, ocorreram os primeiros relatos, em

Pernambuco, da relação entre o vírus zika e a microcefalia. Embora haja um relato de recém-nascido com microcefalia, pé torto congênito e presença de perda auditiva profunda bilateral,[24] os dados disponíveis ainda são insuficientes para confirmar a associação causal entre o envolvimento auditivo e a infecção pelo vírus.[25]

Entre as causas infecciosas, vale lembrar que, nos casos de deficiência auditiva leve a moderada, a otite média é a causa mais frequente na infância, com uma incidência em torno de 33%.[15]

DIAGNÓSTICO

Detecção e intervenção precoces são os fatores mais importantes para minimizar o impacto da perda auditiva no desenvolvimento e na educação das crianças.

De acordo com as Diretrizes de Atenção da Triagem Auditiva Neonatal do Ministério da Saúde,[26] são considerados indicadores de risco para a deficiência auditiva:

- preocupação dos pais;
- antecedente familiar de surdez permanente e consanguinidade;
- permanência na UTI por mais de cinco dias ou, independentemente do tempo, ventilação assistida, drogas ototóxicas, hiperbilirrubinemia e anoxia perinatal;
- infecções congênitas (toxoplasmose, rubéola, CMV, herpes, sífilis, HIV);
- anomalias craniofaciais;
- síndromes genéticas (Waardenburg, Alport, Pendred);
- distúrbios neurodegenerativos (síndrome de Charcot-Marie-Tooth);
- infecções pós-natais, como CMV, herpes, sarampo, varicela e meningite;
- traumatismo craniano;
- quimioterapia.

Foi observada relação entre fatores de risco e perda auditiva, que revelou associação estatisticamente significativa (valor $p < 0,05$) entre perda auditiva e:

- suspeita de surdez por parte dos familiares;
- hiperbilirrubinemia (exsanguinotransfusão);
- medicação ototóxica;
- peso ao nascer menor que 1.500 g.[6]

No Programa de Triagem Auditiva Neonatal Universal de Belo Horizonte, MG, foi observada a presença de pelo menos um fator de risco em 432 das 798 crianças estudadas, o que corresponde a 54,1%. Do total de crianças, 468 estavam em alojamento conjunto, das quais 25,6% apresentaram fator de risco para deficiência auditiva; das 330 crianças que ficaram internadas, 94,5% apresentaram pelo menos um fator de risco para perda auditiva. O fator de risco mais frequente em crianças com internação foi o uso de medicamentos ototóxicos (89,7%). Já nas crianças em alojamento conjunto, o fator de risco mais frequentemente encontrado foi a presença de antecedentes familiares de perda auditiva (25%).[6]

Todos os anos, nos Estados Unidos, aproximadamente cinco mil crianças nascem com perda auditiva moderada e severa, sendo diagnosticadas pela triagem auditiva neonatal; entre elas, de 2.041 a 2.794 apresentam baixo risco para perda auditiva, enquanto de 86 a 208, alto risco.[11]

Embora muito importante, ainda há profissionais que não têm conhecimento suficiente ou não entendem o valor da triagem auditiva neonatal. Em um estudo brasileiro, ao responderem ao questionário proposto, 100% dos médicos afirmaram ter conhecimento da saúde auditiva do bebê, 69% recomendaram o teste da orelhinha, 82% referiram que o período ideal para o diagnóstico auditivo seria até os primeiros três meses de vida e apenas 37% souberam referir quais os exames necessários a serem realizados. Entre os enfermeiros, 78% demonstraram ter conhecimento sobre a detecção precoce da perda auditiva e 67% afirmaram orientar os pais sobre o teste da orelhinha. Sobre a importância da detecção precoce da deficiência auditiva, 22% dos enfermeiros não responderam ou não consideraram relevante. No questionário realizado com as mães, 81% relataram não terem recebido orientações a respeito das doenças que alteram o desenvolvimento auditivo, enquanto 72% não tinham conhecimento sobre a detecção precoce da deficiência auditiva.[27]

PREVENÇÃO

Em 2006, no Brasil, o gasto total com saúde auditiva ambulatorial, de janeiro a dezembro, foi de R$ 167.351.182,00. Com relação aos procedimentos hospitalares, foram realizadas, de janeiro a dezembro, 171 cirurgias de implante coclear, com gastos de R$ 9.298.433,15.

A OMS refere que o gasto global anual com indivíduos com perda auditiva gira em torno de 750 bilhões de dólares, concluindo que intervenções como prevenção, identificação precoce e encaminhamento desses pacientes são não apenas benéficas, mas também de grande custo-benefício. Infelizmente, estima-se que apenas 17% dos indivíduos que se beneficiariam do uso de um aparelho de amplificação sonora fazem uso do dispositivo.[1]

Vale lembrar o crescente número de crianças com perda auditiva induzida por ruídos; nos Estados Unidos, por exemplo, esse número corresponde a cerca de 12,5% das crianças de 6 e 19 anos, sendo mais comum em meninos e em maiores de 12 anos.[28] Embora a maior preocupação seja com crianças mais velhas, as crianças pequenas podem ser expostas a brinquedos barulhentos desde muito cedo, como trombetas (92 a 125 dB SPL), apitos (107 a 129 dB SPL) e armas de brinquedo (113 a 135 dB SPL).[29]

Por fim, grande parte dos casos de perda auditiva em crianças pode ser evitada com medidas simples, como:

- imunização de crianças contra doenças típicas da infância (sarampo, meningite, rubéola, caxumba);
- imunização de meninas e mulheres em idade fértil contra rubéola;
- teste e tratamento de sífilis e outras infecções durante a gestação;
- melhora no cuidado perinatal;
- evitar o uso de drogas ototóxicas;
- encaminhamento de bebês com indicadores de risco para deficiência auditiva para diagnóstico e tratamento precoce;
- detecção e tratamento adequado para otite média crônica.

REFERÊNCIAS

1. World Health Organization (WHO). Deafness and hearing loss. Disponível em: <https://www.who.int/news-room/fact-sheets/detail/deafness-and-hearing-loss>. Acesso em: 8 mar. 2021.
2. World Health Organization (WHO). Global estimates on prevalence of hearing loss. Disponível em: <https://www.who.int/pbd/deafness/estimates/en/>. Acesso em: 8 mar. 2021.
3. Instituto Brasileiro de Geografia e Estatística (IBGE). Censo demográfico 2010. Disponível em: <https://censo2010.ibge.gov.br/>. Acesso em: 22 mar. 2021.

4. Piatto VB, Maniglia JV. Hearing evaluation in children aged 3-6 years in day-care centers. J Pediatr (Rio J). 2001;77(2):124-130.
5. Cruz MS, Oliveira LR, Carandina L, Lima MCP, César CLG, Barros MBA et al. Prevalence of self-reported hearing loss and attributed causes: a population-based study. Cad Saude Publica. 2009;25(5):1123-1131.
6. Tiensoli LO, Goulart LMHF, Resende LM, Colosimo EA. Hearing screening in a public hospital in Belo Horizonte, Minas Gerais State, Brazil: hearing impairment and risk factors in neonates and infants. Cad Saude Publica. 2007;23(6):1431-1441.
7. Silva BTF, Monte MO, Aragão VMF. Alterações auditivas em crianças de 7 a 9 anos de idade de uma escola pública de ensino fundamental em São Luís, Maranhão. RBPS. 2007;20(3):155-160.
8. Araújo SA, Moura JR, Camargo LA, Alves W. Avaliação auditiva em escolares. Rev Bras Otorrinolaringol. 2002;68(2):263-266.
9. Béria JU, Raymann BCW, Gigante LP, Figueiredo ACL, Jotz G, Roithman R et al. Hearing impairment and socioeconomic factors: a population-based survey of an urban locality in southern Brazil. Rev Panam Salud Publica. 2007;21(6):381-387.
10. Al Khabori M, Khandekar R. The prevalence and causes of hearing impairment in Oman: a community-based cross-sectional study. Int J Audiol. 2004;43(8):486-492.
11. Thompson DC, McPhillips H, Davis RL, Lieu TL, Homer CJ, Helfand M. Universal newborn hearing screening: summary of evidence. JAMA. 2001;286(16):2000-2010.
12. Mäki-Torkko EM, Lindholm PK, Väyrynen MR, Leisti JT, Sorri MJ. Epidemiology of moderate to profound childhood hearing impairments in northern Finland. Any changes in ten years? Scand Audiol. 1998;27(2):95-103.
13. Mencher GT, Madriz Alfaro JJ. Prevalence of sensorineural hearing loss in children in Costa Rica. Audiology. 2000;39(5):278-283.
14. World Health Organization (WHO). Report of the informal consultation on the economic analysis of sensory disabilities. Disponível em: <https://apps.who.int/iris/handle/10665/67181>. Acesso em: 8 mar. 2021.
15. Brasil. Ministério da Saúde. Política Nacional de Saúde da Pessoa Portadora de Deficiência. 1.ed. Brasília: Ministério da Saúde, 2008.
16. Castro Jr. NP, Lopes Filho OC, Figueiredo MS, Redondo MC. Deficiência auditiva infantil: aspectos de incidência, etiologia e avaliação audiológica. Rev Bras Otorrinolaringol. 1980;46(3):228-236.
17. Silveira JAM, Silveira AM, Bento RF, Butugan O, Miniti A, Almeida ER. Potenciais evocados auditivos (ECoG e/ou BERA) em 2.545 crianças com suspeita de disacusia e/ou distúrbios da comunicação (estudo da etiologia, graus da deficiência auditiva e precocidade do diagnóstico). Rev Bras Otorrinolaringol. 1996;62:388-408.
18. Cecatto SB, Garcia RID, Costa KS, Abdo TRT, Reende CEB, Rapoport PB. Análise das principais etiologias de deficiência auditiva em Escola Especial "Anne Sullivan". Rev Bras Otorrinolaringol. 2003;69(2):235-240.
19. Tschoeke SN, Jacob LCB, Marques JM. Estudo do diagnóstico, etiologia e (re)habilitação do deficiente auditivo em um centro da Região Sul. Rev Tuiuti Ciênc Cultura. 2008;39(3):63-84.
20. Gouveia FN, Jacob-Corteletti LCB, Silva BCS, Araújo ES, Amantini RCB, Oliveira EB et al. Perda auditiva unilateral e assimétrica na infância. CoDAS. 2020;32(1):e20180280.
21. van Beeck Calkoen EA, Engel MSD, van de Kamp JM, Yntema HG, Goverts ST, Mulder MF et al. The etiological evaluation of sensorineural hearing loss in children. Eur J Pediatr. 2019;178(8):1195-1205.
22. Oiticica J, Bernardino-Cruz D, Costa LT, Cavalcante MT, Auricchio MTBDM, Mingroni-Netto RC et al. Investigating deafness genes as a cause of sudden sensorineural hearing loss. Int Arch Otorhinolaryngol. 2013;17(Suppl.1):18.

23. Dedhia K, Graham E, Park A. Hearing loss and failed newborn hearing screen. Clin Perinatol. 2018;45(4):629-643.
24. Leal MC, Muniz LF, Caldas Neto SS, van der Linden V, Ramos RCF. Sensorineural hearing loss in a case of congenital Zika virus. Braz J Otorhinolaryngol. 2020;86(4):513-515.
25. Barbosa MHM, Magalhães-Barbosa MC, Robaina JR, Prata-Barbosa A, Lima MAMT, Cunha AJLA. Auditory findings associated with Zika virus infection: an integrative review. Braz J Otorhinolaryngol. 2019;85(5):642-663.
26. Brasil. Ministério da Saúde. Diretrizes de Atenção da Triagem Auditiva Neonatal. Brasília: Ministério da Saúde, 2012. Disponível em: <https://portaldeboaspraticas.iff.fiocruz.br/biblioteca/diretrizes-de-atencao-da-triagem-auditiva-neonatal/>. Acesso em: 8 mar. 2021.
27. Hilu MRPB, Zeigelboim BS. O conhecimento, a valorização da triagem auditiva neonatal e a intervenção precoce da perda auditiva. Rev CEFAC. 2007;9(4):563-570.
28. Niskar AS, Kieszak SM, Holmes AE, Esteban E, Rubin C, Brody DJ. Estimated prevalence of noise-induced hearing threshold shifts among children 6 to 19 years of age: the Third National Health and Nutrition Examination Survey, 1988-1994, United States. Pediatrics. 2001;108(1):40-43.
29. Plontke S, Zenner HP. Current aspects of hearing loss from occupational and leisure noise. GMS Curr Top Otorhinolaryngol Head Neck Surg. 2004;3:Doc06.

3

Nova era para identificação e tratamento das perdas auditivas

Evolução do diagnóstico etiológico e topográfico

Osmar Mesquita de Sousa Neto
Gil Junqueira Marçal

INTRODUÇÃO

Este capítulo objetiva apresentar, por meio de linguagem clara e acessível, conceitos e dilemas da prática audiológica e otorrinolaringológica no atendimento às crianças com alterações auditivas (ou com suspeita de tê-las), a fim de facilitar a compreensão de aspectos mais técnicos da atuação dos profissionais que atuam nessa área. Tal abordagem pretende exemplificar como o raciocínio desenvolvido a partir do diagnóstico, seja ele topográfico, etiológico ou pela combinação de elementos utilizados para a formulação de ambos, permite promover uma estratégia de investigação e reabilitação específica e mais eficiente.

A audição humana é um sentido extremamente complexo. A plena percepção dos estímulos sonoros do ambiente depende da integridade de todo o sistema auditivo, compreendido pelas orelhas externa, média e interna, além do nervo coclear e suas conexões sinápticas ao longo do tronco encefálico e do córtex cerebral.

Todos esses segmentos do sistema auditivo estão sujeitos a alterações. A intensidade e os tipos de sintomas decorrentes dessas possíveis alterações podem variar conforme o local acometido e a gravidade da lesão. A identificação, a mensuração e a classificação topográfica da perda auditiva são fundamentais para a formulação de uma hipótese diagnóstica etiológica e de um plano terapêutico.

INVESTIGAÇÃO INICIAL

Quando uma família procura o serviço especializado para investigar a audição da criança, essa decisão pode partir das seguintes situações:

- encaminhamento de um serviço de triagem auditiva neonatal, no qual o exame de rotina em uma criança hígida (sem nenhum problema aparente) apontou uma possível alteração auditiva;
- encaminhamento da maternidade, após serem detectados fatores de risco evidentes para alterações da audição (a criança passou por intercorrências gestacionais, peri ou neonatais);
- a família ou o pediatra notou atrasos no desenvolvimento ou falta de respostas adequadas aos estímulos sonoros.

Em cada situação, encontram-se familiares preocupados com a saúde da criança, mas existem grandes diferenças na forma com que recebem as notícias e aceitam tanto as solicitações como os resultados dos exames necessários.

ANAMNESE

A anamnese em crianças maiores e em adultos deve ter como objetivo caracterizar a queixa auditiva, identificando várias possibilidades em diversos parâmetros, como:

- tipo e tempo de instalação;
- lado acometido;
- forma da alteração, se qualitativa (dificuldade para compreender a fala) ou quantitativa (ouvir baixo);
- tipo de ambiente que favorece ou desfavorece o desempenho auditivo (ruidoso ou silencioso);
- fatores de melhora e piora;
- situações ou tipos de som cuja percepção seja melhor ou pior (p.ex., conversar ao telefone, assistir à televisão, ao teatro, ao cinema ou a cultos; distinguir sons agudos ou graves, vozes agudas ou graves, sons mais ou menos intensos, etc.);
- presença de paracusias (p.ex., autofonia, paracusias de Willis e de Weber, diplacusia, recrutamento);
- presença de zumbidos (agudos ou graves, uni ou bilaterais, presentes em ambiente silencioso ou ruidoso);
- presença de vertigens (caracterização).

No entanto, em crianças pequenas e em recém-nascidos, os elementos que ajudam na formulação de hipóteses diagnósticas são outros. Os principais são os fatores de risco para o desenvolvimento da deficiência auditiva (Tabela 1), que podem ocorrer em tempos distintos, desde a concepção, durante a gestação ou após o nascimento da criança (nos períodos peri ou neonatais).

EXAME FÍSICO

Anatomia

Devem ser observados os caracteres anatômicos do pavilhão auricular, do conduto auditivo externo e da membrana timpânica.

Pesquisar por síndromes associadas

Devem ser investigadas as alterações sugestivas de síndromes associadas a alterações auditivas.

Pesquisar por infecções e alterações

Sinais de infecções anteriores ou defeitos atuais devem ser anotados, pois serão de grande importância no momento de diagnosticar a topografia da lesão e de escolher os testes de avaliação auditiva a serem realizados.

TABELA 1. Fatores de risco para a deficiência auditiva ao nascimento e no período neonatal

Permanência em unidade de terapia intensiva (UTI) neonatal por mais de 5 dias	
Malformação de cabeça e de pescoço	
Síndromes associadas a alterações auditivas	
História familiar de deficiência auditiva	
Uso de ototóxicos	
Traumatismos cranioencefálicos	
Doenças neurodegenerativas	
Meningite e infecções do sistema nervoso central (SNC)	
Infecções congênitas	Sida/HIV
	Toxoplasmose
	Rubéola
	Sífilis
	Citomegalovirose (CMV)
	Herpes
Indicadores neonatais	Hiperbilirrubinemia
	Transfusão sanguínea
	Ventilação mecânica ou oxigenação

Fonte: JCIH.[1]

TIPOS DE DEFICIÊNCIA AUDITIVA

Embora nem sempre as alterações ocorram em pontos isolados, classificam-se, de forma didática, os tipos de deficiência segundo a topografia da lesão:

- deficiência auditiva de condução: orelhas externa e média;
- sensorioneural: cóclea e nervo coclear;
- central: tronco encefálico e córtex.

Essa classificação requer aplicação e interpretação cuidadosas de diversos testes específicos e, em conjunto com esse diagnóstico topográfico, busca-se o diagnóstico etiológico (que tem inúmeras variações e combinações possíveis).

Este capítulo não pretende esgotar essas possibilidades, mas, sim, apresentar, de forma organizada, alguns conceitos que possibilitam nortear o raciocínio clínico diante de um paciente com sintomas de limitação da função auditiva.

DEFICIÊNCIA AUDITIVA SENSORIONEURAL

Como já ressaltado, recebem essa denominação as alterações que comprometem o órgão sensorial (orelha interna ou órgão espiral, de Corti) e/ou o nervo coclear e os núcleos auditivos do tronco encefálico.

Como é na orelha interna que o som é transformado em potencial elétrico para ser transmitido ao nervo e ao sistema nervoso auditivo, a falta dessa função torna o cérebro insensível aos estímulos sonoros, nos casos mais graves.

Considera-se "surdez" quando a alteração auditiva é socialmente incapacitante, ou seja, quando torna o indivíduo incapaz de se comunicar utilizando apenas a audição.

Pela audiometria tonal, a audição é medida em relação à intensidade necessária para que o indivíduo possa ouvir cada uma das frequências testadas, identificando o limiar auditivo para cada uma delas. Conforme a intensidade, classifica-se a audição como normal ou se verifica a presença de uma alteração.

As alterações podem ser leves, moderadas, moderadamente severas, severas e profundas (Tabela 2). Como a elevação dos limiares nem sempre ocorre de maneira uniforme na cóclea, é possível ter várias configurações no audiograma tonal (perdas planas, ascendentes, descendentes, em "U" ou "U invertido", entre outras). Essas configurações promovem algumas dificuldades diagnósticas quando são utilizados testes objetivos para o diagnóstico, como será visto adiante neste capítulo.

TABELA 2. Graus de deficiência auditiva em decibel nível de audição (dBNA)

Audição normal	Até 25 dBNA
DA leve	De 26 a 40 dBNA
DA moderada	De 41 a 60 dBNA
DA moderadamente severa	De 61 a 75 dBNA
DA severa	De 76 a 90 dBNA
DA profunda	Acima de 91 dBNA

Características clínicas

Embora muito diferente do constatado nas alterações condutivas, o quadro clínico auditivo observado nas alterações sensorioneurais varia muito, principalmente em relação ao território de frequência mais atingido (frequências baixas, médias ou altas), ao grau de comprometimento (leve, moderado, moderadamente severo, severo ou profundo) e à estrutura mais afetada (células ciliadas externas, células ciliadas internas, nervo coclear e núcleos do tronco encefálico).

De forma geral, o paciente adulto apresenta-se com queixa de dificuldade comunicativa, principalmente para reconhecer os sons da fala, que piora em ambientes ruidosos. É muito frequente a chegada ao consultório de indivíduo cuja queixa não é própria, mas de familiares e amigos que relatam incompatibilidade entre a intensidade sonora de conforto entre eles e o paciente.

Nas crianças, os testes objetivos poderão trazer algumas informações sobre a integridade de cada uma das estações que formam o sistema auditivo como um todo, mas o entendimento mais preciso da função auditiva poderá ser de difícil obtenção e depender de muitos meses de experimentação, observação e avaliação.

Avaliação da audição

O achado diagnóstico que define a alteração sensorioneural é a presença de elevação dos limiares auditivos obtidos por via óssea, acompanhados daqueles obtidos pela via aérea. Tais informações podem ser adquiridas com o uso de diapasões no momento de exame físico ou pela execução de audiometria tonal em cabina acústica. No entanto, esses testes dependem da colaboração dos pacientes e dificilmente são realizados de maneira completa e satisfatória em crianças com menos de 2 anos de idade.

Como a intervenção em casos de deficiência auditiva congênita ou perinatal deve começar, idealmente, até os 6 meses de vida, o diagnóstico não pode esperar tanto. Por esse motivo, complementam-se as respostas à avaliação comportamental com testes objetivos.

TESTES OBJETIVOS: IMITANCIOMETRIA, EMISSÕES OTOACÚSTICAS E POTENCIAIS EVOCADOS AUDITIVOS

Imitanciometria

A imitanciometria foi introduzida no Brasil na década de 1970. Utilizada amplamente na prática clínica, ela compreende dois exames básicos: a timpanometria e a pesquisa dos reflexos do músculo do estribo.

De maior interesse para este capítulo, a pesquisa dos reflexos do músculo do estribo permite estudar a integridade do sistema tímpano-ossicular, da cóclea, do nervo coclear e suas conexões com os núcleos cocleares (bulbo) e com o complexo olivar superior (ponte). Esse teste depende da eferência via nervo facial e deve ser realizado desde o nascimento, embora a intensidade com que é obtido possa variar com a faixa etária. A falha na obtenção do reflexo do músculo do estribo em indivíduos com integridade funcional das orelhas externa, média e interna pode indicar alteração neural ou até se associar a padrões de comportamento social.

Emissões otoacústicas (EOA)

Principal instrumento na triagem auditiva neonatal em todo o mundo, esse teste analisa a função contrátil das células ciliadas externas por meio do registro de sons provenientes dessa atividade no meato acústico externo. É muito importante ressaltar que a origem das emissões otoacústicas se relaciona com a fase de contração rápida das células ciliadas externas e com a integridade da função amplificadora coclear.[2] A oscilação rápida do comprimento das células ciliadas externas gera um pulso de energia de forma retrógrada para a membrana basilar e, em seguida, para o meato acústico externo através do sistema tímpano-ossicular.[3]

A perda total ou parcial da função das células ciliadas externas leva a um déficit da modulação de intensidade e prejudica a ação do tronco encefálico sobre a despolarização coclear, uma vez que a atuação do feixe olivococlear medial (reflexo olivococlear) ocorre justamente sobre as células ciliadas externas.[4]

Os dois tipos de EOA mais utilizados na prática clínica são as emissões otoacústicas evocadas transientes (EOAT) e as emissões otoacústicas produtos de distorção (EOAPD).

As vantagens das EOA incluem os fatos de serem de rápida execução e de avaliarem frequências de 750 a 8.000 Hz. Entretanto, não produzem respostas em indivíduos com alterações na orelha externa e em portadores de alterações sensoriais cujo limiar esteja em torno de 50 dBNA.

Potenciais evocados auditivos de latência curta

Os potenciais evocados auditivos (PEA) de latência curta são obtidos a partir de estímulos auditivos e captação de potenciais elétricos em pontos do crânio até a latência de 10 ms.

Eletrococleografia

A eletrococleografia é um exame eletrofisiológico cujo objetivo é avaliar três componentes: o microfonismo coclear, o potencial de somação e o potencial de ação. Os dois primeiros refletem a atividade bioelétrica da cóclea. O último mede as aferências distais cocleares e a atividade elétrica das fibras do nervo coclear.

A atividade do nervo coclear (potencial de ação, registrado com 1,5 ms), presente desde o nascimento, é o principal dado na avaliação auditiva na criança.

Potenciais evocados auditivos de tronco encefálico (PEATE)

Trata-se de um teste fundamental como complemento da avaliação em neonatos com risco para deficiência auditiva com potencial lesão neural (ou de células ciliadas internas) e que passaram na triagem com emissões otoacústicas.

Os PEATE são uma série de eventos elétricos representados por cinco picos positivos (PI, PII, PIII, PIV e PV), geralmente entre 1,5 e 5,5 ms, respectivamente relacionados às sinapses de nervo coclear, núcleos cocleares, complexo olivar superior, lemnisco lateral e colículo inferior.[5]

Como estímulo, podem-se utilizar cliques, cuja relação com os limiares tonais se situa entre 2.000 e 4.000 Hz, ou *tone bursts*, de 500 a 4.000 Hz. No entanto, a avaliação com *tone bursts* de frequência mais baixa é menos precisa e mais difícil.

Esse teste permite estimular o sistema auditivo por via aérea e via óssea, o que auxilia nos diagnósticos de deficiências condutivas e mistas.[6]

Os potenciais evocados podem ser obtidos desde o nascimento, porém, sua maturidade deve estar completa entre 6 e 9 meses de vida. Além disso, dependem sobremaneira da sincronia e da velocidade de despolarização das fibras auditivas mielinizadas do tronco encefálico.

Potenciais evocados auditivos de estado estável (PEAEE)

Os PEAEE também estão relacionados aos potenciais gerados entre o nervo coclear e o tronco encefálico, porém com análise automática pelo equipamento.

Pelos PEAEE, é possível o emprego de estímulos em níveis de intensidade até 110 dBNA, permitindo a identificação de perdas auditivas de grau severo a profundo, que não são diferenciadas de forma mais específica nos PEATE.[7] Além disso, no caso dos PEATE, há comprometimento de especificidade de frequência do estímulo em níveis de intensidade acima de 70 dBNA em razão da dispersão de energia, característica de tons transientes. Assim, no caso de perda auditiva acima de 90 dBNA, a pesquisa das respostas com o clique não permite a detecção do limiar auditivo.

A principal vantagem dos PEAEE é a possibilidade de testar e detectar alterações mais intensas e respostas para frequências de 500 a 4.000 Hz com maior acurácia.[8,9]

A literatura aponta os PEAEE como uma medida promissora para o diagnóstico precoce da surdez, mas os estudos ainda não são conclusivos no que diz respeito à determinação de padrões de normalidade das respostas em neonatos, lactentes e crianças normais, como também nos diferentes graus de perda auditiva. Aparentemente, os PEAEE são mais precisos na determinação de limiares auditivos nas perdas auditivas moderas e severas e nas frequências mais agudas, porém poucos trabalhos mostram essa correlação em crianças e adolescentes.[10,11]

Alguns estudos têm mostrado que os limiares obtidos em lactentes são mais elevados dos que os obtidos em adultos e que essas diferenças devem ser exploradas para que se possa ter um conhecimento dos processos relativos ao desenvolvimento das respostas para os PEAEE.

DESAFIOS

DESAFIOS PARA O DIAGNÓSTICO NA INFÂNCIA – SITUAÇÕES CLÍNICAS
▪ Alterações condutivas e EOA
▪ Deficiências auditivas moderadas e EOA
▪ Deficiências auditivas severas e PEATE
▪ Deficiências auditivas não lineares (descendentes ou ascendentes) e PEATE
▪ Atraso da maturação neural e PEATE
▪ Alterações auditivas progressivas no primeiro ano de vida
▪ Princípio *cross-check*

Alterações condutivas e EOA

Mesmo em neonatos ouvintes normais, é comum a falha da obtenção das EOA em virtude de alterações do meato acústico externo ou da orelha média. Quando isso ocorre, a preocupação em relação a uma possível alteração auditiva exigirá da equipe a repetição do teste de triagem e, eventualmente, a execução de testes comportamentais e de PEA, além do tratamento da condição alterada (secreção no meato, cerume ou vérnix, otites médias), para que possa ser feito um diagnóstico mais preciso da função auditiva. Todo esse processo pode demorar algumas semanas, período que costuma gerar sensação de angústia e ansiedade nos familiares e na equipe que presta o atendimento.

É fundamental posicionar a família em relação às possibilidades diagnósticas, ao prognóstico e às limitações inerentes a cada etapa da avaliação, informando-a de maneira clara e segura e motivando a participação de todos no processo de estimulação e diagnóstico.

Deficiências auditivas moderadas e EOA

As EOA são muito sensíveis a alterações sensoriais. Alterações das células ciliadas externas (que são sensoriais), que promovem elevação dos limiares acima de 50 dBNA, já seriam capazes de abolir as emissões acústicas.

Dessa forma, perdas sensoriais moderadas da audição apresentam-se para as EOA da mesma maneira que perdas profundas. Tal situação exige que a equipe saiba interpretar corretamente os resultados dos exames e planejar uma estratégia de avaliação, de modo a tornar o diagnóstico mais objetivo e seguro.

Deficiências auditivas severas e PEATE

Assim como as EOA têm limite em torno de 50 dBNA para perdas sensoriais, os PEATE não são capazes de obter respostas com segurança em deficiências auditivas com limiares acima de 70 dBNA na faixa de frequência testada (quando realizada a partir de estímulos com cliques entre 1 e 4.000 Hz).

Deficiências auditivas não lineares (descendentes ou ascendentes) e PEATE

Outra limitação dos PEATE é o fato de representa, principalmente, os limiares entre 1.000 e 4.000 Hz. Ao examinar uma criança com alterações não lineares dos limiares tonais, pode-se considerar uma perda profunda em caso de limiares ainda preservados até 1.000 Hz ou considerar normal quando há perda em frequências baixas e preservação entre 2 e 4.000 Hz. Entretanto, a segunda possibilidade é muito menos frequente.

Atraso da maturação neural e PEATE

Os PEATE são respostas neurais, cuja obtenção pelos equipamentos disponíveis depende de uma despolarização rápida e sincronizada dos nervos cocleares e das fibras e feixes neurais do tronco encefálico. Essa velocidade de despolarização e de sincronia neural depende da mielinização do sistema nervoso auditivo, que pode estar presente ao nascimento ou ser completada até os 9 meses de vida. Assim, é possível não se obter os potenciais de tronco encefálico em uma criança de até 6 meses de vida sem que haja, de fato, uma alteração auditiva.

Essa é uma condição também pouco frequente, mas possível.

Alterações auditivas progressivas no primeiro ano de vida

Algumas alterações auditivas podem não estar presentes ao nascimento e se desenvolver rapidamente no primeiro ano de vida. Dois dos principais exemplos são alterações genéticas associadas ao gene da conexina 26 e infecções causadas por citomegalovírus.[12-14]

Nessas condições, o diagnóstico pode ser muito retardado, pois a criança passa pela triagem auditiva neonatal e reage razoavelmente bem aos estímulos sonoros nas primeiras semanas de vida, tornando-se menos sensível aos estímulos de maneira progressiva.

Princípio *cross-check*

Muitas situações descritas como desafios clínicos são solucionadas a partir da comparação dos resultados de vários testes, das avaliações médicas e, principalmente, da avaliação do comportamento da criança durante a terapia fonoaudiológica. Essa avaliação contínua, realizada a partir de tais comparações e do contato e da troca de informações entre os membros da equipe responsável pela criança, atende aos princípios descritos no método de *cross-check*.

Jerger e Hayes propuseram, em 1976, o princípio *cross-check* na avaliação auditiva pediátrica. Segundo esses autores, nenhum teste auditivo usado de forma isolada é infalível para o estabelecimento de um diagnóstico de perda auditiva. Os autores protocolaram, então, que crianças submetidas à audiometria comportamental (teste subjetivo) fossem também avaliadas pela timpanometria e pela pesquisa dos reflexos estapedianos (testes subjetivos). Caso os dois tipos de testes estivessem em discordância, a criança seria submetida a um terceiro exame, conhecido como BERA (do inglês *brainstem evoked response audiometry*, ou, em português, exame do PEATE), para desempate e estabelecimento ou não da perda auditiva.[15]

O *cross-check* nada mais é que o uso de testes objetivos (PEATE, EOA, timpanometria, pesquisa do reflexo do músculo do estribo) na validação da avaliação comportamental para o diagnóstico da perda auditiva na infância.[16,17]

Muito mudou a avaliação auditiva na infância desde a década de 1970. O surgimento das EOA e de outros exames eletrofisiológicos, o aprimoramento dos exames de imagem e a evolução dos testes genéticos trouxeram uma nova realidade ao diagnóstico da deficiência auditiva. Mesmo assim, o princípio básico do *cross-check* como estratégia ainda é significativo para os protocolos de avaliação auditiva e fundamenta o raciocínio diagnóstico de casos mais complexos de surdez na infância, como será visto na sequência deste capítulo.

DIAGNÓSTICO ETIOLÓGICO

Como apontado anteriormente, existem diversas causas associadas à deficiência auditiva. Embora, em algumas situações, a causa seja facilmente identificada, em outras, esse diagnóstico pode ser muito difícil e permanecer sem conclusão (idiopático).

Malformações anatômicas

Com o desenvolvimento da avaliação por imagem da cóclea e do nervo coclear, a identificação de alterações anatômicas tornou-se mais frequente e precisa. Há estudos apontando que alterações anatômicas são identificadas em até 40% dos casos de deficiência auditiva em crianças.[18]

A identificação de malformações cocleares pode contribuir para orientar a equipe e a família em relação à expectativa de evolução progressiva em casos de partição incompleta dos variados tipos, além de, dependendo da severidade da malformação, sugerir melhor ou pior prognóstico com o uso de implantes cocleares. Por exemplo, em caso de aplasia coclear (quando não há cóclea), o implante coclear é contraindicado.

A identificação de alterações neurais também interfere na indicação de tratamento com implante coclear, mas, desde que haja um nervo coclear, o implante é possível. O prognóstico é difícil de mensurar, pois existem relatos de séries de implantes nessas situações em que as respostas variam de muito pobres até casos em que o desenvolvimento auditivo ocorre de forma similar ao encontrado em crianças sem malformações. A agenesia do nervo coclear, assim como a aplasia da cóclea, contraindica o implante coclear.

Alterações genéticas

Outra evolução que contribuiu sobremaneira para o cuidado das crianças com deficiência auditiva foi a pesquisa genética. A identificação da alteração molecular responsável pela alteração auditiva, quando possível, é capaz de caracterizar não só a causa, mas também a disfunção relacionada e, com isso, determinar a expectativa da evolução funcional e dos resultados com as diferentes opções de tratamento. Pesquisas sugerem que cerca de 30% dos casos de deficiência auditiva infantil ocorram a partir de alterações genéticas.[19]

Embora a grande maioria dos distúrbios genéticos identificados resulte em deficiências auditivas sensoriais de grau profundo, estabelecidas nos primeiros meses de vida, outras desencadeiam alterações sensoriais mais específicas e brandas, neurais, sinápticas ou com evoluções peculiares. Nesses casos, o diagnóstico específico interfere na conduta de forma dramática. Alguns exemplos são:

- mutação relacionada às conexinas 26 e 30: causa alteração sensorial de rápida evolução, tendendo a grau profundo. Bom prognóstico com o implante coclear;[12]
- mutação do gene OTOF: causa prejuízo na sinapse entre as células ciliadas internas e o primeiro neurônio coclear; simula caso de alteração neural e pode se manifestar com deficiência auditiva profunda ou oscilação de limiares. Os casos de grau profundo estabelecido têm bom prognóstico com o implante coclear;[19]
- mutação mitocondrial A1555G: causa aumento da sensibilidade da cóclea ao efeito ototóxico dos antibióticos aminoglicosídeos. Pacientes com essa alteração devem evitar qualquer contato com tais medicamentos. Quando a deficiência já se estabeleceu, a alteração é sabidamente sensorial e com bom prognóstico a partir de terapia com base em implante coclear, a menos que a alteração mitocondrial se manifeste de forma mais abrangente e comprometa funções neurais.[18]

EXEMPLOS PRÁTICOS DE SITUAÇÕES DESAFIADORAS

Caso 1

Criança com diagnóstico de deficiência auditiva decorrente de infecção neonatal, tratada com antibióticos ototóxicos, que reagia de forma assistemática aos estímulos na audiometria comportamental/instrumental. Foi submetida a estudo com EOA e PEATE aos 6 meses de vida, que eram compatíveis com deficiência auditiva profunda bilateral. Não foram realizados PEATE com *tone bursts* (em frequências mais baixas) ou PEAEE. A criança foi encaminhada para terapia e foi recomendado o uso de aparelhos de amplificação sonora individual.

Evoluiu com dificuldade de adaptação e incômodo com o uso dos aparelhos. Conforme a criança crescia, o comportamento em terapia sugeria que o seu conforto dependia de uma programação dos aparelhos com um ganho menos intenso, especialmente na orelha direita. A criança, então, foi submetida à avaliação com os PEAEE, que demonstraram limiares menos elevados para as frequências baixas na orelha direita.

Hoje, com 4 anos de idade, a audiometria tonal revela os limiares tonais demonstrados na Figura 1.

Neste caso, fica claro que o uso dos PEATE com cliques falhou em identificar o resíduo auditivo em frequências baixas. Ainda há, hoje em dia, dificuldade de acesso ao uso de PEATE de frequência específica (com *tone burst*) ou mesmo aos PEAEE na imensa maioria das cidades brasileiras.

A percepção da equipe de terapia sobre a dificuldade de adaptação dos aparelhos de amplificação sonora individual (AASI) foi fundamental para a reavaliação e o aprimoramento do diagnóstico.

Caso 2

Menina de 1 ano e 2 meses de idade nasceu prematura (com 35 semanas) e teve seus exames de triagem neonatal com respostas positivas (emissões otoacústicas presentes e amplas).

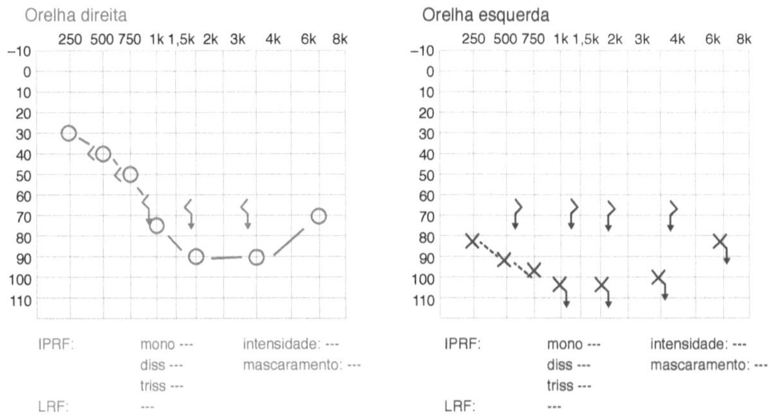

FIGURA 1. Audiograma tonal e testes de fala do caso 1.

Com 7 dias de vida, apresentou febre alta e, ao voltar ao hospital, foi diagnosticada meningite bacteriana. Permaneceu internada em unidade de terapia intensiva, por cerca de 35 dias, recebendo antibióticos ototóxicos como parte do tratamento.

A avaliação neurológica e auditiva posterior à alta hospitalar foi compatível com sequelas auditivas e neurológicas (deficiência auditiva profunda bilateral pelo BERA). Com 6 meses de vida, a família foi orientada a procurar assistência médica e fonoaudiológica para uso de aparelhos de amplificação sonora e, possivelmente, tratamento com implante coclear.

A criança, que até os 6 meses de vida praticamente não reagia a nenhum som, começou a se assustar com fogos de artifício e trovões. Os pais tiveram grande dificuldade em conseguir o atendimento sugerido e, diante da reação da criança, começaram a estimulá-la em casa, intuitivamente. Aos 9 meses de vida, a menina reagia a sons menos intensos, localizava a fonte sonora e balbuciava. Com 1 ano e 2 meses de idade, passou a reconhecer as partes do corpo e falar as primeiras palavras ("mama", "papa").

Repetiu a avaliação com os PEATE e os resultados foram compatíveis com audição normal para o teste. Repetiu o estudo com as EOA e o resultado foi normal.

Nesse caso, a alteração causada pela lesão neural levou à lentificação da maturação do sistema nervoso auditivo.

Em muitos casos, se essa possibilidade (embora remotíssima) não for apresentada aos pais, que já devem providenciar o AASI e estarem em programa formal de estimulação auditiva, eles podem se revoltar com a equipe e culpá-la por toda a apreensão e angústia sofridas até o momento da constatação da audição normal. A equipe deve se posicionar de forma honesta e abrangente, explicando que o estímulo adicional não causa malefício (desde que bem monitorado), ao passo que a falta de estímulo pode gerar atrasos irrecuperáveis.

Caso 3

Menino de 1 ano e 6 meses de idade, com atraso do desenvolvimento da fala notado e referido pela família a partir dos 12 meses.

Aos 3 meses, foi internado com pneumonia e recebeu antibióticos endovenosos. A família não sabia referir se esses medicamentos eram ototóxicos ou não.

A avaliação auditiva revelou deficiência auditiva profunda bilateral (foram realizados avaliação comportamental, EOA, PEATE e PEAEE).

A criança não teve bom aproveitamento com o uso de AASI e, três meses depois, começou a avaliação pré-implante coclear.

Embora a cóclea e a orelha interna estivessem bem formadas, não foram identificados os nervos cocleares no estudo com a ressonância magnética (Figura 2).

Nesse caso, embora a história pudesse sugerir uma lesão sensorial por ototóxicos, a causa da deficiência é a ausência da formação do nervo coclear. Infelizmente, essa alteração é incompatível com o implante coclear, e também não houve benefício com o AASI.

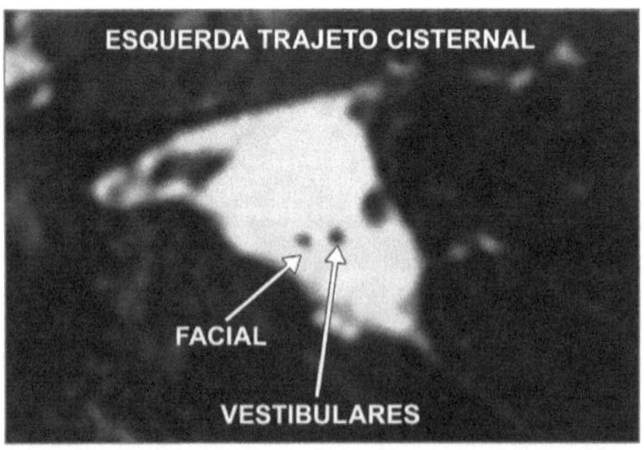

FIGURA 2. Imagem de ressonância magnética que apresenta os nervos vestibulares e o nervo facial, e revela a ausência do nervo coclear.

Caso 4

Menino de 3 anos de idade nasceu bem e passou na triagem neonatal com EOA.

Os pais, que são primos de primeiro grau, procuraram atendimento por atraso no desenvolvimento da fala quando a criança tinha 3 anos de idade.

A avaliação auditiva comportamental sugeria deficiência auditiva sensorioneural de grau profundo (não reagiu a nenhum estímulo). A avaliação com testes objetivos revelou EOA amplas e falha na obtenção dos PEATE. A criança foi encaminhada para a realização de exames de imagem (tomografia computadorizada e ressonância magnética).

Não compareceu ao acompanhamento e retornou aos 6 anos de idade, usando a língua brasileira de sinais (LIBRAS) na escola.

Realizados os exames, constatou-se que a anatomia da orelha interna e do nervo coclear estavam normais. Foi, então, solicitada avaliação genética para mutação do gene *OTOF*, que se revelou positiva para a mutação.

Nesse caso, a alteração causada pela mutação explica a combinação peculiar de presença de EOA e falha na obtenção dos PEATE.

Embora a alteração da função auditiva possa ser contornada com o implante coclear, a limitação imposta pela idade do paciente e sua evolução comunicativa com o uso já efetivo da linguagem brasileira de sinais (LIBRAS) levou a família e a equipe a concordarem em não realizar a cirurgia.

CONSIDERAÇÕES FINAIS

A avaliação da audição na primeira infância é um desafio para audiologistas e para otorrinolaringologistas.

A intervenção, que deve ocorrer o mais cedo possível, depende fundamentalmente do diagnóstico da função auditiva, tanto etiológico quanto topográfico. Essa combinação de informações auxilia no planejamento da terapia e de toda a estratégia de habilitação/reabilitação.

Muitas vezes, a evolução da função auditiva no primeiro ano de vida, a presença de comorbidades e de alterações neurológicas associadas e a possibilidade de lesões evolutivas podem impossibilitar conclusões definitivas a respeito desses diagnósticos nos primeiros meses de vida.

O início da terapia, mesmo sem o diagnóstico definitivo e a manutenção das avaliações periódicas, pode trazer angústia e ansiedade para a equipe e, principalmente, para a família do paciente. A equipe médica deve ter um discurso alinhado e sereno, para que a família se sinta acolhida e amparada diante desse momento de incertezas.

A troca de informações e a avaliação contínua dos resultados das avaliações e da evolução da linguagem da criança em terapia possibilitam realizar correções de rumo e aprimoramento do diagnóstico, além de permitir que se chegue a conclusões mais precisas o mais rápido possível.

REFERÊNCIAS

1. Joint Committee on Infant Hearing (JCIH). Position statement: principles and guidelines for early hearing detection and intervention programs. Pediatrics. 2007;120(4):898-921.
2. Kiang NY, Moxon EC, Levine RA. Auditory-nerve activity in cats with normal and abnormal cochleas. Sensorineural hearing loss. Ciba Found Symp. 1970;241-273.
3. Kemp DT. Stimulated acoustic emissions from within the human auditory system. J Acoust Soc Am. 1978 Nov;64(5):1386-1391.
4. Guinan JJ, Backus BC, Lilaonitkul W, Aharonson V. Medial olivocochlear efferent reflex in humans: otoacoustic emission (OAE) measurement issues and the advantages of stimulus frequency OAEs. J Assoc Res Otolaryngol JARO. 2003 Dec;4(4):521-540.
5. Møller AR, Jannetta P, Bennett M, Møller MB. Intracranially recorded responses from the human auditory nerve: new insights into the origin of brain stem evoked potentials (BSEPs). Electroencephalogr Clin Neurophysiol. 1981 Jul;52(1):18-27.
6. Kramer SJ. Frequency-specific auditory brainstem responses to bone-conducted stimuli. Audiology. 1992;31(2):61-71.
7. Rodrigues GRI, Lewis DR, Fichino SN. Steady-state auditory evoked responses in audiological diagnosis in children: a comparison with brainstem evoked auditory responses. Braz J Otorhinolaryngol. 2010 Feb;76(1):96-101.
8. Cone-Wesson B, Rickards F, Poulis C, Parker J, Tan L, Pollard J. The auditory steady-state response: clinical observations and applications in infants and children. J Am Acad Audiol. 2002 May;13(5):270-282.
9. Swanepoel D, Hugo R, Roode R. Auditory steady-state responses for children with severe to profound hearing loss. Arch Otolaryngol Head Neck Surg. 2004 May;130(5):531-535.
10. Chou Y-F, Chen P-R, Yu S-H, Wen Y-H, Wu H-P. Using multi-stimulus auditory steady state response to predict hearing thresholds in high-risk infants. Eur Arch Otorhinolaryngol. 2012 Jan;269(1):73-79.
11. Rance G, Roper R, Symons L, Moody L-J, Poulis C, Dourlay M et al. Hearing threshold estimation in infants using auditory steady-state responses. J Am Acad Audiol. 2005 May;16(5):291-300.

12. Chan DK, Chang KW. GJB2-associated hearing loss: systematic review of worldwide prevalence, genotype, and auditory phenotype. Laryngoscope. 2014 Feb;124(2):E34-E53.
13. Royackers L, Rector E, Verhaert N, Desloovere C. Long-term audiological follow-up of children with congenital cytomegalovirus. B-ENT. 2013;(Suppl.21):57-64.
14. Fowler KB. Congenital cytomegalovirus infection: audiologic outcome. Clin Infect Dis. 2013 Dec;57(Suppl.4):S182-S184.
15. Jerger JF, Hayes D. THe cross-check principle in pediatric audiometry. Arch Otolaryngol. 1976 Oct;102(10):614-620.
16. Baldwin SM, Gajewski BJ, Widen JE. An evaluation of the cross-check principle using visual reinforcement audiometry, otoacoustic emissions, and tympanometry. J Am Acad Audiol. 2010 Mar;21(3):187-196.
17. Deltenre P, Van Maldergem L. Hearing loss and deafness in the pediatric population: causes, diagnosis, and rehabilitation. Handb Clin Neurol. 2013;13:1527-1538.
18. Mafong DD, Shin EJ, Lalwani AK. Use of laboratory evaluation and radiologic imaging in the diagnostic evaluation of children with sensorineural hearing loss. Laryngoscope. 2002;112:1-7.
19. Morzaria S, Westerberg BD, Kozak FK. Systematic review of the etiology of bilateral sensorineural hearing loss in children. Int J Pediatr Otorhinolaryngol. 2004;68:1193-1198.

4

Triagem auditiva neonatal

Lucia Kazuko Nishino
Alessandra di Sanzo Guilherme

INTRODUÇÃO

A audição desempenha um papel fundamental no desenvolvimento global da criança, especialmente em relação à aquisição da linguagem. Em razão da grande plasticidade neuronal, o diagnóstico da deficiência auditiva deve ser feito nos primeiros três meses de vida para que se dê início à intervenção, pois essa fase é considerada crítica e ideal para a estimulação e o desenvolvimento das habilidades auditivas e de linguagem.[1]

Programas de triagem auditiva têm sido desenvolvidos com o objetivo de diagnosticar a perda auditiva antes dos três meses de vida e iniciar a intervenção até os seis meses.

A perda auditiva congênita acarreta grandes repercussões no desenvolvimento da linguagem da criança quando não diagnosticada precocemente. Em razão de sua natureza "invisível", não há sinais característicos ao nascimento, por isso, sem equipamentos específicos para a sua detecção, seu diagnóstico é muito difícil.[2,3]

Antes de os programas de triagens auditivas serem implantados, crianças com perda auditivas leves (25 a 45 dB) só eram identificadas na idade escolar, e aquelas com perdas auditivas mais graves, por volta dos 3 anos de idade.[1]

Em 2010, esses esforços foram recompensados com a Lei Federal n. 12.303/2010, que tornou obrigatória a realização das emissões otoacústicas evocadas (EOA) nas crianças nascidas em todos os hospitais e maternidades do país.[4]

A triagem auditiva neonatal universal (TANU) deve ser realizada em todos os recém-nascidos, de preferência após 24 horas do nascimento e antes da alta hospitalar. Esse procedimento é abrangente a todos os recém-nascidos, independentemente de haver risco ou não para deficiência auditiva, pois, com a implantação de triagem auditiva neonatal nos grandes centros, muitos estudos foram realizados, chegando-se à surpreendente conclusão de que apenas 50% dos diagnósticos estavam associados à existência de indicadores de risco para a perda auditiva. Esse fato alertou para a quantidade de recém-nascidos com alguma perda de audição que estavam sendo negligenciados quando a triagem auditiva era realizada somente nos bebês de risco.[3]

Nos países desenvolvidos, a deficiência auditiva neurossensorial (DANS) acomete um em cada mil recém-nascidos, com 40% dos casos sendo atribuídos a fatores hereditários; 30%, a diversas etiologias adquiridas; e 20%, a etiologias desconhecidas.[3]

A TANU é apenas a primeira etapa de um programa de saúde auditiva neonatal, devendo ser seguida por medidas de diagnóstico e reabilitação.[5]

A intervenção precoce melhora muito a qualidade de vida da criança com deficiência auditiva, uma vez que a privação sensorial acarreta prejuízos em relação à linguagem, à fala, ao ganho escolar, à autoestima e à adaptação psicossocial.[5]

O profissional que atua no programa de triagem auditiva neonatal deve ter experiência em audiologia infantil. A triagem deve ser realizada, preferencialmente, a partir de 24 horas de vida e sempre o mais próximo da alta hospitalar, em ambiente silencioso, durante o sono espontâneo e longe dos períodos de manipulação de equipes médicas ou enfermagem. Normalmente, o profissional trabalha em esquema de plantão, com a preocupação de não perder nenhuma criança nascida no hospital, tendo em vista a realização de 100% de triagem.[5]

A integração da equipe multidisciplinar traz ganhos ao hospital, à família e, principalmente, ao recém-nascido. O envolvimento de fonoaudiólogos, neonatologistas, otorrinolaringologistas e equipe de enfermagem é um dos principais mecanismos de sucesso para uma boa implementação da triagem auditiva neonatal, uma vez que o objetivo desse método não é somente a detecção da deficiência auditiva, mas também a qualidade de vida do recém-nascido e de sua família.[5]

FATORES PARA O PROTOCOLO DA TRIAGEM AUDITIVA NEONATAL
▪ Adequação para cada hospital.
▪ Tempo de permanência do recém-nascido no hospital.
▪ Comunicação com familiares em relação a assegurar o reteste, diagnóstico, intervenção e acompanhamento.
▪ Organização da equipe que atuará no programa de triagem auditiva neonatal.

O neonatologista é o primeiro profissional que orienta as famílias sobre a importância da TANU. Além disso, ele exerce o papel fundamental de preditor dos indicadores de risco para alteração auditiva.[5]

O fonoaudiólogo é o responsável pela avaliação audiológica do recém-nascido em diferentes níveis: triagem, avaliação diagnóstica e monitoramento.[1-3,5]

Já o otorrinolaringologista é o responsável pelo diagnóstico médico da deficiência auditiva, identificação etiológica, avaliação, seguimento e condutas clínicas ou cirúrgicas.[5]

A integração dos profissionais minimiza a ansiedade da família, humanizando o tratamento e reconhecendo o indivíduo como um todo, além de aumentar a adesão aos retornos, no caso de resultados alterados na triagem auditiva.

Um programa de TANU somente será bem-sucedido se o recém-nascido com triagem auditiva não satisfatória completar a avaliação diagnóstica em dois meses e, na confirmação do diagnóstico de perda auditiva, receber a intervenção adequada até os três meses de vida (protetização e reabilitação), ou seja, que tenha um acompanhamento bem dirigido entre os profissionais.[6]

Novas diretrizes do Joint Committee on Infant Hearing (JCIH),[6] de outubro 2019, fazem uma atualização em relação às anteriores, de 2007, passando da regra do 1-3-6 para a regra do 1-2-3, antecipando o diagnóstico completo até os 2 meses de vida e a intervenção precoce para os 3 meses.

PROTOCOLO DE TRIAGEM AUDITIVA NEONATAL UNIVERSAL

Anamnese neonatal

Além de pesquisar dados no prontuário, o fonoaudiólogo deve inquerir a mãe (ou, em sua ausência, o responsável) sobre a gestação, possíveis intercorrências, história neonatal e perinatal, histórico familiar, consanguinidade e indicadores de risco para perda auditiva.

Escolha do teste

O teste de EOA evocadas foi o escolhido para a triagem por se tratar de um procedimento simples, fácil, objetivo e de rápida realização. Esse teste avalia a integridade das células ciliadas externas. Para recém-nascidos com indicadores de risco para deficiência auditiva, recomenda-se, ainda, a realização do potencial evocado auditivo de tronco encefálico automático (PEATE-A), que avalia o *status* da cóclea até o encéfalo.

Realização do exame

Em recém-nascidos sem risco, deve-se realizar a triagem auditiva com EOA. Obtendo-se resultado satisfatório (PASSA), o bebê recebe alta com orientação quanto ao desenvolvimento auditivo. Caso o resultado não seja satisfatório (FALHA), o recém-nascido deve ser orientado a repetir o exame em 15 dias. Na persistência da falha, deve-se orientar a realização de PEATE-A.

Em recém-nascidos com risco, realiza-se a TANU com EOA + PEATE-A. Obtendo-se resultado satisfatório (PASSA), o bebê recebe alta hospitalar com orientação quanto ao desenvolvimento e monitoramento auditivos conforme diretrizes do JCIH de 2019.[6] Caso o resultado não seja satisfatório (FALHA), deve-se orientar a família a repetir o exame em 15 dias. Na persistência da falha, deve-se realizar o PEATE e encaminhar para o otorrinolaringologista.

Segundo as diretrizes do JCIH de 2019,[6] a indicação de resultado satisfatório (PASSA) deve ser somente utilizada se o resultado for positivo nas duas orelhas simultaneamente, na mesma sessão, a fim de evitar erros de conduta.

Os resultados obtidos nos exames, assim como a necessidade de monitoramento auditivo, devem ser anotados no prontuário do recém-nascido, no resumo da alta e na caderneta de saúde, além de explicados aos pais e responsáveis.

Os recém-nascidos e lactentes que realizarem a triagem auditiva em nível ambulatorial (até, no máximo, um mês de vida) devem seguir as mesmas orientações supracitadas.

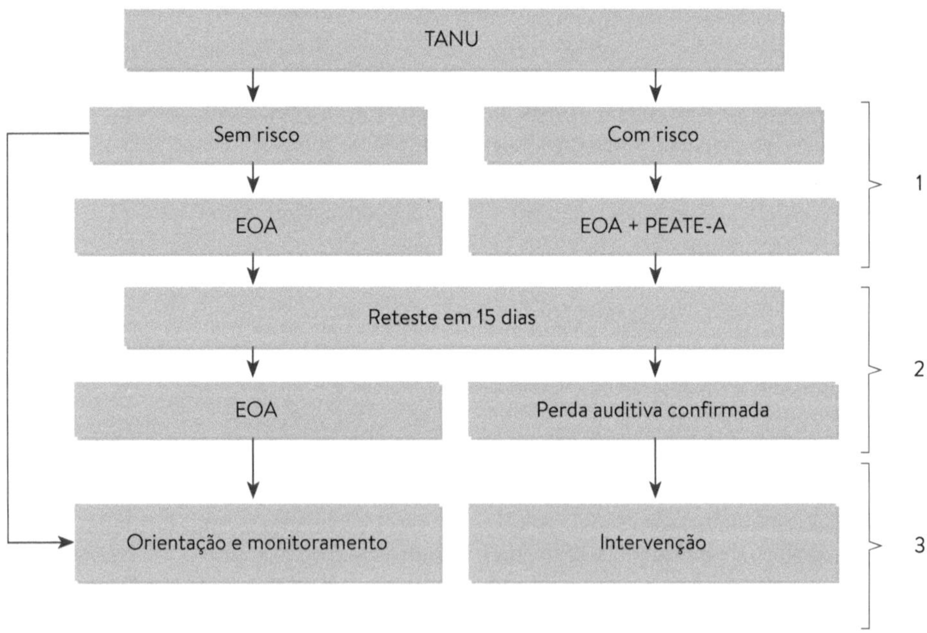

FIGURA 1. Fluxograma para triagem auditiva neonatal universal (TANU).

TESTE DA ORELHINHA

Senhores pais,

Seu bebê realizou o "teste da orelhinha" por meio da pesquisa de emissões otoacústicas ou PEATE-A, com o objetivo de avaliar o sistema auditivo.
O resultado foi:

PASSA: seu bebê apresentou respostas satisfatórias.

FALHA: não foi possível obter respostas satisfatórias. Por esse motivo, ele deverá retornar dia __/__/____ às __:__ h.

MONITORAMENTO AUDITIVO: nos testes realizados, seu bebê apresentou respostas satisfatórias, porém há indicação de acompanhamento do desenvolvimento auditivo.

Observe sempre a audição do seu filho.

De 0 a 3 meses de vida:
O bebê se assusta, chora ou acorda com sons fortes, como batida de porta ou algum objeto que cai, e se acalma quando ouve uma voz familiar.

De 3 a 6 meses:
O bebê movimenta a cabeça para os lados, procurando a fonte sonora.

De 8 a 12 meses:
O bebê localiza a fonte sonora e presta atenção quando é chamado pelo nome.

Aos 12 meses:
O bebê aponta, demonstrando reconhecer o nome de objetos familiares, atende a ordens simples, como "dê tchau" e "mande beijo", e reconhece algumas partes do corpo. Começa a falar as primeiras palavras e usa gestos e vocalizações para indicar desejos.

Senhores pais,
A audição é fundamental para o desenvolvimento da comunicação oral. Por esse motivo, qualquer alteração deve ser diagnosticada o mais precocemente possível. Se você suspeitar que seu bebê apresenta algum tipo de alteração na audição, marque uma consulta com seu pediatra ou fonoaudiólogo para uma nova avaliação.

___/___/_____
Fonoaudiólogo

Controle dos encaminhamentos

É essencial o uso de um banco de dados para registro e controle dos dados obtidos na triagem auditiva e para o monitoramento da adesão ao programa de acompanhamento auditivo.

Nesse banco de dados, devem estar listados todos os recém-nascidos atendidos no serviço de triagem auditiva, os riscos e as datas de acompanhamento, assim como o contato dos responsáveis para uma possível reconvocação, em caso de falta em alguma etapa do processo.

Além disso, esse banco de dados serve para documentar o perfil audiológico e o desenvolvimento auditivo da população atendida no serviço.

INDICADORES DE RISCO E MONITORAMENTO PERINATAL, SEGUNDO O JOINT COMMITTEE ON INFANT HEARING[6]

Perinatal

<table>
<tr><th></th><th>Fator de risco</th><th>Seguimento</th><th>Frequência de monitoramento</th></tr>
<tr><td>1</td><td>Histórico familiar de deficiência auditiva</td><td>Por 9 meses</td><td>Com base na etiologia da perda auditiva</td></tr>
<tr><td>2</td><td>UTI neonatal por mais de 5 dias</td><td>Por 9 meses</td><td rowspan="4">De acordo com os marcadores da aquisição de fala e linguagem</td></tr>
<tr><td>3</td><td>Hiperbilirrubinemia em nível de exsanguinotransfusão</td><td>Por 9 meses</td></tr>
<tr><td>4</td><td>Medicação ototóxica, incluindo, mas não se limitando a, aminoglicosídeos, utilizada ou não em associação aos diuréticos</td><td>Por 9 meses</td></tr>
<tr><td>5</td><td>Asfixia ou hipóxia neonatal</td><td>Por 9 meses</td></tr>
<tr><td>6</td><td>Membrana de oxigenação extracorpórea (ECMO)</td><td>Não ultrapassar 3 meses da ocorrência</td><td>A cada 12 meses até a idade escolar ou em intervalos menores, de acordo com as queixas</td></tr>
<tr><td>7</td><td>Infecção intrauterina: rubéola, herpes, sífilis e toxoplasmose</td><td>Por 9 meses</td><td>De acordo com os marcadores da aquisição de fala e linguagem</td></tr>
<tr><td></td><td>Infecção intrauterina: citomegalovirose (CMV)</td><td>Não ultrapassar 3 meses da ocorrência</td><td>A cada 12 meses até os 3 anos ou em intervalos menores, de acordo com as queixas</td></tr>
<tr><td></td><td>Infecção intrauterina: zika</td><td>PEATE-A em 1 mês</td><td>PEATE entre 4 e 6 meses de vida e/ou audiometria com reforço visual (VRA) aos 9 meses de vida</td></tr>
<tr><td>8</td><td>Anomalias craniofaciais, incluindo as alterações morfológicas de pavilhão auricular e conduto auditivo externo</td><td>Por 9 meses</td><td>A cada 12 meses até a idade escolar ou em intervalos menores, de acordo com as queixas</td></tr>
<tr><td>9</td><td>Síndromes associadas à deficiência auditiva condutiva ou sensorioneural</td><td>Por 9 meses</td><td>De acordo com o desenvolvimento da síndrome</td></tr>
</table>

INDICADORES DE RISCO E MONITORAMENTO PERINATAL E PÓS-NATAL, SEGUNDO O JOINT COMMITTEE ON INFANT HEARING[6]

Perinatal e pós-natal			
	Fator de risco	**Seguimento**	**Frequência de monitoramento**
10	Infecções associadas a perdas auditivas, como meningite bacteriana ou encefalopatia	Não ultrapassar 3 meses após a ocorrência	A cada 12 meses até a idade escolar ou em intervalos menores, de acordo com as queixas
11	Eventos associados a perdas auditivas, como traumas na cabeça, principalmente na base de crânio, e quimioterapia	Não ultrapassar 3 meses após a ocorrência	Sem prazo definido, de acordo as queixas
12	Atraso ou regressão no desenvolvimento da fala e da linguagem	Imediatamente após a queixa	Sem prazo definido, de acordo as queixas

Equipamento

Os equipamentos utilizados para a realização da triagem auditiva devem estar calibrados para detectar perdas auditivas leves, a partir de 30 a 35 dB.

Planilha para acompanhamento

Uma planilha de cadastro em Excel é a forma mais fácil de ajudar a controlar e de montar um programa completo de saúde auditiva, permitindo que qualquer profissional da equipe encontre, rapidamente, as informações necessárias.

Intervenção

Uma vez diagnosticada a perda auditiva, o neonato ou lactente deve ser avaliado por equipe multidisciplinar com experiência em perda auditiva na infância. A intervenção dependerá do grau da perda auditiva e de sua etiologia.

Os pais devem ser informados sobre os recursos de comunicação e reabilitação disponíveis.

O diagnóstico de perda auditiva é um momento de grande sofrimento; por isso, o paciente e sua família devem ser acolhidos por uma equipe multidisciplinar para uma reabilitação bem-sucedida e efetiva.

INFORMAÇÕES DA PLANILHA PARA ACOMPANHAMENTO DA SAÚDE AUDITIVA	
Dados do paciente	Identificação do paciente com os dados pessoais (nome completo, data de nascimento, sexo, nome dos responsáveis, *e-mail*, telefone para contato), o número de registro da anamnese e o número de identificação do teste.
Anamnese	Informações coletadas com os responsáveis, dados coletados do prontuário (risco para deficiência auditiva e intercorrências neonatais) e local de realização do exame (quarto, berçário, UTI neonatal).
Testes	Informações sobre testes realizados (EOA, BERA), data de realização e resultados.
Encaminhamentos	Informações sobre necessidade de reteste e/ou acompanhamento do desenvolvimento; se não houver necessidade, deve ser descrito como alta.
Orientações	Orientações relatadas para os responsáveis e a equipe médica; deve conter, também, eventuais intercorrências durante a realização do teste.

REFERÊNCIAS

1. Comitê Brasileiro sobre Perdas Auditivas na Infância (CBPAI). Período neonatal. J Pediatria. 2001;77:1.
2. Bevilacqua MC, Balen AS, Martinez MAN, Pupo AC, Reis ACMB, Frota S. Tratado de audiologia. 1.ed. São Paulo: Editora Santos, 2011.
3. National Institutes of Health, Consensus Statement. Early identification of hearing impairment in infants and young children. NIH Consensus Statement. 1993;11(1):1-24.
4. Brasil. Lei n. 12.303, de 02 de agosto de 2010. Dispõe sobre a obrigatoriedade de realização do exame denominado Emissões Otoacústicas Evocadas. Disponível em: <https://www2.camara.leg.br/legin/fed/lei/2010/lei-12303-2-agosto-2010-607594-publicacaooriginal-128606-pl.html>. Acesso em: 10 mar. 2021.
5. Durante AS, Carvallo R, Costa MTZ, Cianciarullo MA, Voegels R, Takahashi GM. Programa de triagem auditiva neonatal: modelo de implementação. Arq Int Otorrinolaringol. 2004;8:1.
6. Joint Committee on Infant Hearing (JCIH). Year 2019 position statement: principles and guidelines for early hearing detection and intervention programs. JEHDI. 2019;4(2):1-44.

5

Avaliação audiológica clínica de bebês e crianças

Ana Paula Bruner
Maria do Carmo Redondo (*in memoriam*)

"No final, não são os anos da sua vida que contam, e sim a vida ao longo desses anos".
(Abraham Lincoln)

INTRODUÇÃO

A deficiência auditiva acomete cerca de 466 milhões de indivíduos em todo o mundo, dos quais 34 milhões são crianças.[1]

Os programas de triagem auditiva neonatal são imprescindíveis nos processos de detecção e intervenção precoces, reduzindo prejuízos no desenvolvimento da linguagem oral, nas habilidades de comunicação e nas conquistas educacionais e sociais da criança com deficiência auditiva.[1]

Depois de mais de dez anos da Lei Federal n. 12.303/2010, o número de recém-nascidos triados tem aumentado significativamente em diversas regiões do Brasil, porém, a proporção entre os procedimentos de triagem realizados e o número de nascidos vivos ainda está distante do ideal.[2-4]

Um outro problema igualmente sério é o número de bebês não aprovados na triagem ao nascimento, mas que não retornam para o reteste. Isso significa que muitas crianças somente recebem o diagnóstico da deficiência auditiva quando há suspeita por parte dos familiares, geralmente após o período preconizado para a intervenção.[4-5]

A identificação da deficiência auditiva após os prazos estipulados nos programas nacionais de atenção à saúde auditiva na infância está relacionada a diversos fatores que subestimam sua instalação tardia ou progressiva, como:

- muitos bebês com indicadores de risco para deficiência auditiva ao nascimento não realizam o seguimento dos exames após passarem nos testes da triagem neonatal;
- a prevalência de perda auditiva aumenta com a idade.[6] O número de casos diagnosticados até os 3 anos pode representar a metade daqueles identificados após a falha na triagem neonatal;[7]
- cerca de 95% das crianças com surdez congênita não têm história familiar de deficiência auditiva.[7] Por esse motivo, muitos pais não consideram essa possibilidade, mesmo quando há atraso na aquisição da fala;
- dados demográficos indicam que 1,3% da população brasileira de zero a 14 anos de idade tem algum comprometimento auditivo, sendo mais comuns as causas adquiridas do que as congênitas;[2,8]
- as perdas auditivas adquiridas durante a infância raramente são associadas a deformidades físicas;[9]
- ainda que o atraso na aquisição ou no desenvolvimento da fala e da linguagem aumente a demanda da avaliação auditiva, essa queixa costuma surgir somente após o primeiro ano de vida;
- o grau da perda auditiva costuma estar relacionado à urgência na procura da avaliação audiológica;[9]
- algumas queixas podem ser inespecíficas, principalmente nos casos mais leves, como trocas fonoarticulatórias e dificuldades na inteligibilidade da fala, em cumprir ordens verbais e de aprendizagem, que podem levar ao atraso do diagnóstico, o qual muitas vezes pode ocorrer somente após o ingresso na escola;[10]
- cerca de 60% das perdas auditivas na infância são evitáveis, sendo esse número maior em países de baixa e média renda (75%), em comparação a países de alta renda (49%).[1]

AVALIAÇÃO E DIAGNÓSTICO AUDIOLÓGICO DE BEBÊS E CRIANÇAS PEQUENAS

Assim como a deficiência auditiva, outros transtornos podem causar dificuldades de comunicação durante a infância, o que implica a necessidade de realização de diagnóstico diferencial por uma equipe interdisciplinar bem preparada.[11]

Há uma grande variedade de técnicas para avaliar bebês e crianças em idade pré-escolar, permitindo investigar as alterações desde a orelha média até o sistema nervoso auditivo central.

Como os testes eletrofisiológicos serão descritos em outros capítulos, neste serão abordados os procedimentos clínicos não objetivos para a avaliação auditiva, também conhecidos como comportamentais, e medidas de imitância acústica.

Além de contribuírem para o diagnóstico, os resultados dos testes comportamentais são de grande importância para o processo de intervenção.

QUADRO AUDIOLÓGICO: TIPO, GRAU E CONFIGURAÇÃO AUDIOMÉTRICA

Caberá ao audiologista escolher os métodos mais adequados para estabelecer, com maior rapidez e segurança possível, o quadro audiológico (tipo, grau e configuração audiométrica)[12] em cada caso, considerando:

- tipos de estímulo sonoro que serão utilizados na avaliação, suas características acústicas e as reações que podem despertar;[13]
- evidências clínicas e científicas;[14]
- custo-benefício;[14]
- tempo;
- dados obtidos na anamnese;
- observação inicial da criança;
- idade cronológica (corrigida, se necessário) e aspectos neuromaturacionais;[15]
- necessidades e condições de resposta da criança;
- estado fisiológico e emocional em que a criança se encontra.[15]

PRINCÍPIO DE VERIFICAÇÃO CRUZADA (*CROSS-CHECK*)

A verificação cruzada, descrita pela primeira vez há mais de 40 anos,[16] continua fundamental na audiologia pediátrica, pois, sem ela, não se pode obter o diagnóstico preciso da deficiência auditiva. A confiança exclusiva em apenas um resultado pode levar a dúvidas ou, até mesmo, equívocos.[17,18]

Como algumas medidas eletrofisiológicas, ainda que de boa qualidade, nem sempre refletem a sensibilidade auditiva e a habilidade de uso da audição,[15] a análise minuciosa do conjunto de resultados em exames objetivos e comportamentais pode fornecer melhor evidência e mais precisão sobre a presença da perda auditiva e seu grau de acometimento.

Preconiza-se que um resultado somente pode ser definido se for confirmado por um ou mais testes independentes.[16-18]

Quando houver inconsistência entre os resultados de diferentes testes da avaliação, recomenda-se que a equipe se abstenha de fazer um diagnóstico até que a criança retorne para uma avaliação mais confiável e seja realizado o acompanhamento,[18] pois, entre outras causas, há de se considerar aspectos relacionados à neuromaturação da criança e problemas técnicos relativos aos equipamentos.

AS PRIMEIRAS INFORMAÇÕES

História clínica

Fora do ambiente hospitalar ou de serviços integrados de saúde, nem sempre é possível realizar a leitura do prontuário da criança, porém, uma grande quantidade de informações pode ser obtida em entrevistas espontâneas, questionários padronizados e anamnese dirigida.

Entrevista espontânea e queixa inicial

O detalhamento da queixa deve ser um parâmetro norteador. Uma entrevista espontânea proporciona exposição minuciosa das principais situações em que se observam as dificuldades auditivas e dos aspectos relacionados ao desenvolvimento da linguagem, além de favorecer o acolhimento necessário aos familiares.

Informações sobre condições de saúde da criança, passado otológico e desenvolvimento neuropsicomotor também permitem eleger pontos de atenção que precisarão ser abordados de forma mais específica.

Questionários padronizados

Assim como na anamnese dirigida, a vantagem dos questionários padronizados é atribuída à organização de informações sobre a idade cronológica e aspectos do desenvolvimento, especialmente aqueles referentes à linguagem, às possíveis causas e à época de ocorrência da perda auditiva, além de antecedentes pessoais e familiares e fatores socioculturais e emocionais.

Questionários, listas de verificação e *checklists* são geralmente úteis para a identificação de comportamentos e para o monitoramento de desempenho em diferentes contextos e faixas etárias. Diversos instrumentos padronizados podem ser utilizados tanto na fase de investigação como na reabilitação auditiva.[19-24]

Anamnese dirigida

Mesmo que não se siga um protocolo específico, recomenda-se que seja realizada uma entrevista estruturada com os familiares. Destaca-se a importância de investigar:

- motivo do exame e encaminhamento;
- história familiar, incluindo casos de perda auditiva na infância e possíveis alterações genéticas;
- experiências anteriores com diferentes métodos de avaliação, incluindo triagens auditivas e procedimentos diagnósticos;
- aspectos de comunicação e linguagem expressiva, como vocalizações e balbucios, uso de gestos, desenvolvimento de fala e informações relacionadas à voz, articulação, vocabulário, estrutura gramatical e inteligibilidade de fala;
- aspectos relacionados à audição propriamente dita: situações em que a criança parece escutar bem ou não escutar, reações a chamados e informações sobre distância e intensidade da voz ao chamar, compreensão da fala e solicitação de repetições, uso de telefone, necessidade de pistas visuais, comportamento com estímulos musicais e reações a sons ambientais de diferentes intensidades, incluindo aqueles que fazem a criança despertar ou se assustar;
- fatores socioculturais e emocionais, como: estrutura familiar, sinais de calma, apatia ou agitação, interesses, interação com outras crianças e adultos, brincadeiras e comportamentos mais frequentes, hábitos culturais e comunicativos na família e na comunidade, informações sobre a creche ou a escola, opinião dos educadores e desempenho acadêmico;
- aspectos da saúde geral e evolução clínica da criança, incluindo antecedentes médicos e identificação de fatores de risco para deficiência auditiva, como:[25]
    - informações sobre o período pré-natal: consanguinidade, intercorrências na gestação, infecções congênitas e agentes teratogênicos;
    - antecedentes peri e pós-natais: idade gestacional, dados sobre o parto e possíveis complicações (p.ex., anoxia neonatal), peso ao nascimento, Apgar, necessidade de permanência em UTI neonatal, hiperbilirrubinemia, ventilação assistida, exposição a agentes ototóxicos, convulsões, hemorragias peri-intraventriculares, traumatismo cranioencefálico e infecções bacterianas ou virais;
    - histórico otológico: anomalias craniofaciais, síndromes, presença de otites recorrentes ou persistentes, cirurgias otológicas e tratamentos prévios;

- outros aspectos clínicos: diagnóstico prévio, alterações neurológicas, outras dificuldades sensoriais, desenvolvimento psicomotor, cirurgias, medicamentos e métodos de habilitação/reabilitação.

Além da identificação de riscos para a deficiência auditiva permanente congênita, progressiva ou de aparecimento tardio na infância, a história clínica contribui para o diagnóstico diferencial entre perdas auditivas e outras alterações que podem causar dificuldades de fala e linguagem.

Observação da criança na sala de espera

A avaliação audiológica da criança tem início antes mesmo de se definir os métodos que serão utilizados. Identificar a forma como a criança brinca, se comunica e interage com outras pessoas pode ser um recurso valioso para a escolha dos procedimentos e a ordem de realização.

Observar se a criança prefere utilizar gestos ou vocalizar, sua qualidade vocal e estrutura verbal, a presença de leitura orofacial, a forma como seus familiares se comunicam com ela e o conteúdo afetivo dessa relação auxiliarão o raciocínio clínico no que se refere à acuidade auditiva e à época de surgimento da deficiência.[15]

Otoscopia

Como em todos os demais procedimentos, a otoscopia deve seguir medidas de biossegurança e proporcionar conforto à criança e aos pais. A posição adequada da criança, preferencialmente no colo de um dos pais, permite ao audiologista conhecer as condições anatômicas do pavilhão auricular e do meato acústico externo e, dessa forma, identificar possíveis deformidades e malformações.

A otoscopia é fundamental para verificar a viabilidade dos testes que serão realizados e reconhecer condições que possam alterar os resultados, como oclusão por cerume e presença de otorreia ou corpo estranho. Contudo, é recomendável que seja feita após uma breve interação com a criança, para que ela se sinta mais confiante e relaxada, aceitando, assim, cooperar com o examinador.[10]

CONSIDERAÇÕES DA AVALIAÇÃO AUDIOLÓGICA

Os procedimentos mais utilizados na avaliação audiológica clínica de bebês e crianças são baseados no uso ou não de um princípio de reforço. Quando o reforço não é utilizado, o procedimento é chamado de avaliação do comportamento a estímulos auditivos. Quando é utilizado reforço para desenvolver respostas sistemáticas aos sons, o procedimento é caracterizado como um condicionamento operante.

Sobre o ambiente

A avaliação audiológica deve ser realizada em ambiente silencioso, preferencialmente em cabine, estúdio ou sala acusticamente tratada. É desejável um ambiente organizado, com poucos objetos que possam desviar a atenção.[10,26,27] O espaço deve ser adequado para acomodar confortavelmente a criança, seu responsável e dois examinadores.[26]

A presença de um dos pais durante a avaliação é favorável e ajuda a manter a criança calma, desde que ele não se mostre ansioso em relação aos resultados. Um bebê com menos de 6 meses deve ficar no colo do responsável.

A natureza da avaliação deve ser explicada ao responsável, e é necessário esclarecer que ele não deve interferir nas respostas nem indicar quando os sons são apresentados.[10] Se o bebê for um pouco maior e mostrar bom controle de tronco, o uso da cadeira infantil elevada poderá auxiliar no processo. Oferecer fones de ouvido com mascaramento ou música também pode ser útil para que o responsável não tenha consciência do momento de apresentação dos sons e, consequentemente, não forneça pistas à criança. Em tarefas de condicionamento, o adulto pode ser envolvido e colaborar com o treinamento.[27]

A avaliação audiológica clínica costuma depender da cooperação contínua da criança, em particular, de sua capacidade de permanecer sentada. Para evitar atrasos e interrupções, é importante preparar a sala de teste e garantir que todos os equipamentos necessários estejam prontos para o uso.

Sobre os transdutores

Todos os tipos de transdutores podem ser utilizados na avaliação audiológica clínica de bebês e crianças.[26,28] Há que se considerar que todos os equipamentos devem ser calibrados anualmente e que cada transdutor tem especificidades de calibração, as quais devem estar sempre em conformidade com as normas técnicas, para controle das características de frequência e de intensidade, impedindo distorção e aumentando a confiabilidade dos resultados.

Tradicionalmente, os testes de observação comportamental são realizados em campo livre, mas os transdutores de condução aérea e de condução óssea devem ser a primeira escolha do audiologista.

As respostas para estímulos em caixas acústicas se referem à acuidade auditiva da melhor orelha, não sendo possível descartar perda auditiva unilateral ou assimetria interaural; porém, essas medições costumam ser úteis para avaliar o ganho funcional com aparelhos auditivos e implantes cocleares.[11] Testes em campo livre devem respeitar uma distância de aproximadamente 50 cm entre a fonte sonora e o pavilhão auditivo da criança.

Sempre que possível, deve-se priorizar o uso de fones de inserção com ponta de espuma, pois costumam ser menores, fáceis de colocar, mais leves e confortáveis, sendo normalmente bem aceitos por bebês. Além disso, são vantajosos por evitarem o colabamento do meato acústico externo e aumentarem a atenuação interaural, reduzindo a probabilidade de necessidade de mascaramento no caso de perdas auditivas assimétricas.[29,30] Nos casos de acompanhamento de crianças com deficiência auditiva, o tubo do fone de inserção poderá ser acoplado ao molde do aparelho auditivo.[27]

É recomendável que os fones de inserção fiquem presos nas costas da criança, a fim de evitar que ela queira manipulá-los. Se ela tentar retirá-los, pode ser utilizado um fone por vez. Oferecer um objeto para a criança segurar pode ser útil na inibição desse comportamento, especialmente enquanto os fones são posicionados.

Se não houver a possibilidade de uso de fones de inserção, os fones supra-aurais ou circunaurais são uma opção preferível às caixas acústicas, por ainda permitirem a obtenção de limiares de cada orelha separadamente. Uma espuma macia entre a tiara do fone e a parte superior da cabeça da criança melhora o conforto, auxiliando o posicionamento adequado.[31]

A pesquisa da via óssea é necessária sempre que houver suspeita ou identificação de perda auditiva, sendo imprescindível nos casos de malformação de orelha externa (p.ex., microtia ou atresia), para que se conheçam as condições da orelha interna.[26]

TESTE EM CAMPO LIVRE

- Algumas crianças recusam ou não aceitam permanecer por muito tempo com os fones.
- Embora as respostas em campo livre sejam mais difíceis de serem observadas,[27] as caixas acústicas são uma ferramenta importante para o condicionamento.[11,30]
- Depois que a criança se acostumar à tarefa e o condicionamento for eficaz, será possível retornar aos estímulos por via aérea ou via óssea.[11,27,30]

Sobre os estímulos sonoros

Atualmente, instrumentos musicais são utilizados apenas para conhecer padrões de resposta e investigar os aspectos relacionados à maturação auditiva da criança, mas deve-se priorizar, sempre que possível, o uso de tons modulados ou ruídos de banda estreita.[27] Caso sejam utilizados instrumentos musicais, deve-se manter a estabilidade de percussão.

Quando o teste for realizado em campo livre, tons puros devem ser evitados para que não ocorram reflexões sonoras nas paredes da cabine.[27,32]

Os ruídos de banda estreita de 1/3 de oitava (*narrow band* – NB), apesar de serem utilizados para mascaramento, podem favorecer a atenção quando a resposta a tons modulados for duvidosa.[30] Entretanto, a interpretação de respostas a ruídos NB exige cautela na estimativa dos limiares tonais, pois pode subestimar a perda auditiva.[32]

Tanto com fones como em campo livre, os ruídos *frequency-specific hearing* (FRESH) e *pediatric noise* (PN) permitem melhor correspondência com os limiares a tons puros, especialmente na presença de perda auditiva descendente acentuada e em rampa, pois combinam faixas estreitas de ruído com características de tom.[33]

A escolha da frequência e da intensidade de início do teste pode levar em consideração as respostas a estímulos não calibrados, a reação à voz e a sons ambientais, além da opinião dos pais sobre sons que desencadeiam reações na criança.

Independentemente do transdutor utilizado, alternar a apresentação dos estímulos entre as orelhas, para que se obtenham dados, ainda que parciais, sobre os dois lados, é favorável no caso de crianças com tempo de atenção e/ou colaboração reduzido.

A ordem de apresentação dependerá dos estímulos escolhidos (frequência específica de sons ou estímulos de fala). Recomenda-se começar com a apresentação de sons de frequências médias em intensidade audível até que se alcancem os limiares em todas as frequências sonoras. Muitos bebês com audição normal ou alterações de orelha média respondem melhor a estímulos de frequência média e alta. Aparentemente, a frequência de 2 kHz é ideal para iniciar o teste na maioria dos casos.

Se as respostas obtidas a estímulos de 0,5 e 2 kHz forem semelhantes, pode ser mais vantajoso estabelecer limiares em 4 kHz do que em 1 kHz, a fim de conhecer, o mais rápido possível, a extensão do audiograma em suas principais frequências. Entretanto, se houver diferença significativa entre os limiares dessas duas frequências, estabelecer o limiar de 1 kHz pode ser imprescindível.

No entanto, se houver suspeita de perda auditiva sensorioneural, é mais comum que a audibilidade seja melhor para baixas frequências. Em pacientes com perda auditiva mais acentuada ou com limiares eletrofisiológicos alterados com *clicks*, convém iniciar a pesquisa pelas frequências graves, como 0,5 kHz, passando pelas médias, até chegar às agudas.[11]

Em casos de perdas auditivas severas e profundas, a facilidade em responder aos estímulos pode ocorrer pela pista tátil de vibração do fone de via aérea ou vibrador ósseo em baixas frequências, preferencialmente na saída máxima. Instrumentos musicais de níveis elevados de pressão sonora (p.ex., um tambor) - com apoio visual, inicialmente, e, depois, sem - são úteis para o treino.

Em testes de observação do comportamento a estímulos sonoros, é necessário realizar apresentação ascendente dos sons para obter os níveis mínimos de resposta (NMR), pois a reação confiável só poderá ser obtida na primeira vez em que houver um estímulo em cada frequência.[27] O nível inicial de apresentação pode ser de 55 ou 60 dBNA. Caso essa resposta não ocorra, devem ser apresentados incrementos de 20 dB.

Em testes que envolvem condicionamento, se houver uma estimativa sobre a capacidade auditiva, é possível iniciar o treino a 30 ou 40 dB nível de sensação. Depois que a criança aprender a tarefa, será possível pesquisar NMR ou limiares, reduzindo progressivamente a intensidade dos tons de 10 em 10 dB (técnica descendente) até serem obtidos os limiares auditivos, que serão confirmados pela técnica ascendente.

Em razão da habituação das respostas, pode ser favorável realizar decréscimos na intensidade em etapas de 20 dB, até que nenhuma resposta seja observada, e aumentar a cada 10 dB, até que sejam obtidas pelo menos duas respostas repetidas na apresentação ascendente.[26]

ATENÇÃO PARA AS FALSAS RESPOSTAS

- É provável que, durante a avaliação clínica, algumas respostas falsas sejam observadas.
- Geralmente, essas respostas aparecem após um período similar e seguem o mesmo padrão. Para quantificar o comportamento de respostas falsas, é preciso introduzir, em alguns momentos, um intervalo um pouco mais demorado entre os sinais sonoros. Essa estratégia é conhecida como controle de teste.[33]
- Se for observada resposta da criança durante essas pausas com silêncio, há evidência de resposta falsa ou aleatória, que também pode ter ocorrido durante a pesquisa dos limiares. Nesse caso, o reforço positivo não deverá ser oferecido, e o examinador deve evitar perguntar ou reclamar da resposta aleatória. Os resultados serão questionáveis se a taxa de falsos-positivos exceder 25%.[34]

Sobre o número de examinadores

Para a maioria dos procedimentos utilizados na avaliação de crianças com menos de 3 anos de idade, é essencial a presença de dois examinadores ou, então, de um examinador e um assistente. O segundo examinador não deve interferir enquanto os estímulos auditivos são apresentados, exceto no momento de treino (condicionamento). Ele deverá manter a criança em estado de alerta e relativamente calma, para que possa atender aos sons de forma consistente.[27]

Se o primeiro examinador estiver em uma sala de controle para uso do audiômetro na apresentação dos tons e observação das respostas, é fundamental garantir uma boa comunicação com o assistente (ou facilitador) e ter clara visão das respostas da criança durante o teste,[26] devendo haver concordância quanto à ausência ou aceitação de respostas do bebê.[15] O audiologista pode orientá-lo a reposicionar a criança de forma adequada na cadeira, para que fique alerta à presença dos estímulos, solicitar que recoloque os fones ou os substitua pelo vibrador ósseo e sinalizar que deve moderar o reforço social, em caso de controle de teste ou para sanar dúvidas quanto a possíveis respostas falsas.

O audiologista responsável pela apresentação dos estímulos deve controlar a sequência e a intensidade de apresentação dos sons e observar a resposta da criança, tomando cuidado para não fornecer ritmo nem oferecer os sinais após intervalos de silêncio muito curtos. Se esse profissional estiver encarregado de apresentar o reforço positivo, deve fazê-lo rapidamente.

O segundo examinador ou assistente deve se posicionar à frente da criança e interagir com ela, monitorando-a para garantir que sua cabeça e seu tronco estão estáveis e sua atenção está voltada à linha média do corpo, de forma que esteja pronta para responder aos próximos sinais acústicos de forma clara e precisa, facilmente visualizada pelo audiologista na sala de controle. Suas ações não devem ser mais interessantes do que os estímulos: os elogios precisam ser controlados e deve-se evitar falar ou sorrir demais para o bebê. O profissional também deve estar atento para, rapidamente, inserir ou reinserir os fones quando necessário.

Sobre os brinquedos

Objetos ou brinquedos simples, que possam ser manipulados em silêncio, são úteis para manter a atenção do bebê e devem ser oferecidos sempre que ele estiver se movimentando bastante ou virando a cabeça para os lados sem a presença de um estímulo auditivo.[35]

Os brinquedos devem ser adequados à faixa etária e cognitiva da criança e fáceis de manipular, mas não interessantes demais. É importante que a criança não se entretenha demasiadamente, a ponto de não se interessar pelos estímulos sonoros.[10] Caso isso ocorra, deve-se sutilmente trocar o brinquedo por outro menos atraente.

O segundo examinador precisa ter o cuidado de não alterar o movimento do brinquedo enquanto o som for apresentado, para não gerar dúvidas se a modificação de comportamento se deve ao som ou à mudança de posição do objeto.

Recomenda-se que os brinquedos não estejam disponíveis para a criança durante a anamnese e as primeiras interações, a fim de não prejudicar o interesse antes de começarem os testes. De tempos em tempos, pode ser necessário alterná-los para reduzir o número de respostas falsas.

AVALIAÇÃO DO COMPORTAMENTO A ESTÍMULOS AUDITIVOS (*BEHAVIORAL OBSERVATION* – BOA)

Nas últimas décadas, muitos estudos revelaram que a avaliação do comportamento a estímulos auditivos pode fornecer informações sobre os níveis de audição e desenvolvimento auditivo de bebês.[28,34,35] Os primeiros testes de observação utilizavam ruídos e estímulos de amplo espectro de frequências, como instrumentos musicais, que são simples, fáceis de manipular e de baixo custo.[35]

Princípio

A *behavioral observation* (BOA) é uma avaliação qualitativa, caracterizada pela observação de mudanças no comportamento da criança desencadeadas por estímulos sonoros.[15] Por se tratar de um procedimento que permite identificar os níveis mínimos de intensidade que desencadeiam respostas, mas não limiares auditivos, o termo "audiometria de observação comportamental" deixou de ser utilizado.[36]

Objetivos

Os principais objetivos da BOA são:

- procurar mudanças mínimas de comportamento, como reação a sons;
- investigar o desenvolvimento global das habilidades auditivas.

Para bebês com diagnóstico de deficiência auditiva, pode ser uma boa opção, pois auxiliará no monitoramento e no ajuste de aparelhos auditivos até que atinjam a maturidade necessária para realizar a audiometria com reforço visual (VRA).[26,35]

Faixa etária

A BOA é indicada para bebês com menos de 6 meses de vida, mas pode ser aplicado até os 12 meses, desde que seja interpretado em conjunto com outros procedimentos.

Bebês recém-nascidos e com menos de 3 meses geralmente apresentam reações auditivas unissensoriais e baseadas em reflexos.[27] Respostas como excitação, movimentar os membros, alterar os padrões de respiração e sucção, arregalar ou piscar os olhos, franzir a testa e cessar movimentos podem ser consideradas atenção ao som.[27,28,37]

Entre 2 e 3 meses de vida, bebês normo-ouvintes passam a procurar pelo som e mostrar orientação de olhos e/ou de cabeça em direção à fonte sonora.[27] Essa resposta é chamada de localização incompleta, que, posteriormente, dará lugar à lateralização. Nessa fase, o procedimento pode ser útil não apenas para verificação cruzada com testes objetivos, mas também para o aconselhamento familiar.[25]

Entre 5 e 6 meses de vida, os bebês se tornam capazes de localizar sons no plano lateral, aprimorando sua capacidade de combinar informações de mais de um sistema sensorial.[27,37]

A habilidade de localização sonora continua a se desenvolver. Por volta dos 12 meses, o bebê também pode identificar a fonte sonora de forma direta, para baixo e para cima.[37]

TEMPO DE ESTÍMULO DA BOA

O tempo é um fator-chave nessa avaliação. Os estímulos devem durar cerca de 5 segundos, mas é necessário respeitar um intervalo de silêncio de cerca de 30 segundos a 1 minuto entre os sinais, para evitar a habituação de respostas. Um som discrepante em meio a um ambiente silencioso propicia reações mais confiáveis.

Condições necessárias

As reações obtidas na BOA são chamadas de níveis mínimos de resposta (NMR) e são altamente influenciadas pelo estado geral da criança. Se ela estiver dormindo profundamente, não serão obtidas respostas. Se estiver com fome, sonolenta, irritada ou muito distraída, poderá não reagir aos sons mais suaves.[27] Se o bebê se mostrar agitado ou cansado, o teste deve ser interrompido até que se acalme.[35]

Vantagens

É um teste rápido, que pode fornecer informações sobre o modo como o bebê responde aos sons e estimar a intensidade dos estímulos a serem utilizados para o treino durante a tarefa de condicionamento.[15]

O momento da resposta costuma ser consistente: geralmente, o tempo necessário para que seja possível observar a resposta de um bebê costuma ser semelhante com diferentes estímulos, podendo ser ligeiramente mais curto para sons mais intensos.[35]

PRINCIPAIS CONDIÇÕES PARA A REALIZAÇÃO DA AVALIAÇÃO DO COMPORTAMENTO A ESTÍMULOS AUDITIVOS (BOA)

- O nível de intensidade que pode desencadear reações está diretamente relacionado à idade da criança. Com o seu desenvolvimento, observam-se respostas a níveis cada vez mais fracos de intensidade. Portanto, é necessário que o profissional conheça a maturação auditiva típica e as reações esperadas às intensidades sonoras de acordo com a idade.
- Antes de iniciar o teste, o audiologista deve passar algum tempo com o bebê e conhecer seu estado comportamental, sua movimentação corporal e seu olhar, para que possa identificar as respostas de forma consistente.
- Observar a forma como o bebê mama ou suga a chupeta é útil para a identificação de reações em crianças que ainda não desenvolveram a habilidade de localização sonora. O teste pode começar enquanto a mãe amamenta o bebê, a partir do momento em que a sucção se tornar fácil e regular.[27]
- As respostas devem ser registradas em um relatório de fácil leitura, com detalhamento sobre estímulos, lateralidade, intensidade, reações observadas e latência de respostas.
- Diferentemente da investigação de NMR, para a pesquisa da maturação auditiva, convém utilizar sons seguramente audíveis, em intensidades não tão próximas às mínimas esperadas para cada faixa etária. Caso contrário, não serão raras as respostas mais primitivas.
- Ainda sob essa perspectiva, uma vez que se conheçam as intensidades mínimas que desencadeiam respostas, não há necessidade de pesquisar reações a diferentes estímulos para conhecer o desenvolvimento da audição. Ou seja, um bebê que responde de uma determinada forma a um gerador sonoro é capaz de agir da mesma maneira aos demais sons que escutar. Assim, o tempo de avaliação será menos extenso, otimizando as condições de bem-estar da criança.

Desvantagens

Pode haver um número significativo de resultados falso-positivos e reações não reprodutíveis à repetição, especialmente em razão da habituação rápida de respostas.[15]

Pode ser difícil controlar a intensidade dos estímulos sonoros não calibrados.

Se forem utilizados sons de faixa ampla de frequência, o teste não auxiliará no diagnóstico de configuração auditiva. Isso significa que um bebê pode apresentar reações a estímulos predominantemente agudos ainda que tenha perda auditiva descendente, pois, mesmo em menores intensidades, os componentes de baixa frequência podem gerar respostas consistentes a um sinal.[35]

Reflexo cocleopalpebral (RCP)

Trata-se do movimento rápido de abrir e fechar as pálpebras imediatamente após um estímulo sonoro breve e de forte intensidade, que não deve coincidir com um piscar de olhos normal.

Para a pesquisa do RCP, a criança deve estar em estado de alerta, com pouquíssima movimentação corporal e olhar fixo em algum objeto ou pessoa. Podem ser utilizados instrumentos musicais como agogô, pratos ou tambor.

A reação de sobressalto é uma resposta corporal global que pode aparecer como estremecimento, acompanhando ou não o RCP.

Apesar de o uso de sons supraliminares parecer uma desvantagem e ainda que as reações de sobressalto e o reflexo de Moro não estejam necessariamente relacionados à audição,[36] a presença de RCP descarta a possibilidade de perda auditiva profunda bilateral.[25]

A ausência de RCP deve ser interpretada com cautela, mas é esperada em indivíduos com perda auditiva bilateral condutiva moderada ou sensorioneural de grau severo a profundo.[25]

Reação à voz

A pesquisa da reação à voz pode ser feita com ou sem o uso do audiômetro. Quando se utiliza um audiômetro, é possível controlar a intensidade em que a voz é apresentada na caixa acústica ou nos fones.

Sem o audiômetro, a pesquisa é realizada com o examinador atrás da criança, chamando-a pelo nome, fazendo uma pergunta ou passando uma ordem simples. Inicia-se a pesquisa com voz sussurrada (em torno de 45 dBNA), variando a intensidade vocal para fraca (50 a 55 dBNA), média (65 dBNA) ou forte (80 a 85 dBNA),[38] até que a criança reaja.

O uso de perguntas ou ordens simples, como "dê tchau", "cadê o pé?" ou "mostre a mão da mamãe", com ou sem o audiômetro, pode auxiliar na avaliação do desenvolvimento linguístico. A partir de 18 meses de idade, a criança deve ser capaz de identificar objetos simples, como miniaturas e brinquedos. Aos 24 meses, ela consegue seguir instruções simples, como "dê a boneca à mamãe". Algumas crianças dessa faixa etária já conseguem identificar partes do corpo seguindo instruções.[15,37]

MÉTODOS DE CONDICIONAMENTO

Técnicas de condicionamento referem-se a vários tipos de reforço positivo para determinadas respostas a sinais acústicos. As crianças participam ativamente do momento da avaliação.

A partir dos 6 meses, já é possível obter NMR especificamente para cada frequência sonora e para cada orelha.[15] Entre 12 meses e 4 anos de idade, os procedimentos permitem a obtenção de limiares para todos os tipos de estímulos auditivos.

Audiometria com reforço visual (*visual reinforcement audiometry* - VRA)

A audiometria com reforço visual (VRA) surgiu a partir da técnica denominada de condicionamento do reflexo de orientação (*conditioned orientation reflex* - COR).[39]

Princípios

O procedimento de teste consiste em duas fases: condicionamento e teste.

1. Condicionamento (treino)

Durante o condicionamento, é reforçada a resposta de localização, combinando estímulos luminosos e auditivos, que são apresentados simultaneamente. Tons modulados, ruídos e fala são igualmente eficazes para o treino da tarefa.[32]

Após a apresentação dos estímulos, o segundo examinador ou assistente deve chamar a atenção da criança de volta à linha média (central), oferecendo-lhe um brinquedo, para que ela não fique procurando pelo reforço visual.[30]

O condicionamento deve continuar com o emparelhamento do estímulo sonoro ao visual, até que a criança, de forma espontânea, seja capaz de virar a cabeça para procurar o reforço imediatamente após ouvir o sinal, o que geralmente ocorre após duas ou três tentativas.

Mesmo que o treino tenha sido realizado em campo livre, uma vez que for efetivo, a criança seguirá buscando o estímulo visual reforçador, independentemente do transdutor utilizado.

Se o condicionamento não ocorrer rapidamente, convém mudar a intensidade, a frequência do estímulo ou a orelha testada. É de extrema importância ter certeza de que a criança é capaz de ouvir os sinais.

Assim que o audiologista estiver confiante de que a criança está fazendo o giro de cabeça desejado em resposta ao som, deve ser iniciada a fase de teste.

ABORDAGENS UTILIZADAS NA FASE DE CONDICIONAMENTO DA VRA

- Parear o estímulo supraliminar com o reforço visual: o facilitador deve mostrar o estímulo visual, com entusiasmo, ao mesmo tempo em que o som é apresentado.
- Apresentar os sinais em nível crescente de intensidade e observar uma resposta espontânea do bebê, que deverá ser imediatamente recompensada com o reforço visual. Nesse caso, o auxiliar deve ter o cuidado de não fornecer qualquer tipo de pista até que a resposta seja obtida.

2. Teste

Durante o teste propriamente dito, o reforço positivo passa a ser apresentado somente após a resposta da criança. A busca pelos limiares de audibilidade ocorrerá com a redução gradual da intensidade dos tons em cada frequência.

Em relação ao COR, Suzuki e Ogiba[39] definiram, como "resposta verdadeira", a virada cefálica rápida em direção ao som, que ocorre dentro de 0,5 a 1,5 segundo a partir do início do estímulo, devendo o examinador saber diferenciar a resposta de movimentos aleatórios da cabeça. É necessário utilizar o reforço visual de ambos os lados, que deve ser apresentado na direção em que a criança for capaz de localizar a fonte sonora.

A VRA, por sua vez, pode considerar qualquer tipo de resposta da criança diante dos sinais sonoros, com apresentação do reforço positivo independentemente da orientação da cabeça em direção ao som, isto é, não requer habilidade de localização.[40,41]

Respostas reflexas, de investigação ou espontâneas - como cessar um movimento, sorrir, mudar a expressão facial, apontar ou imitar o som - são aceitas e recompensadas com o estímulo luminoso, que pode ser apresentado em cada um dos lados ou em apenas uma direção.[27]

REFORÇO VISUAL

O reforço visual deve ser eliciado apenas quando houver certeza de que a criança está respondendo prontamente ao estímulo sonoro, isto é, na presença de respostas precisas. Respostas com atraso ou virada de cabeça na ausência de som não devem ser reforçadas.

Objetivos

O objetivo da VRA é buscar limiares de audibilidade por orelha, em condução aérea e em condução óssea.

Se não for possível estabelecer limiares, a identificação de NMR em pelo menos três frequências (0,5 kHz, 2 kHz e 4 kHz) deve auxiliar o diagnóstico de perdas auditivas e o ajuste de aparelhos de amplificação sonora.

O NMR é definido como aquele que provoca duas respostas claras (de três apresentações).

Faixa etária

A VRA é ideal para avaliar crianças de 6 meses a 2 anos.[30,35] Após essa idade, há pouco sucesso com a técnica, pois a criança tende a se habituar rapidamente com o estímulo reforçador.[42]

Entre 8 e 12 meses de vida, cerca de 95% das crianças com desenvolvimento típico são capazes de realizar o teste com confiabilidade.[43]

Condições necessárias

Para que sejam obtidos resultados confiáveis na VRA, a criança deve estar em fase de desenvolvimento da noção de permanência do objeto e ter a capacidade de antecipar o reaparecimento de objetos com causalidade simples.[29]

A duração dos estímulos sonoros deve ser curta, de 1 a 2 s, aproximadamente. O tempo necessário para observar a resposta pode ser um pouco maior: entre 2 e 5 s, no máximo.[42,43]

Após a procura pelo estímulo, o reforço visual deve ser apresentado em durações bem mais breves, de preferência de menos de 1 s, tempo suficiente para que o bebê identifique o objeto, mas não se canse da atividade, o que poderia levar à extinção da resposta, principalmente em idade mais próxima a 2 anos.[29,43]

Se a orelha do teste for alternada e o bebê virar para o lado do reforço anterior, o examinador poderá acionar o reforço positivo no lado correto do estímulo e o assistente poderá mostrar a nova recompensa visual ao bebê, não devendo ser valorizada a dificuldade de lateralização nessa situação.

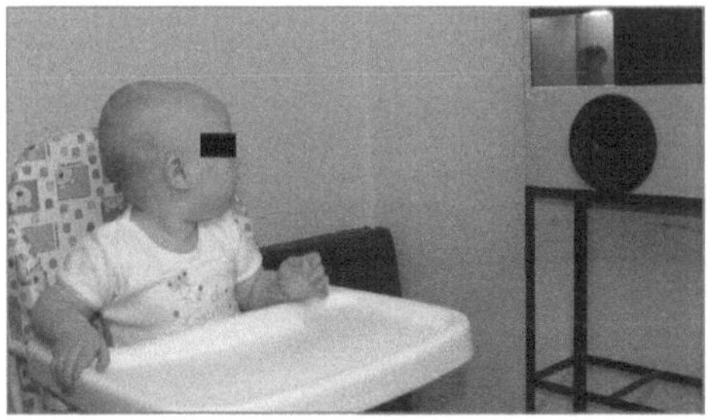

FIGURA 1. Apresentação do reforço visual para um bebê de 18 meses imediatamente após a localização da fonte sonora.

Materiais

Para o reforço visual, geralmente é utilizada uma caixa de acrílico (*lucite box*) com película escura e opaca, que permite a visualização do brinquedo somente após acender a luz interna. É o próprio audiologista que aciona o reforço com um botão, na sala de controle, com a certeza das respostas.

Caixas de reforço visual com quatro brinquedos possibilitam maior variação da recompensa, evitando que a criança se canse da atividade muito rapidamente. As caixas devem estar localizadas de ambos os lados, a 90°, como mostra a Figura 1. Dessa forma, a amplitude da movimentação cefálica será maior, e as respostas serão mais fáceis de serem identificadas.

Caso a criança não seja capaz de virar a cabeça a 90° ou não tenha apresentado respostas de localização consistentes durante a observação do comportamento a estímulos auditivos, o ângulo da caixa de reforço visual pode ser modificado, utilizando-se apenas um reforço positivo,[27] desde que não esteja ligado à saída de som através do alto-falante (campo livre).

A Figura 2 mostra a utilização de audiômetro pediátrico com reforço luminoso simples.

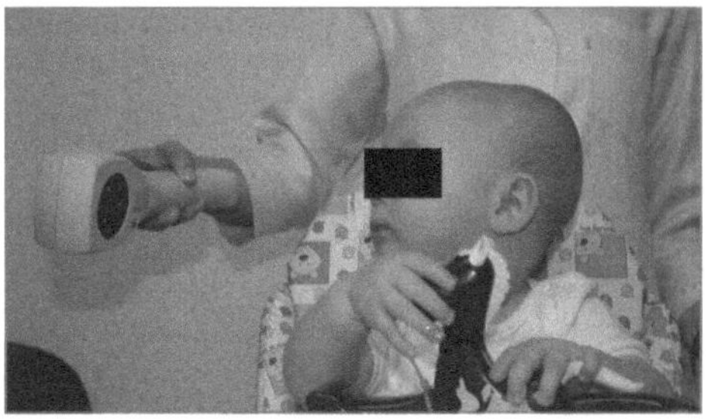

FIGURA 2. Teste com audiômetro pediátrico (PA) em um bebê de 18 meses: resposta de localização da fonte sonora.

TESTE DA VRA

- O NMR considerado normal na VRA é 25 dBNA, momento em que o teste, em uma determinada frequência, pode ser interrompido para que se inicie em outra orelha ou com outro estímulo.[31]
- Quando for maior que 25 dBNA, devem ser realizadas pelo menos duas tentativas sem que se observe resposta a intensidades não menores que 10 dBNA da obtida.
- O audiologista também pode testar níveis menores que 25 dBNA, desde que isso não comprometa a conclusão do audiograma em outras frequências importantes.
- O menor nível recomendado para a VRA é 20 dBNA.[26]

Vantagens

A maior vantagem da VRA é a obtenção dos NMR, que podem ser bastante próximos dos limiares de audibilidade em crianças com audição normal.[30]

Para bebês de 6 a 12 meses de vida, os limiares obtidos com fones geralmente não são maiores que 10 a 15 dB em relação aos obtidos com crianças mais velhas.[44]

Mesmo que a capacidade de localização sonora esteja prejudicada, é possível confirmar respostas.

Desvantagens

Pode haver grande variabilidade entre bebês com audição normal, sendo raras as respostas a estímulos menores que 20 dBNA (razão pela qual se aconselha utilizar os NMR nesses casos).[30]

Embora as respostas por orelha sejam confiáveis, não existem NMR absolutos que definam limiares auditivos.

O teste pode requerer períodos de atenção sustentada, esperados para crianças mais velhas ou com maior nível de desenvolvimento cognitivo, podendo ser especialmente difícil nos casos de crianças com perda auditiva significativa.[42]

Durante a fase de condicionamento, é muito importante utilizar sons audíveis para o bebê. Se nenhuma resposta ao sinal acústico for observada após o treinamento, mas o bebê for capaz de se virar quando a recompensa visual for apresentada, existe alto risco de serem encontradas respostas falsas.[27]

Adaptações

Se o reforço visual passar a ser pouco atrativo à criança, o examinador auxiliar poderá utilizar outro tipo de reforço positivo, seja com brinquedos ou com incentivo social, aplaudindo, sorrindo ou dando parabéns. Há que se considerar a necessidade de um novo treino de condicionamento.

Para evitar respostas assistemáticas, a intensidade do sinal não deve ser reduzida até que se verifique a confiabilidade do condicionamento, por meio de respostas claras e rápidas aos sons apresentados. Convém utilizar pausas um pouco mais longas.

Para adiar a habituação do bebê, um pequeno intervalo ou uma mudança de transdutor, estímulo sonoro ou orelha podem ser bastante úteis.

Recomenda-se que, ao final do teste, se retorne à primeira frequência testada com um estímulo no mesmo NMR ou até 5 dB mais intenso, a fim de verificar se a criança ainda é capaz de responder. Isso aumenta a confiabilidade das respostas subsequentes.[36]

Enquanto bebês normo-ouvintes podem apresentar certa diferença entre os limiares reais e os NMR, bebês com perda auditiva sensorioneural em torno de 50 dBNA ou mais, por exemplo, podem reagir a sons bem mais próximos dos limiares auditivos em razão do fenômeno do recrutamento e do efeito da surpresa.[27,28]

O reforço visual também pode ser apresentado em um monitor. O audiologista aciona um programa de computador que gera desenhos variados, *gifs* ou vídeos curtos para a criança. Se for possível treiná-la para apertar um botão todas as vezes que perceber os sinais, informando a detecção sonora ao examinador, ele acionará os estímulos visuais remotamente e o teste poderá ser mais interessante. Esse procedimento é conhecido como *peep show*, uma técnica razoavelmente fácil e rápida, ideal para avaliar crianças entre 2 e 7 anos de idade.[15]

Crianças com baixa visão podem se beneficiar do escurecimento da sala, pois isso permite que o estímulo luminoso se torne mais visível.

Crianças cegas ou com múltiplas deficiências podem receber o reforço positivo por meio de estímulos táteis, como ventilador, sopro, vibração ou toques na mão, mas é importante que os cuidadores envolvidos auxiliem na escolha dos procedimentos e dos materiais adequados para a interpretação das respostas.

Uma técnica que pode ser útil para crianças com múltiplas deficiências é a audiometria de condicionamento operante com reforço tangível ou real (*tangible reinforcement operant conditioning audiometry* – TROCA), que utiliza reforço positivo concreto (p.ex., balas, doces, adesivos ou miniaturas de brinquedo) para a associação com os sinais sonoros.[15]

Limiar de detecção de fala (LDF) ou limiar de atenção à fala (LAF) (*speech detection threshold* [SDT]) com reforço visual

A pesquisa do limiar de detecção de fala (LDF) em crianças de 6 a 24 meses de idade deve ocorrer com o mesmo transdutor e o mesmo reforço positivo utilizado na VRA.[45]

PRECEITOS DO LDF

- Um sinal de voz curto apresentado em viva-voz por meio do audiômetro deverá chamar a atenção da criança, e essa resposta será reforçada pelo estímulo luminoso.
- O audiologista poderá chamar a criança pelo nome, dizer "oi" ou utilizar repetição de sílabas sem sentido (p.ex., "papapa" ou "popopo"), com o cuidado de não fornecer pistas visuais durante o teste.
- Sugere-se o uso de técnica ascendente.[46]
- As respostas a estímulos de fala poderão ser um pouco melhores que os NMR a tons modulados ou ruídos (em torno de 10 a 15 dBNA), especialmente nos casos de crianças com audição normal ou perda auditiva de grau leve a moderado, uma vez que a fala geralmente tem maior significado contextual.
- O LDF será a menor intensidade em que a criança for capaz de atender a 50% dos estímulos de fala.[11]
- Por se tratar de um sinal diferente dos utilizados na VRA, em apresentação ascendente, são consideradas respostas confiáveis aquelas observadas em pelo menos dois de cada três estímulos em intensidade igual ao melhor limiar obtido por via aérea.
- Nas perdas auditivas mais acentuadas ou sempre que houver comprometimento de linguagem, o LDF é fundamental para confirmar os dados audiométricos.[32]
- O LDF também pode ser pesquisado por condução óssea, auxiliando na confirmação dos limiares tonais obtidos por via óssea.
- Caso a criança tenha condições de executar comandos verbais simples (geralmente, a partir de 18 meses de idade), convém utilizar perguntas, preparando-a para o limiar de reconhecimento de fala no futuro.
- Não há uma regra definida quanto ao momento da pesquisa do LDF; ele pode ser realizado antes ou depois da VRA.

Audiometria lúdica condicionada (ALC)

A audiometria lúdica condicionada (ALC), semelhante ao método mais tradicional para diagnóstico de perdas auditivas em crianças mais velhas e adultos, e reconhecido como padrão-ouro, também envolve condicionamento, porém, o reforço positivo se dá por meio de uma brincadeira na qual a criança associa um ato motor ao estímulo sonoro, geralmente atribuindo, ao estímulo, algum significado. Em geral, é um procedimento de fácil aprendizagem e que permite maior tempo de atenção aos sons.

Princípio

Uma atividade lúdica divertida e atraente, utilizada como reforço positivo, será realizada cada vez que a criança ouvir um sinal de teste. Deve haver contexto e estar de acordo com sua capacidade neuropsicomotora.[47]

Objetivo

Determinar a sensibilidade auditiva específica por orelha e frequência, de forma semelhante a adultos.[29]

Faixa etária

É indicada para avaliar crianças com desenvolvimento típico a partir de 2 até 4 anos de idade.[30] A partir dos 3 anos, esperam-se respostas mais confiáveis, suficientes para um audiograma completo. Pode também ser utilizada com crianças mais velhas, com o intuito de garantir maior tempo de atenção, motivação e cooperação.[47]

Condições necessárias

Uma breve sessão de treino (condicionamento), com estímulos seguramente audíveis, deve ser realizada até que se tenha certeza da compreensão da tarefa.[29,36]

A atividade lúdica é introduzida com instruções verbais: o audiologista pode dizer, por exemplo, que há "um passarinho com fome, cantando para pedir comida", e que a criança deve movimentar uma pequena peça de brinquedo (que representa o alimento) todas as vezes que ouvir o som.

Se a criança não apresentar condições de escutar e compreender a fala, a confiabilidade da resposta dependerá do condicionamento e do apoio visual durante a fase de condicionamento.

Cada peça será oferecida individualmente à criança para o estímulo sonoro seguinte. Um dos pais pode realizar essa tarefa, desde que mantenha a calma e o silêncio.

A separação entre resposta e reforço é essencial na ALC. É necessário que o audiologista realize o controle de teste e ensine a criança a responder apenas quando existir o sinal sonoro, certificando-se de que não há atividade na ausência de estímulos.[32]

Deve-se evitar perguntar à criança se ela ouviu ou não o sinal, pois isso a deixará confusa e provavelmente a induzirá a uma resposta falsa, seja por insegurança de errar ou para gerar uma reação no adulto.

Materiais

Durante a atividade lúdica, são utilizados brinquedos como ábacos/anéis de encaixe, quebra-cabeças simples, blocos para empilhar, bolinhas para atirar no cesto e miniaturas de frutas ou de passarinhos.

TÉCNICAS DE CONDICIONAMENTO DA ALC[36]

- Recomenda-se que a criança segure a peça junto à sua orelha e execute o movimento assim que o sinal sonoro for apresentado.
- No início, o examinador deve conduzir a tarefa, direcionando a mão da criança à orelha e ensinando-a a esperar pelo som, para que ambos façam o movimento rápido com o brinquedo imediatamente após o início do estímulo. Dessa forma, assegura-se a prontidão para ouvir, e a resposta pode ser claramente identificada pelo audiologista.
- Após algumas tentativas, o examinador deve, discretamente, soltar a mão da criança momentos antes de ser apresentado o sinal, a fim de analisar se ela é capaz de aguardar e fazer a ação sem auxílio. Se a criança não for capaz de executar a tarefa sozinha, deve-se continuar com o treino.
- Após duas respostas corretas consecutivas, sem solicitação nem assistência do examinador, inicia-se a pesquisa dos limiares auditivos.

Vantagens

Nessa faixa etária, as crianças costumam ser mais receptivas às atividades propostas, animando-se com a brincadeira.

Em crianças com menos de 30 meses, embora possa ser difícil obter informações detalhadas,[29] o tempo para a habituação de respostas costuma ser maior na ALC em comparação à VRA, permitindo que mais limiares auditivos sejam obtidos.

Desvantagens

Algumas dificuldades poderão ser encontradas, especialmente em crianças com múltiplas deficiências, sendo as mais comuns:

- compreensão inadequada da atividade;
- tempo de atenção reduzido;
- limitação de habilidades motoras grossas e finas;
- interação social prejudicada;
- irritabilidade e/ou agitação.

Adaptações

É importante ter algumas opções de brinquedos não visíveis à criança, para que sejam rapidamente substituídos quando ela começar a demonstrar cansaço ou tédio.

Muitas vezes, respostas falsas ou assistemáticas também podem ser encontradas por falta de interesse ou pressa em finalizar a atividade. Uma vez notado esse problema, deve-se evitar dizer à criança que ela não está executando a tarefa adequadamente, para não causar frustrações. Recomenda-se solicitar que preste um pouco mais de atenção e espere pelo som, pois, assim, irá "receber mais pontos e vencer o jogo".

Dizer o que se espera que a criança faça pode ser mais vantajoso do que perguntar se ela quer fazer a atividade.

Realizar intervalos para que a criança possa se movimentar também favorece a continuidade da avaliação, evitando, muitas vezes, a necessidade de marcar um retorno para finalizá-la.

Em alguns casos, pode ser necessário mudar a atividade lúdica para obter respostas mais consistentes. O audiologista pode precisar de um novo planejamento de avaliação, considerando as demandas e a capacidade da criança, a fim de mantê-la atenta e motivada pelo maior tempo possível.

A confiabilidade dos resultados costuma ser menor quando há proximidade entre a intensidade dos estímulos e os limiares auditivos, quando o tempo de avaliação é mais extenso que o previsto ou, então, quando a criança está sem ouvir estímulos supralimiares por um período prolongado.

TÉCNICAS DE MASCARAMENTO

- O uso do mascaramento pode ser necessário em quadros de perda auditiva assimétrica com diferença de limiar de condução aérea maior ou igual a 40 dB, com fones supra-aurais, ou 55 dB, com fones de inserção, em relação à via óssea contralateral[47] ou durante a pesquisa por condução óssea.
- Recomenda-se atribuir um significado contextual aos ruídos NB; pode-se dizer, por exemplo, que o "passarinho cantará na chuva" ou que "ele esqueceu o rádio ligado".
- É fundamental utilizar nível de mascaramento suficiente, isto é, ruído mascarador em nível adequado para impedir que o tom puro seja detectado pela orelha contralateral. A técnica comum de "platôs" deve ser evitada, pois pode aumentar a duração do teste ou induzir ao ritmo, especialmente se o audiologista tiver dificuldade em controlar o tempo e, por pressa ou desatenção, passar a apresentar os tons puros imediatamente após o incremento do ruído na orelha não testada.
- Se for necessário aumentar a intensidade do mascaramento, deve-se certificar de que a criança não esteja respondendo aos incrementos de ruído, mas, sim, aos estímulos tonais, com cuidado para não atingir intensidade demasiadamente desconfortável nem exceder níveis de risco para o supermascaramento.[47]

PERCEPÇÃO DE ESTÍMULOS DE FALA – TESTES LOGOAUDIOMÉTRICOS

Os testes da logoaudiometria desenvolvidos para adultos devem ser adaptados para aplicação em crianças, sobretudo quanto à instrução, ao modo de resposta e à motivação.

Os resultados da avaliação audiológica clínica da criança precisam estar coerentes entre si. Especialmente na logoaudiometria, a interpretação adequada dos resultados deve considerar os seguintes fatores:[46]

- neuromaturação;
- aquisição e desenvolvimento de linguagem;
- vocabulário;
- nível cognitivo e atenção;
- articulação da fala;
- acuidade auditiva;
- época de instalação e progressão da perda auditiva, quando presente.

LIMIAR DE RECONHECIMENTO DE FALA (LRF) (*SPEECH RECOGNITION THRESHOLD* [SRT])

Princípio

O limiar de reconhecimento de fala (LRF) é a menor intensidade na qual o indivíduo é capaz de responder a 50% das palavras apresentadas.

Objetivos

Confirmar os resultados audiométricos, pois devem ser iguais ou até 10 dB piores que a média dos limiares tonais por via aérea até 2 kHz.

Auxiliar a identificação de deficiência auditiva quando as respostas a tons puros não puderem ser obtidas de forma consistente.

Faixa etária

É indicado para avaliar crianças com habilidades linguísticas compatíveis com 2 anos de idade ou maiores.

Crianças normo-ouvintes e com desenvolvimento típico são capazes, muitas vezes, de executar comandos verbais simples aos 18 meses, mas as respostas podem ficar comprometidas em intensidades muito próximas aos limiares auditivos ou o repertório de possibilidades pode ser restrito.

Condições necessárias

Para ser realizado, a criança deve ser capaz de reconhecer sinais de fala, mesmo que não precise, necessariamente, repeti-los.

Antes de iniciar a pesquisa, recomenda-se verificar, com intensidade audível, quais são as palavras e comandos verbais que a criança conhece, garantindo que as respostas, certas ou erradas, tenham relação com o nível de apresentação do estímulo, e não com o vocabulário.[11]

Podem ser utilizados os seguintes recursos:

- palavras trissilábicas ou polissilábicas, para a criança repetir;
- perguntas simples, como: "quantos anos você tem?", "como o seu irmão se chama?", "qual o seu bicho preferido?", "qual a comida que você mais gosta?", "qual é o seu brinquedo mais legal?";
- palavras dissilábicas, para que a criança responda apontando imagens ou pegando miniaturas;
- comandos verbais simples, como: "faz tchau", "mostre o seu cabelo", "cadê o seu nariz?", "onde está a mamãe?".

Exceto quando há repetição oral dos estímulos verbais, considera-se que o teste é realizado com escolha em conjunto fechado, de quatro a seis opções. Dessa forma, o LRF considerado deve ser a menor intensidade com que a criança consegue responder a todos os estímulos conhecidos.

Para cada resposta correta, as opções devem ser alteradas, retornando ao mesmo número de possibilidades do conjunto anterior. Caso contrário, a verificação visual e a memória tornam-se variáveis contaminantes.

Pode ser necessário utilizar um comando introdutório para chamar a atenção da criança para o estímulo, como: "mostre", "pegue" ou "fale".

Recomenda-se iniciar o teste numa intensidade cerca de 30 dB acima da média dos limiares tonais de 0,25 a 2 kHz, assim como reduzir o nível de apresentação da fala a cada 10 ou 5 dB.

Em intensidades próximas ao limiar, é conveniente utilizar decréscimos de 5 dB e confirmar as respostas em, no mínimo, 3 de 4 estímulos, para conjuntos de resposta fechada, ou 2 de 4 estímulos, em situações de repetição com boa articulação da fala.

Quando não for possível pesquisar o LRF, em razão dos atrasos na maturação ou pela presença de perda auditiva de grau elevado, a audiometria tonal (seja VRA ou ALC) deverá ser confirmada por meio do LDF.

Materiais

Cartões com imagens (fotografias) ou quadros para apontar são bastante úteis na pesquisa do LRF em crianças que apresentam fala ininteligível ou que se mostrem muito tímidas.

A criança também poderá responder apontando a tela de um computador ou *tablet*.

> **VANTAGENS E DESVANTAGENS DO LRF**
>
> **Vantagens**
>
> - O LRF é um teste simples e rápido, capaz de oferecer uma estimativa razoável dos limiares tonais de via aérea nas frequências da fala.[46]
> - Também pode ser utilizado vibrador ósseo para confirmação dos limiares tonais por condução óssea. Nesse caso, deve-se considerar o uso do mascaramento contralateral, preferencialmente em intensidade constante.[45] Respostas consistentes de reconhecimento de fala por via óssea somente poderão ser obtidas se a orelha interna estiver relativamente preservada, com boa discriminação de sons. Não é possível o reconhecimento de palavras por meio do estímulo tátil.
>
> **Desvantagens**
>
> - Por depender de experiência auditiva prévia, geralmente não pode ser realizado em crianças com deficiência auditiva severa ou profunda.
> - Não permite quantificar, com exatidão, o grau e a configuração da deficiência auditiva.
> - Dentro dos níveis de normalidade, o LRF não descarta a presença de perda auditiva, principalmente se houver configuração descendente, pois pode ser compatível com os melhores limiares de via aérea entre as frequências de 0,25 a 2 kHz, sendo a identificação das palavras favorecida pela maior percepção das vogais.[48]

ÍNDICE PERCENTUAL DE RECONHECIMENTO DE FALA (IPRF)

Princípio

O IPRF é um teste supraliminar que busca determinar o desempenho no reconhecimento de palavras foneticamente balanceadas a um nível de sensação fixo e confortável.

Objetivos

É um teste bastante significativo na avaliação da percepção da fala, acarretando informações relevantes para o processo de intervenção, sobretudo quanto ao uso de aparelhos de amplificação sonora.

Faixa etária

A partir de 6 anos de idade, o desempenho de crianças no IPRF com monossílabos tende a ser semelhante ao de adultos.[13] Também pode ser realizado com crianças menores, desde que seja considerada a aquisição dos fonemas do idioma.

Condições necessárias

Em crianças com dificuldades fonoarticulatórias ou perda auditiva sensorioneural moderada ou severa de configuração descendente, o uso de listas de palavras com maior extensão de sílabas pode favorecer a inteligibilidade da fala.[48]

Os vocábulos podem ser apresentados por meio de material gravado ou em viva-voz, sempre com calibração adequada e cuidado de monitorar a captação pelo microfone do audiômetro – *VU meter*.

A apresentação em viva-voz costuma ser mais utilizada com a população pediátrica, por ser mais fácil e permitir maior interação e versatilidade, com realização de pequenas pausas, quando necessário.

Em crianças com audição normal ou perdas puramente condutivas, a intensidade utilizada poderá ser em torno de 40 dBNA nível de sensação. Espera-se bom desempenho de reconhecimento.

Na avaliação de crianças com perdas auditivas sensorioneurais recrutantes, é preciso ter muito cuidado na seleção da intensidade do teste, devendo-se considerar o conforto e propiciar melhor desempenho, mesmo que haja dificuldade em referir qual é a intensidade mais agradável.[48]

O desempenho de reconhecimento de fala da criança deve ser pior quanto maior for o grau e mais precoce for a instalação da perda auditiva.

Materiais

É importante que o material de fala escolhido para a população pediátrica seja composto de palavras com significado contextual (vocábulos mais concretos).[48]

Conjuntos fechados de imagens são pouco utilizados para a resposta do IPRF.

AVALIAÇÃO DAS CONDIÇÕES DA ORELHA MÉDIA – MEDIDAS DE IMITÂNCIA ACÚSTICA

Princípio

Trata-se de um método objetivo, de administração fácil e rápida, que permite identificar precocemente alterações da cavidade timpânica, comuns em crianças.

Objetivos

- Auxiliar no diagnóstico diferencial entre as perdas auditivas condutivas, sensoriais ou neurais.[25]
- Avaliar a função da tuba auditiva.
- Pesquisar a presença do recrutamento nas perdas auditivas sensorioneurais.
- Auxiliar a predição dos limiares tonais a partir do nível do reflexo acústico.[13]

TIMPANOMETRIA EM BEBÊS E CRIANÇAS

Algumas alterações da orelha média são mais comuns durante a infância, como a efusão e a disfunção da tuba auditiva, que alteram a capacidade de condução sonora.

A timpanometria é uma medida dinâmica que avalia a mobilidade do sistema tímpano-ossicular por meio da variação da pressão no meato acústico externo. A complacência estática é a medida do volume da orelha média no ponto de máxima admitância do sistema tímpano-ossicular, isto é, no ponto em que a pressão externa é equivalente à pressão contida na orelha média.

Tons de sonda de frequência baixa (226 Hz) são contraindicados para bebês com menos de 6 meses de idade corrigida, pois nem sempre permitem avaliar, com eficácia e precisão, a capacidade de condução sonora pelo sistema tímpano-ossicular. Mesmo na presença de disfunções da orelha média e alterações à otoscopia, podem ser obtidos timpanogramas normais (tipo A).[49] Isso ocorre porque as paredes do meato acústico externo do bebê são menos rígidas que as de crianças mais velhas e adultos, o que pode contribuir para os resultados de complacência advindos da variação de volume no próprio meato acústico externo,[50] e não necessariamente na cadeia tímpano-ossicular. Se o volume obtido da orelha externa for inferior a 0,9 mL, a frequência de tom de sonda mais alta (1 kHz) reduzirá esse efeito, fornecendo uma medida mais confiável que a tradicional.[47,51,52]

No momento da triagem auditiva neonatal, pode haver presença de líquido amniótico na cavidade timpânica, prejudicando a obtenção de respostas no exame de emissões otoacústicas evocadas. A timpanometria com tom de 1 kHz pode ser útil na identificação da presença de líquido ou efusão em lactentes, em razão de sua alta sensibilidade e especificidade.[25]

Com o tom de 1 kHz, a timpanometria de bebês com menos de 5 meses de vida tem sensibilidade de 90% na identificação correta de disfunções da orelha média.[53] Na ausência de alterações, costuma-se observar, no timpanograma, um único ponto de maior compliância, chamado de tipo 1.[54-56]

Nos últimos anos, a timpanometria de 1 kHz tem sido recomendada para o exame de bebês de até 9 meses e crianças com trissomia do 21.[25,54]

Contudo, a partir dos 6 meses de idade corrigida até os 6 anos, aceita-se a utilização de tom de sonda de 226 Hz, sendo encontrado, na ausência de alteração da orelha média, ponto de máxima complacência maior ou igual a 0,2 mL (ou mmho/L, ou cm^3), a uma pressão no meato acústico externo entre −200 e +50 daPa.[51]

O volume equivalente da orelha externa, embora tenha pouca relevância clínica, deve ser de 0,4 a 1,0 mL. Observar essa medida é importante para garantir que a oliva de silicone acoplada à sonda não está mal posicionada durante a vedação. Se o volume da orelha externa for elevado, pode haver perfuração da membrana timpânica. Se o volume for excessivamente baixo, a sonda pode estar bloqueada, aderida à parede do meato acústico externo ou em contato com cera oclusiva.[47] A otoscopia prévia deve auxiliar na investigação dessas variáveis.

Os resultados da timpanometria, entretanto, não identificam isoladamente alterações da orelha média. Portanto, devem ser interpretados no contexto de outras informações da história clínica, da otoscopia e dos dados da avaliação audiológica completa.

Condições necessárias

A timpanometria somente poderá ser realizada em crianças com membrana timpânica íntegra.

A direção da mudança de pressão deve ser de positiva (+200 daPa) para negativa (−400 daPa), em velocidade de variação rápida, de até 600 daPa/s. A repetição do traçado é desejável, quando possível, para verificar a reprodutibilidade dos resultados e descartar artefatos.[51]

Na suspeita de artefatos, presença de traçados irregulares ou incompatibilidade entre resultados, é importante garantir que a ponta da sonda não esteja bloqueada.

Apesar de ser um exame objetivo, é necessária a colaboração da criança, pois movimentos excessivos podem levar à alteração dos resultados. Se o bebê se movimentar vigorosamente ou chorar durante o exame, pode haver registro falso de um ponto de complacência máxima no timpanograma.[51]

Contraindicações

O exame não deve ser realizado na presença de cerume em excesso, corpo estranho, inflamação ou infecção da orelha externa, inflamação aguda da orelha média ou cirurgia otológica prévia.

Se a criança se queixar de dor ou chorar, o teste deve ser interrompido, pois, na ausência de um processo inflamatório, a variação na pressão de ar não deve provocar dor nem desconforto.

PESQUISA DO REFLEXO ACÚSTICO

A pesquisa dos níveis de reflexo acústico permite avaliar, além das estruturas da orelha média, funções relacionadas à cóclea e às vias neurais periféricas e centrais. Esse procedimento pode ser realizado em pacientes de qualquer idade, mesmo durante o sono do bebê.

A verificação dos menores níveis de intensidade necessários para desencadear a contração do músculo estapédio é fundamental para o diagnóstico diferencial. A pesquisa pode ser feita com tons puros (de 0,5 kHz a 4 kHz) ou com ruído de banda larga.

Condições necessárias

Deve ser utilizado o nível de pressão conforme o estabelecido durante a timpanometria, portanto, as contraindicações para o primeiro teste se mantêm na pesquisa dos reflexos.

Recomenda-se técnica ascendente, com o cuidado de não exceder o nível de conforto durante a apresentação dos estímulos. Um som intenso e desconfortável pode causar a ativação do nervo facial, com um "estremecimento" que, embora possa parecer um reflexo acústico, pode ser um artefato no teste.[55]

O audiologista deve ter experiência e total domínio do equipamento para que possa realizar o exame da forma mais rápida possível.

Convém realizar a imitanciometria após os testes comportamentais, pois, nesse momento, a criança geralmente demonstra maior confiança no ambiente da avaliação.[10]

Importância da pesquisa do reflexo acústico no diagnóstico diferencial

O reflexo acústico deve estar presente na maioria dos indivíduos com audição normal, sendo captado tanto no modo ipsilateral como contralateral.

Sabe-se que a intensidade mínima para que seja obtido geralmente está entre 70 e 100 dB nível de sensação (dBNS), na frequência de teste (tons puros). Quando presente em nível de sensação menor, pode indicar o fenômeno do recrutamento, frequente em perdas auditivas sensorioneurais de grau leve a moderado com comprometimento do órgão de Corti.[57]

Por outro lado, é esperado que o reflexo acústico esteja ausente nos casos de aferência prejudicada, como nas perdas auditivas condutivas moderadas, mistas de grau moderado a profundo e sensorioneurais severas e profundas, podendo ou não estar ausente em perdas auditivas retrococleares de graus mais leves (embora não se observe recrutamento na maioria dos casos de acometimento neural).[57]

As alterações da orelha média ou paralisia facial supraestapediana também levam ao desaparecimento do reflexo na via auditiva eferente comprometida. Mesmo que a orelha oposta apresente limiares dentro dos padrões de normalidade, seu reflexo contralateral estará ausente se houver alteração condutiva na via eferente.

Uma pesquisa que utilizou tom de sonda de 1 kHz evidenciou que a maioria dos recém-nascidos saudáveis apresentou reflexo estapediano em 95 dBNA na frequência de 0,5 kHz, 85 dBNA em 2 kHz e 80 dBNA em 4 kHz. Com ruídos de banda larga, a maioria dos bebês apresentou reflexo em 75 dBNA.[55]

A predição da acuidade auditiva, por meio da comparação dos níveis de reflexo acústico contralateral com estímulos tonais e ruído de banda larga, é uma técnica utilizada desde a década de 1970,[58] com tom de sonda grave, sendo posteriormente realizada com sonda de 1 kHz.[59]

O reflexo acústico não pode ser utilizado isoladamente para estimar a sensibilidade auditiva ou diagnosticar deficiência, mas a análise de resultados em conjunto com os demais testes, especialmente os eletrofisiológicos e a VRA, é primordial para o diagnóstico precoce da perda auditiva em bebês.

IMITÂNCIA ACÚSTICA DE BANDA LARGA (*WIDEBAND ACOUSTIC IMMITTANCE*)

A timpanometria de banda larga, também conhecida como timpanometria 3D ou multifrequência, é um procedimento altamente sensível na avaliação da orelha média, permitindo detectar alterações condutivas, mesmo que discretas.

Em vez de um tom de sonda de frequência única, um clique de banda larga é apresentado e são captadas respostas da cadeia tímpano-ossicular em frequências, em geral, de 226 a 8 kHz, simultaneamente. Os resultados são registrados em um timpanograma 3D.[47]

São avaliadas as medidas de absorvância e de reflectância, isto é, a medida principal não é mais a compliância. A absorvância é a porcentagem da energia sonora recebida que é absorvida pela orelha média (ou aquela que não é refletida e é captada novamente pelo microfone-sonda). A reflectância revela a energia refletida pela membrana timpânica para uma ampla faixa de frequências.[12,49]

Pelo fato de não haver necessidade de introduzir e variar pressão no meato acústico externo, a imitância acústica de banda larga pode ser considerada mais confortável na avaliação de bebês e crianças pequenas, além de ser mais sensível às alterações da orelha média.[60] Especialmente nos primeiros 6 meses, com as mudanças estruturais da orelha externa e média, permite obter resultados mais confiáveis que a imitanciometria tradicional, mostrando alta correlação com os resultados de testes eletroacústicos e eletrofisiológicos.[25]

ASPECTOS DESEJÁVEIS AO AUDIOLOGISTA PEDIÁTRICO

- Seguir protocolos predeterminados de higiene e biossegurança.
- Saber identificar indicadores de risco para perda auditiva na infância.
- Conhecer profundamente a fisiologia da audição, assim como a fisiopatologia e a etiologia de diferentes perdas auditivas congênitas e adquiridas.
- Ter domínio sobre os marcos de aquisição e desenvolvimento motor, de fala e de linguagem em cada faixa etária.
- Ser capaz de manusear, com facilidade, todos os equipamentos disponíveis para a avaliação.
- Antecipar determinados movimentos da criança.
- Ter flexibilidade, paciência, criatividade e rapidez na tomada de decisões.
- Reconhecer desvios do comportamento típico que podem afetar a administração e a interpretação dos testes.
- Retificar resultados aparentemente paradoxais e reconvocar o paciente quando necessário.
- Adaptar-se à diversidade sociocultural da criança e de sua família.
- Ouvir com empatia, sem julgamentos, mantendo a objetividade e a imparcialidade.

PONTOS ESSENCIAIS DA AVALIAÇÃO PARA O DIAGNÓSTICO AUDIOLÓGICO DE BEBÊS E CRIANÇAS

- A ciência segue seu curso e permite que novas tecnologias sejam cada vez mais incorporadas à avaliação audiológica. No entanto, "é importante perceber que novos resultados, hoje disponíveis, não invalidam decisões tomadas por audiologistas pediátricos no passado".[7]
- Queixas relacionadas à flutuação da audição, à falta de atenção aos sons e a atrasos na aquisição e/ou desenvolvimento de fala e linguagem, ainda que sutis, sempre devem ser valorizadas, para que o diagnóstico da deficiência auditiva seja feito o mais precocemente possível.
- Há que se considerar que algumas crianças com perda da audição podem apresentar disfunção em mais de uma estrutura da via auditiva. Isso significa que alterações da orelha média não descartam perdas auditivas sensorioneurais e vice-versa.
- As decisões clínicas durante a avaliação estão relacionadas não somente à escolha dos procedimentos, mas também à interpretação dos resultados.
- Em razão da complexidade da audição, as informações necessárias ao diagnóstico são obtidas em diferentes procedimentos e devem ser integradas para que se possa estabelecer o perfil audiológico preciso da criança.
- Se os resultados de um determinado teste não estiverem de acordo com os demais, o motivo da discrepância deve ser investigado antes de se estabelecer o diagnóstico audiológico, considerando-se a possibilidade de pré-requisitos fundamentais à confiabilidade das respostas terem sido negligenciados.
- Todos os esforços devem buscar minimizar os impactos causados pelo atraso no diagnóstico da perda auditiva em crianças com múltiplas deficiências ou com necessidades especiais de saúde.
- Na prática clínica, o audiologista tem papel essencial no diagnóstico adequado da deficiência auditiva quanto a tipo, grau e lateralidade. Cabe ao otorrinolaringologista o diagnostico etiológico, sindrômico e evolutivo da deficiência.
- A riqueza de detalhes no relatório da avaliação é essencialmente útil para a conduta clínica da equipe multidisciplinar.

REFERÊNCIAS

1. World Health Organization (WHO). Deafness and hearing loss. Disponível em: <https://www.who.int/en/news-room/fact-sheets/detail/deafness-and-hearing-loss>. Acesso em: 12 mar. 2021.
2. Instituto Brasileiro de Geografia e Estatística (IBGE). Pesquisa nacional de saúde: 2013: ciclos de vida: Brasil e grandes regiões. Rio de Janeiro: IBGE, 2015. Disponível em: <https://www.ibge.gov.br/estatisticas/sociais/justica-e-seguranca/29540-2013-pesquisa-nacional-de-saude.html?edicao=9163&t=publicacoes>. Acesso em: 12 mar. 2021.
3. Brasil. Ministério da Saúde. Produção ambulatorial do SUS - Brasil - Por local de atendimento. Brasília: Ministério da Saúde, Datasus. Disponível em: <http://tabnet.datasus.gov.br/cgi/tabcgi.exe?sia/cnv/qauf.def>. Acesso em: 12 mar. 2021.
4. Rodrigues GRI, Loiola-Barreiro CM, Pereira T, Pomilio MCA. A triagem auditiva neonatal antecipa o diagnóstico e a intervenção em crianças com perda auditiva? Audiol Commun Res. 2015;20(3):246-254.
5. Brasil. Ministério da Saúde. Secretaria de Atenção à Saúde. Departamento de Ações Programáticas Estratégicas. Diretrizes de atenção da triagem auditiva neonatal. Brasília: Ministério da Saúde, 2012. Disponível em: <https://bvsms.saude.gov.br/bvs/publicacoes/diretrizes_atencao_triagem_auditiva_neonatal.pdf>. Acesso em: 12 mar. 2021.
6. Digby JE, Purdy SC, Kelly AS. Deafness notification report 2019: notified cases of hearing loss (not remediable by grommets) among New Zealanders under the age of 19. Disponível em: <https://audiology.org.nz/assets/Uploads/DND/2019-Deafness-Notification-Database-Report.pdf>. Acesso em: 12 mar. 2021.
7. Flexer C, Madell JR, Wolfe J, Schafer EC. Why hearing is important in children? In: Madell JR, Flexer C, Wolfe J, Schafer EC (orgs). Pediatric audiology. New York: Thieme Publishers, 2019. pp.3-54.
8. Instituto Brasileiro de Geografia e Estatística (IBGE). Censo demográfico 2010. Rio de Janeiro: IBGE, 2011.
9. Albuquerque W. Basics of disorders of hearing development: 4 normal development of behavioural responses to sound in children. In: am Zehnhoff-Dinnesen A, Wiskirska-Woznica B, Neumann K, Nawka T (eds). Phoniatrics I: Fundamentals - Voice disorders - Disorders of language and hearing development. 1.ed. Berlin: Springer, 2020. p.751.
10. Bruner AP. Avaliação da audição na criança. In: Lopes Filho O (ed). Novo tratado de fonoaudiologia. 3.ed. Barueri: Manole, 2013. pp.167-177.
11. Redondo MC, Bruner AP. Avaliação clínica da audição da criança: procedimentos e interpretação de resultados. In: Levy CCAC. Manual de audiologia pediátrica. Barueri: Manole, 2015. pp.58-82.
12. Farinetti A, Raji A, Wu H, Wanna B, Vincent C. International consensus (ICON) on audiological assessment of hearing loss in children. Eur Ann Otorhinolaryngol Head Neck Dis. 2018;135(1S):S41-S48.
13. Russo ICP, Santos TMM. Audiologia infantil. São Paulo: Cortez, 1994.
14. American Speech-Language-Hearing Association (ASHA). Roles, knowledge, and skills: audiologists providing clinical services to infants and young children - Birth to 5 years of age. 2006. Disponível em: <https://www.asha.org/policy/KS2006-00259/> Acesso em: 12 mar. 2021.
15. Northern JL, Downs MP. Audição na infância. 5.ed. Rio de Janeiro: Guanabara Koogan, 2005.
16. Jerger JF, Hayes D. The cross-check principle in pediatric audiometry. Arch Otolaryngol. 1976;102(10):614-620.
17. Hall III JW. Crosscheck principle in pediatric audiology today: a 40-year perspective. J Audiol Otol. 2016;20(2):59-67.

18. Norrix LW, Velenovsky D. Clinicians' guide to obtaining a valid auditory brainstem response to determine hearing status: signal, noise, and cross-checks. Am J Audiol. 2018;27(1):25-36.
19. Coninx F, Weichbold V, Tsiakpini L, Autrique E, Bescond G, Tamas L et al. Validation of the LittlEARS® auditory questionnaire in children with normal hearing. Int J Pediatr Otorhinolaryngol. 2009;73(12):1761-1768.
20. Bagatto MP, Moodie ST, Seewald RC, Bartlett DJ, Scollie SD. A critical review of audiological outcome measures for infants and children. Trends Amplif. 2011;15(1):23-33.
21. Muñoz K, Caballero A, White K. Effectiveness of questionnaires for screening hearing of school-age children: a comprehensive literature review. Int J Audiol. 2014;53(12):910-914.
22. Barry JG, Tomlin D, Moore DR, Dillon H. Use of questionnaire-based measures in the assessment of listening difficulties in school-aged children. Ear Hear. 2015;36(6):e300-313.
23. Leandro FSM, Costa EC, Mendes BCA, Novaes BCAC. LittlEars® – Questionário auditivo: adaptação semântica e cultural da versão em português brasileiro em pais de crianças com deficiência auditiva. Audiol Commun Res. 2016;21:e1640.
24. Levy CCAC, Rodrigues-Sato LCCB. Validação do questionário Parent's Evaluation of Aural/Oral Performance of Children – PEACH em língua portuguesa brasileira. CoDAS. 2016;28(3):205-211.
25. Joint Committee on Infant Hearing (JCIH). Year 2019 position statement: principles and guidelines for early hearing detection and intervention programs. JEHDI. 2019;4(2):1-44.
26. British Society of Audiology. Practice guidance: Behavioural observational audiometry. Disponível em: <https://www.thebsa.org.uk/wp-content/uploads/2019/04/OD104-78BSA-Practice-Guidance-Behavioural-Observation-Audiometry-FINAL-Feb-2019.pdf>. Acesso em: 12 mar. 2021.
27. Kerkhofs K, Smit M. Diagnosis and differential diagnosis of disorders of hearing development: paediatric behavioural audiometry (0-6 years). In: am Zehnho-Dinnesen A, Wiskirska-Woznica B, Neumann K, Nawka T (eds). Phoniatrics I: Fundamentals – Voice disorders – Disorders of language and hearing development. 1.ed. Berlin: Springer, 2020. pp.870-879.
28. Delaroche M, Thiebaut R, Dauman R. Behavioral audiometric measurements obtained using the "Delaroche protocol" in babies aged 4-18 months suffering from bilateral sensorineural hearing loss. Int J Pediatr Otorhinolaryngol. 2006;70(6):993-1002.
29. Diefendorf AO. Assessment of hearing loss in children. In: Katz J (ed). Handbook of clinical audiology. 7.ed. Philadelphia: Lippincott Williams and Wilkins, 2014.
30. Madell J, Flexer C, Wolfe J, Schafer EC. Pediatric audiology casebook. 2.ed. New York: Thieme Medical Publishers, 2019.
31. Scollie S, Pigeon M, Bagatto M, Witte J, Malandrino A. Audiometric assessment for children aged 6 to 60 months. Ontario Ministry of Children, Community and Social Services, 2019. Disponível em: <https://www.uwo.ca/nca/pdfs/clinical_protocols/IHP_CBA%20Protocol_2019.01.pdf>. Acesso em: 12 mar. 2021.
32. Kramer S, Brown DK. Audiology: science to practice. 3.ed. San Diego: Plural Publishing, 2019.
33. Norrix LW, Anderson A. Audiometric thresholds: stimulus considerations in sound field and under earphones. Am J Audiol. 2015;24(4):487-493.
34. Cone-Wesson B. Pediatric audiology: a review of assessment methods for infants. Audiol Med. 2003;1(3):175-184.
35. Madell JR. Behavioral evaluation of hearing in infants and children. In: Madell JR, Flexer C, Wolfe J, Schafer EC (eds). Pediatric audiology: diagnosis, technology, and management. 3.ed. New York: Thieme Medical Publishers, 2019. pp.75-90.
36. American Academy of Audiology (AAA). Assessment of hearing in infant and young

children. 2020. Disponível em: <https://www.audiology.org/sites/default/files/publications/resources/Clin%20Guid%20Doc_Assess_Hear_Infants_Children_1.23.20.pdf>. Acesso em: 12 mar. 2021.
37. Luiz CBL, Garcia MV, Perissinoto J, Goulart AL, Azevedo MF. Relation between auditory abilities in the first year of life and language diagnosis in pre-terms. Rev CEFAC. 2016;18(6):1316-1322.
38. Rabinovich K. Avaliação da audição na criança. In: Lopes Filho O, Campiotto AR, Levy C, Redondo MC, Bastos WA (eds). Tratado de Fonoaudiologia. 2.ed. São Paulo: Tecmedd, 2005. pp.259-274.
39. Suzuki T, Ogiba Y. Conditioned orientation reflex audiometry: a new technique for pure tone audiometry in young children under 3 years of age. Arch Otolaryngol. 1961;74(2):192-198.
40. Lidén G, Kankkunen A. Visual reinforcement audiometry. Acta Otolaryngol. 1969;67(2):281-292.
41. Widen JE, Folsom RC, Cone-Wesson B, Carty L, Dunnell JJ, KoebsellK et al. Identification of neonatal hearing impairment: hearing status at 8 to 12 months corrected age using a visual reinforcement audiometry protocol. Ear Hear. 2000;21(5):471-487.
42. Gutiérrez-Canencia Ú, Gutiérrez-Farfán I, De la O-Gómez AT, Lino-González AL, Collado-Ortiz MÁ, Arch-Tirado E. Determinación del umbral auditivo mediante audiometría por reforzamiento visual vs predicción de sensibilidad del reflejo acústico. An Orl Mex. 2020;65(1):21-27.
43. Widen JE, O'Grady GM. Using visual reinforcement audiometry in the assessment of hearing in infants. Hear J. 2002;55(11):28-36.
44. Nozza RJ, Wilson WR. Masked and unmasked pure-tone thresholds of infants and adults: development of auditory frequency selectivity and sensitivity. J Speech Hear Res. 1984;27(4):613-622.
45. Gelfand SA. Essentials of audiology. 4.ed. New York: Thieme Medical Publishers, 2016.
46. Coninx F. Speech audiometry at the phoneme and word level. In: am Zehnho-Dinnesen A, Wiskirska-Woznica B, Neumann K, Nawka T (eds). Phoniatrics I: Fundamentals - Voice disorders - Disorders of language and hearing development. 1.ed. Berlin: Springer, 2020. pp.880-882.
47. Świdziński P, Parfitt R. Diagnosis and differential diagnosis of disorders of hearing development: pure-tone audiometry. In: am Zehnho-Dinnesen A, Wiskirska-Woznica B, Neumann K, Nawka T (eds). Phoniatrics I: Fundamentals - Voice disorders - Disorders of language and hearing development. 1.ed. Berlin: Springer, 2020. pp.862-869.
48. Redondo MC, Lopes Filho O. Avaliação auditiva básica: acumetria e audiometria. In: Lopes Filho O (org). Tratado de fonoaudiologia. 3.ed. Barueri: Manole, 2013. pp.53-69.
49. Silva KAL, Novaes BACC, Lewis DR, Carvallo RMM. Achados timpanométricos em neonatos com emissões otoacústicas presentes: medidas e interpretações. Rev Bras Otorrinolaringol. 2007;73(5):633-639.
50. Keefe DH, Bulen JC, Arehart KH, Burns EM. Ear-canal impedance and reflection coefficient in human infants and adults. J Acoust Soc Am. 1993;94(5):2617-2638.
51. British Society of Audiology. Recommended procedure: tympanometry. 2013. Disponível em: <https://www.thebsa.org.uk/wp-content/uploads/2013/04/OD104-35-Recommended-Procedure-Tympanometry-.pdf>. Acesso em: 12 mar. 2021.
52. Aithal V, Kei J, Driscoll C, Murakoshi M, Wada H. Sweep frequency impedance measures in young infants: developmental characteristics from birth to 6 months. Int J Audiol. 2017;56(3):154-163.
53. Baldwin M. Choice of probe tone and classification of trace patterns in tympanometry undertaken in early infancy. Int J Audiol. 2006;45(7):417-427.

54. Hoffmann A, Deuster D, Rosslau K, Knief A, am Zehnhoff-Dinnesen A, Schmidt CM. Feasibility of 1000 Hz tympanometry in infants: tympanometric trace classification and choice of probe tone in relation to age. Int J Pediatr Otorhinolaryngol. 2013;77(7):1198-1203.
55. Kei J. Acoustic stapedial reflexes in healthy neonates: normative data and test-retest reliability. J Am Acad Audiol. 2012;23(1):46-56.
56. Son EJ, Park YA, Kim JH, Hong SA, Lim HY, Choi JY et al. Classification of trace patterns of 226- and 1000-Hz tympanometry in healthy neonates. Auris Nasus Larynx. 2012;39(5):455-460.
57. Lopes Filho O. Medidas de imitância acústica. In: Lopes Filho O (ed). Novo tratado de fonoaudiologia. 3.ed. Barueri: Manole, 2013. pp.71-85.
58. Jerger J, Burney P, Mauldin L, Crump B. Predicting hearing loss from the acoustic reflex. J Speech Hear Disord. 1974;39(1):11-22.
59. Hall III JW, Koval CB. Accuracy of hearing prediction by the acoustic reflex. Laryngoscope. 1982;92(2):140-149.
60. Silva KAL, Urosas JG, Sanches SGG, Carvallo RMM. Wideband reflectance in newborns with present transient-evoked otoacoustic emissions. CoDAS. 2013;25(1):29-33.

6

Eletrofisiologia aplicada ao diagnóstico precoce da surdez

Flavia Giuli Santi Martins Ribeiro
Tania Alves Barbosa
Monica Jubran Chapchap

INTRODUÇÃO

Eletrofisiologia da audição é o estudo da atividade elétrica da via auditiva desde a porção coclear até o córtex auditivo, em resposta a um estímulo acústico ou elétrico. Podem-se empregar técnicas objetivas e não invasivas para avaliar o funcionamento cerebral e estudar, de forma cada vez mais precisa, a função auditiva e o desenvolvimento cognitivo.

A pesquisa dos potenciais evocados auditivos (PEA) é um método objetivo para avaliar essa atividade e, na população infantil, pode ser aplicada para:

- avaliar a integridade na condução do estímulo pelas vias auditivas;
- predizer limiares auditivos em neonatos, lactentes ou crianças que não colaboram com a avalição comportamental;
- o diagnóstico diferencial entre os tipos de alteração condutiva, coclear e retrococlear;
- avaliar aspectos relativos ao processamento auditivo central;
- acompanhar marcos biológicos do desenvolvimento auditivo.

A maior aplicabilidade dos PEA, na audiologia infantil, se dá no diagnóstico precoce da surdez, para determinação de tipo, grau e configuração da alteração auditiva, que, segundo o Joint Committee on Infant Hearing (JCIH),[1] deve estar concluída até o segundo ou terceiro mês de vida, propiciando, assim, um melhor desenvolvimento das habilidades auditivas, comunicativas e psicossociais para a criança deficiente auditiva.

Os PEA de curta latência são os mais utilizados em crianças, uma vez que são gerados pelo nervo auditivo e pelos núcleos do tronco encefálico e amadurecem mais precocemente em relação aos potenciais corticais.

Este capítulo tem como objetivo fornecer informações básicas sobre a aplicação clínica dos PEA de curta latência no diagnóstico precoce da surdez ou como método alternativo para crianças que não colaboram com a avaliação auditiva comportamental.

CAPTAÇÃO DOS PEA

Para o registro dos PEA, são utilizados equipamentos para a geração de estímulos, que podem ser transmitidos por via aérea (fone de inserção ou supra-aural) ou por via óssea (vibrador ósseo). Esses equipamentos são acoplados a um pré-amplificador e conectados ao sujeito por eletrodos de superfície. As respostas captadas são promediadas pelo programa e dispostas na tela do computador conectado ao equipamento. O processo de promediação, feito pelo modo comum de rejeição, tem como objetivo obter a melhor relação sinal/ruído, ou seja, cancelar ou reduzir o ruído gerado pela atividade encefálica (EEG) e amplificar o sinal gerado pela via auditiva (Figura 1).[2]

Para captação dos potenciais de curta latência, a montagem (ou posicionamento) dos eletrodos é a vertical, com dois canais, realizada da seguinte forma:

- um eletrodo ativo/não-invertido na fronte alta (Fz);
- um eletrodo referência/invertido em cada mastoide (M1 e M2);
- um eletrodo comum/terra na fronte baixa (Fpz).

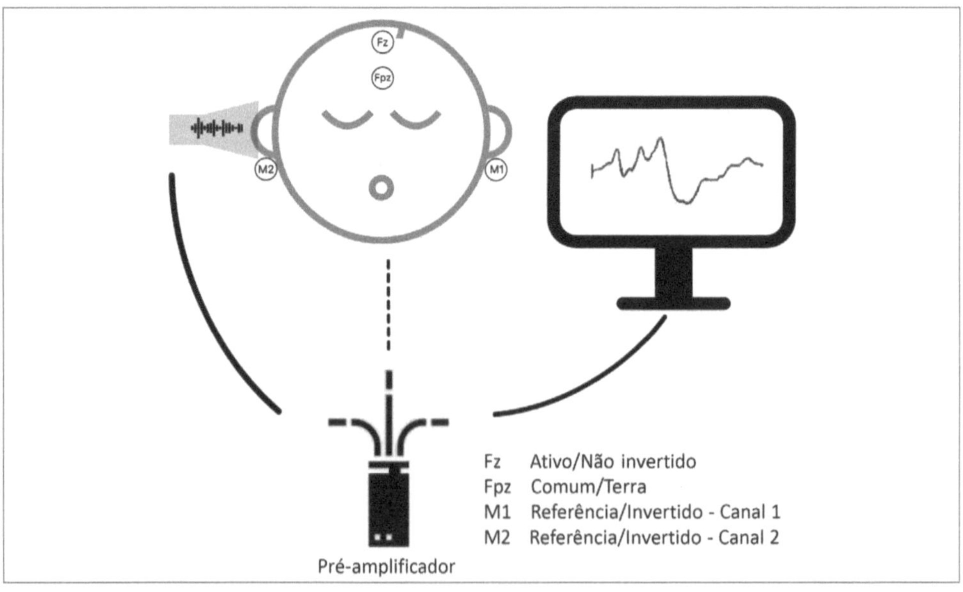

FIGURA 1. Captação dos potenciais evocados auditivos (PEA) de curta latência.

Para equipamentos com apenas um canal, o programa realiza a comutação automática entre os eletrodos de referência, ou seja, escolhe automaticamente o eletrodo posicionado na mastoide ipsilateral (orelha testada) como o de referência e o eletrodo na mastoide contralateral como o comum. A escolha do posicionamento dos eletrodos busca a maior proximidade ao sítio gerador, favorecendo a captação mais ampla de resposta e facilitando a aplicação clínica em locais acessíveis. São utilizados eletrodos de disco descartáveis ou reutilizáveis. É recomendado preparar a pele com o uso de pasta abrasiva nos locais de posicionamento dos eletrodos, assim como utilizar gel condutor para eletrodos reutilizáveis. O contato da pele com os eletrodos é medido pela impedância, que deve estar abaixo de 5 kW para todos os eletrodos, e a diferença entre eles deve ser inferior a 2 kW.

ESTADO DO PACIENTE

Os PEA de curta latência são registrados em estado de quietude, durante sono natural; quando necessário, por falta de colaboração, pode ser utilizada a anestesia geral, que deve ser administrada em ambiente hospitalar.

O local deve ser silencioso e sem interferências elétricas que possam prejudicar a captação da resposta. Para isso, deve-se utilizar uma tomada aterrada e exclusiva para o equipamento. O exame pode ser feito com a criança deitada ou no colo. A orientação prévia é fundamental para o êxito do exame:

- privação de sono;
- não deixar dormir no trajeto;
- alimentar a criança antes do exame (sono pós-prandial);
- levar objetos de apego (paninho, bichinho, chupeta).

POTENCIAIS EVOCADOS AUDITIVOS DE TRONCO ENCEFÁLICO (PEATE)

Os PEATE registram a atividade elétrica da via auditiva, evocada por um estímulo acústico e gerada a partir do nervo auditivo até o tronco encefálico alto. A resposta é caracterizada por um complexo de 5 a 7 ondas, expresso em algarismos romanos e analisado no domínio do tempo, cujos principais geradores são:[3]

- onda I: porção distal do nervo auditivo;
- onda II: porção proximal do nervo auditivo;
- onda III: complexo olivar superior;
- onda IV: lemnisco lateral;
- onda V: colículo inferior.

Pesquisa de integridade

Para a pesquisa da integridade na condução do estímulo – ou seja, a sincronia no disparo das respostas das fibras nervosas até o tronco encefálico alto –, é utilizado o estímulo transiente de banda larga, denominado clique, apresentado em intensidade supraliminar. Trata-se de um estímulo abrangente, capaz de produzir um disparo sincrônico, gerando uma resposta com morfologia robusta e definida. A Tabela 1 ilustra os parâmetros de coleta, tendo em vista a literatura atual para a prática clínica no diagnóstico precoce da surdez.

TABELA 1. Parâmetros de coleta para PEATE e PEAEE no diagnóstico precoce da surdez

	PEATE			PEAEE	
	Integridade	***Sensibilidade***		***Sensibilidade***	
		Inserção	**Inserção**	**Inserção**	**Inserção**
Transdutor	Inserção ou supra-aural	Supra-aural	Supra-aural	Supra-aural	Supra-aural
		Vibrador	Vibrador	Vibrador	Vibrador
Estímulo	Clique	*Tone burst*	*NB chirp*	Tom modulado	*NB chirp*
Envelope*/ duração	Quadrada 100 µs	-	NB CE-chirp®	-	-
		Blackman 5 ciclos	CE-chirp® LS	20% frequência	NB CE-chirp®
		Linear 2-1-2 ciclos	*I-chirp*	100% amplitude	-
		-	*NB chirp*	-	-
Frequência	Banda larga	0,5, 1, 2 e 4 kHz	0,5, 1, 2 e 4 kHz	0,5, 1, 2 e 4 kHz	0,5, 1, 2 e 4 kHz
Polaridade	Condensada e rarefeita	Alternante	Alternante	-	-
Intensidade**	70 a 80 dBNA	35 dBNAe	35 dBNAe	35 dBNAe	35 dBNAe
Taxa de repetição/ modulação	20 a 40/s	35 a 40/s	35 a 50/s	70 a 100 Hz	70 a 100 Hz
Filtros passa-alta e baixa	100 a 1.500 Hz	30 a 3.000 Hz	30 a 3.000 Hz	-	-
Janela	12 a 16 ms	16 a 25 ms	16 a 25 ms	-	-
N° de estímulos/ tempo de coleta	1.000 a 2.000	2.000 a 4.000	1.000 a 2.000	1 a 8 min	1 a 6 min
N° de artefatos	< 10%	< 10%	< 10%	-	-

* Os envelopes para estímulo "*chirp*" são customizados para cada equipamento.
** NAe: nível de audição estimado = limiar eletrofisiológico + fator de correção.
NB: *narrow band*.

A resposta é identificada de forma subjetiva pela detecção visual dos picos das ondas, com reprodutibilidade entre os registros, e a análise é feita a partir da determinação do tempo de latência absoluta das ondas I, III e V, dos intervalos I-III, III-V e I-V e pela medida da diferença interaural, que deve ser menor que 0,4 ms (Figura 2). A correlação entre as medidas de tempo de latências absolutas e interlatências sugere o tipo de alteração auditiva. Quando as latências absolutas estão prolongadas e os intervalos interpicos estão normais, sugere-se alteração condutiva (Figura 2b); quando os intervalos interpicos estão prolongados, sugere-se alteração central (Figura 2c).

Os valores de latência esperados devem estar de acordo com a idade do sujeito, intensidade do estímulo e parâmetros de coleta. A idade é um fator crucial para a determinação do padrão de normalidade na população infantil, considerando-se que o processo maturacional, até o tronco encefálico alto, deve estar completo até os 24 meses de idade. Na literatura, é possível encontrar estudos de normalidade que podem ser aplicados tendo em vista esses critérios,[4] colaborando no diagnóstico diferencial entre a imaturidade (em relação ao que é fisiologicamente esperado até os 24 meses) e a alteração central. É preciso ter cuidado para que as respostas alteradas no PEATE não sejam erroneamente interpretadas como imaturidade, pois isso poderia atrasar o início da intervenção. Os equipamentos de PEATE disponibilizam gráficos de normalidade da função latência/intensidade que podem ser acessados após a identificação dos picos das ondas, facilitando a análise das respostas.

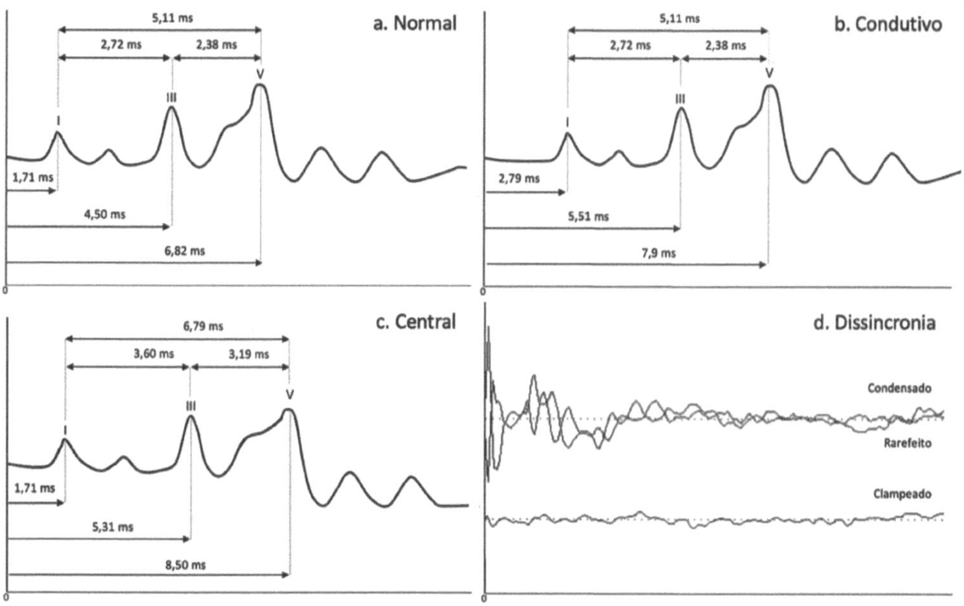

Tempo de latência (ms) para PEATE – Integridade a 70 dBNA, fone de inserção, em lactentes de 0 a 3 meses						
	Latências absolutas			*Intervalos interpicos*		
	I	*III*	*V*	*I-III*	*III-V*	*I-V*
Média ± Desvio-padrão	1,71 ± 0,15	4,50 ± 0,24	6,82 ± 0,32	2,78 ± 0,25	2,32 ± 0,24	5,11 ± 0,33
Mínimo – Máximo	1,39 – 2,26	3,89 – 5,01	6,01 – 7,76	2,19 – 3,44	1,81 – 3,00	4,31 – 5,93

FIGURA 2. Latências absolutas e interpicos para o PEATE.

O protocolo sugerido na Tabela 1 permite a identificação da dissincronia neural, que é uma alteração central, característica da desordem do espectro da neuropatia auditiva. A comparação dos registros de resposta nas polaridades condensada e rarefeita evidencia a presença do microfonismo coclear (MC) quando a resposta do PEATE inverte, acompanhando a polaridade do estímulo. É necessário, contudo, realizar uma terceira coleta com a técnica de clampeamento do tubo do fone de inserção;[5] se a resposta se mantiver, o registro é um artefato do estímulo (Figura 2d). Quando uma alteração no sincronismo é identificada, não é recomendada a utilização dos potenciais de curta latência para determinação dos limiares, já que o registro da resposta neural depende do sincronismo adequado.

Pesquisa de sensibilidade

Com o uso do estímulo transiente de banda estreita, do tipo *tone burst* (*TB*) ou *narrowband chirp* (*NB chirp*), realiza-se a pesquisa do limiar auditivo eletrofisiológico, caracterizado pela menor intensidade na qual é possível identificar a onda V.

O estímulo *NB chirp* evoca respostas com maior amplitude do que o *TB*, podendo ser vantajoso na determinação de limiares.[6] A maior amplitude de resposta para o *NB chirp* decorre do ajuste temporal no envelope do estímulo, que é apresentado para cóclea de forma a compensar o tempo de disparo da resposta pelas diferentes regiões da membrana basilar.[7] Os limiares podem ser pesquisados por via aérea e/ou óssea, contribuindo para o diagnóstico diferencial de alterações condutivas ou sensorioneurais.

O PEATE é considerado procedimento padrão-ouro para predizer os limiares na população infantil quando não é possível realizar a avaliação comportamental.[1]

Os estudos que comparam os limiares eletrofisiológicos e comportamentais demonstram boa correlação entre ambos e sugerem os fatores de correção que devem ser aplicados de acordo com as características do estímulo, a idade do sujeito e o grau da deficiência auditiva.[8,9] A Tabela 2 ilustra diferentes fatores de correção que, somados aos limiares eletrofisiológicos, predizem o limiar comportamental esperado (dBNAe). Em razão da limitação do tempo de exame, pela dificuldade de manutenção do estado de quietude ou tempo prolongado de anestesia geral, sugere-se que a pesquisa de limiar seja feita de modo ascendente, partindo-se do mínimo esperado para cada frequência pesquisada. O nível mínimo é determinado pelo objetivo da detecção precoce somado ao fator de correção. No Brasil, a recomendação[10] sugere a identificação de limiares ≥ 35 dBNA; com a aplicação do fator de correção para os PEATE com estímulo TB, os níveis mínimos são: 50, 45, 40 e 35 dBNA para 500, 1.000, 2.000 e 4.000 Hz, respectivamente.

Além da detecção visual com reprodutibilidade entre os registros, podem ser utilizados critérios objetivos, como a mensuração do índice de confiabilidade e do nível de ruído residual, para atribuir maior confiabilidade na identificação da resposta presente ou ausente, assim como assegurar a qualidade técnica na realização do exame.[11] A resposta ausente deve ter um plano traçado e nível de ruído residual controlado.

Se os limiares estiverem elevados na pesquisa por via aérea, é necessária a

TABELA 2. Fatores de correção de dBNA para dBNAe

a. Referência British Society of Audiology (2019)

	Estímulo	*Transdutor*	*500 Hz*	*1.000 Hz*	*2.000 Hz*	*4.000 Hz*
PEATE	*Tone burst (TB)*	Inserção	-15	-10	-5	0
		Supra-aural	-20	-15	-10	-10
		Vibrador	5	5	-5	0
	NB chirp	Inserção	-10	-5	0	5
		Supra-aural	-15	-10	-5	-5
		Vibrador	10	10	0	5
PEAEE	Tom modulado	Inserção	-20	-20	-15	-15
		Supra-aural	-25	-25	-20	-25

b. Referência Sininger YS, Hunter LL, Hayes D, Rush PA, Ulher KM (2018)

		dB nNA	*< 35*	*40/45*	*50/55*	*60/65*	*70/75*	*80/85*	*90/95*
PEATE	NB CE-chirp® Inserção	500 Hz	-15	-10	-10	-5	-5	-5	0
		1.000 Hz	-10	-5	-5	0	0	0	0
		2.000 Hz	-5	-5	-5	0	0	0	0
		4.000 Hz	-5	-5	-5	0	0	0	0
PEAEE		500 Hz	-25	-20	-15	-15	-10	-5	-5
		1.000 Hz	-15	-10	-10	-10	-5	-5	0
		2.000 Hz	-5	-5	-5	-5	0	0	0
		4.000 Hz	-5	-5	-5	-5	0	0	0

pesquisa por via óssea para realizar o diagnóstico diferencial do tipo de alteração auditiva.

A captação das respostas por via óssea é influenciada pela pressão do vibrador ósseo e pelo posicionamento na região da mastoide. Recomenda-se que a pressão seja de 400 a 450 g para que a estimulação seja eficiente. O posicionamento do vibrador na mastoide permite a geração de latências mais precoces em comparação à posição auricular superior. A manutenção do posicionamento e a pressão do vibrador ósseo podem ser garantidas pelo uso de banda elástica e/ou mão do examinador experiente.[12,13]

Em lactentes, nos quais os ossos do crânio não estão totalmente soldados (fontanela), ocorre a atenuação interaural, e a captação da resposta em dois canais (ipsi e contralateral) ajuda a identificar a lateralidade e a reserva coclear geradora da resposta, sendo esperadas latências mais precoces e amplitudes maiores na captação ipsilateral, próxima à cóclea geradora. O uso de mascaramento contralateral é recomendado caso haja indícios de contribuição da orelha contralateral para intensidades de estímulo superiores a 35 dBNA.

Para diminuir a interferência do artefato, alguns cuidados devem ser tomados durante a captação de respostas pela estimulação óssea, como:

- a utilização de estímulos com polaridade alternante;
- bloquear os milissegundos iniciais do registro correspondentes ao tempo do artefato do estímulo (que variam com a frequência do estímulo usado), facilitando a visualização apenas da resposta neural, sem a contaminação do artefato elétrico;
- não encostar o vibrador ósseo na hélix da orelha ou no eletrodo.

O uso clínico de tons transientes na avaliação infantil pelos PEATE por via óssea considera os níveis mínimos de resposta de 20 dBNA para o TB de 500 Hz e de 30 dBNA para TB de 2.000 Hz. A presença de componente condutivo, diferentemente das avaliações audiométricas, é caracterizada pelo *gap* aéreo-ósseo maior que 30 dBNA para 500 Hz e maior que 15 dBNA para 2.000 Hz.[14,15]

POTENCIAIS EVOCADOS AUDITIVOS DE ESTADO ESTÁVEL (PEAEE)

Os PEAEE são assim denominados por registrarem a atividade elétrica estável em amplitude e fase no sistema auditivo central, após a estimulação acústica. O estímulo conta com a combinação de frequências chamadas portadoras, que estimulam a membrana basilar nas regiões de 500 a 4.000 Hz. Cada frequência portadora é apresentada numa taxa de repetição diferente, chamada de frequência de modulação, que será reconhecida pelo sistema auditivo central. A resposta será identificada pela amplitude e/ou fase do sinal para cada frequência de modulação apresentada, informando sobre a região da membrana basilar da frequência portadora.[16] Quando utilizadas frequências de modulação entre 70 e 100 Hz, a resposta é gerada pelos mesmos núcleos geradores dos PEATE. Para frequências de modulação ≥ 40 Hz, a resposta é gerada por núcleos corticais, que podem não estar amadurecidos em crianças pequenas.

Diferentemente dos PEATE, a análise da resposta é realizada no domínio da frequência, demonstrando uma vantagem técnica que permite a avaliação de até 4 frequências combinadas e apresentação binaural, tornando o procedimento mais rápido quando comparado aos PEATE.[17]

Os estímulos mais utilizados nessa avaliação são os tons modulados ou o *NB chirp* (ver Tabela 1). A análise das respostas é realizada por métodos estatísticos, que comparam a amplitude e/ou fase do sinal em relação ao ruído de forma objetiva e automática, facilitando a interpretação do exame e determinando a probabilidade de a resposta estar presente. Os algoritmos utilizados variam entre os equipamentos, e os índices de confiabilidade estão acima de 99%.

Os PEAEE podem ser realizados para predizer os limiares auditivos por via aérea e óssea, permitindo o diagnóstico diferencial entre perda condutiva e sensorioneural. O registro dos PEAEE não informa sobre alterações retrococleares e, portanto, não deve ser aplicado de forma isolada, sem confirmação da integridade neural. Assim como nos PEATE, os limiares obtidos apresentam correlação com os limiares comportamentais esperados, e os fatores de correção levam em conta os mesmos fatores já apontados (ver Tabela 2). Os PEAEE podem ser realizados em campo livre, o que é indicado para predizer o ganho funcional de dispositivos eletrônicos em crianças que não colaboram na avaliação comportamental.[18]

Apesar de a identificação da resposta ocorrer de forma objetiva nos PEAEE, é recomendada a confirmação do limiar com o registro de uma resposta ausente 5 a 10 dB abaixo e presente 5 a 10 dB acima. O nível de ruído residual deve ser controlado, e o tempo de coleta pode ser interrompido quando o nível mínimo de ruído for atingido.

Até o momento, não há consenso na literatura para utilização da estimulação óssea no PEAEE quanto aos níveis mínimos normais para os diferentes tipos de estímulos, assim como para confirmação da via geradora da resposta com uso do mascaramento.

Os protocolos de aplicação dos PEA no diagnóstico precoce da surdez devem garantir informações que definam o tipo, o grau e a configuração da perda auditiva de forma ágil, precisa e objetiva. O raciocínio audiológico deve ser o balizador na escolha de procedimentos e na sequência de aplicação, tendo em vista os resultados obtidos em cada teste e o tempo de exame. A sequência de avaliação prioriza a investigação da integridade da via auditiva pelos PEATE com o estímulo clique, seguida da determinação de, pelo menos, dois limiares em frequências alta e baixa, determinando, assim, a tendência de configuração do perfil auditivo. Se os limiares estiverem elevados, a pesquisa deve ser finalizada pela avaliação por via óssea. A pesquisa de limiar deve ser ampliada para todas as frequências quando for identificada a alteração auditiva, fornecendo informações completas para a adaptação do dispositivo eletrônico. A sugestão de protocolo pode ser particularizada, considerando-se as necessidades específicas de cada caso.

CONSIDERAÇÕES FINAIS

O desenvolvimento e o aprimoramento das técnicas aplicadas à eletrofisiologia da audição foram fundamentais para tornar o diagnóstico precoce da surdez uma realidade, possibilitando a transição segura da linha de cuidado entre as fases de detecção e a intervenção precoce das alterações auditivas na infância. Os achados eletrofisiológicos devem ser confirmados e/ou complementados pela avaliação comportamental sempre que possível.

REFERÊNCIAS

1. Joint Committee on Infant Hearing (JCIH). Year 2019 position statement: principles and guidelines for early hearing detection and intervention programs. JEHDI. 2019;4(2):1-44.
2. Hall III JW. Handbook of auditory evoked responses. Needham Heights, MA: Allyn & Bacon, 1992.
3. Picton TW. Human auditory evoked potential. San Diego: Plural Publishing, 2011.
4. Gorga MP, Reiland JK, Beauchaine KA, Worthington DW, Jesteadt W. Auditory braisntem response from graduates of an intensive care nursery: normal pattern response. J Speech Hear Res. 1987;30(3):311-318.
5. Ribeiro FGSM. Potencial evocado auditivo de tronco encefálico na avaliação audiológica de neonatos e lactentes. In: Marchesan IQ, Justino H, Tomé MC (eds). Tratado das especialidades em fonoaudiologia. 1.ed. Rio de Janeiro: Guanabara Koogan, 2014. pp.878-887.
6. Rodrigues GR, Ramos N, Lewis DR. Comparing auditory brainstem responses (ABRs) to toneburst and narrow band CE-chirp in young infants. Int J Pediatr Otorhinolaryngol. 2013;77(9):1555-1560.

7. Elberling C, Don M. A direct approach for design of chirp stimuli used for recording of auditory brainstem responses. J Acoust Soc Am. 2010;128(5):2955-2964.
8. Sininger YS, Hunter LL, Hayes D, Roush PA, Uhler KM. Evaluation of speed and accuracy of next-generation auditory steady state response and auditory brainstem response audiometry in children with normal hearing and hearing loss. Ear Hear. 2018;39(6):1207-1223.
9. NHSP Clinical Group; Stevens J, Sutton G, Wood S (co-eds). Guidelines for early audiological assessment and management of babies referred from the Newborn Hearing Screening Programme. Disponível em: <https://www.thebsa.org.uk/wp-content/uploads/2014/08/NHSP_NeonateAssess_2014.pdf>. Acesso em: 12 mar. 2021.
10. Brasil. Ministério da Saúde. Secretaria de Atenção à Saúde. Diretrizes de atenção da triagem auditiva neonatal. Brasília: Ministério da Saúde, 2012. Disponível em: <http://bvsms.saude.gov.br/bvs/publicacoes/diretrizes_atencao_triagem_auditiva_neonatal.pdf>. Acesso em: 20 nov. 2020.
11. Stapells DR. Frequency-specific threshold assessment in young infants using the transient ABR and the brainstem ASSR. In: Seewald RC, Tharpe AM. Comprehensive handbook of pediatric audiology. San Diego: Plural Publishing, 2011. pp.409-448.
12. Small SA, Hatton JL, Stapells DR. Effects of bone oscillator coupling method, placement location, and occlusion on bone-conduction auditory steady-state responses in infants. Ear Hear. 2007;28(1):83-98.
13. Lau R, Small SA. Effective masking levels for bone conduction auditory brainstem response stimuli in infants and adults with normal hearing. Ear Hear. 2020;42(2):443-455.
14. Werff KRV, Prieve BA, Georgantas LM. Infant air and bone conduction tone burst auditory brain stem responses for classification of hearing loss and the relationship to behavioral thresholds. Ear Hear. 2009;30(3):350-368. Erratum in: Ear Hear. 2010;31(3):379.
15. Young JS, Chanbeom K, Saea K, Yoon AP, Kyoung HP, Woojae H. Update on bone-conduction auditory brainstem responses: a review. J Audiol Otol. 2018;22(2):53-58.
16. Picton TW, John MS, Dimitrijevic A, Purcell D. Human auditory steady-state responses. Int J Audiol. 2003;42(4):177-219.
17. Ribeiro FM, Carvallo RM, Marcoux AM. Auditory steady state evoked responses for preterm and term neonates. Audiol Neurootol. 2010;15(2):97-110.
18. Picton TW, Durieux-Smith A, Champagne SC, Whittingham J, Moran LM, Giguère C et al. Objective evaluation of aided thresholds using auditory steady-state responses. J Am Acad Audiol. 1998;9(5):315-331.

Bibliografia consultada

Chapchap MJ, Ribeiro FM. Programa de triagem auditiva neonatal universal. In: Bento RF, Koji RT, Goffi-Gomez MV, Lima DVP, Neto RB (orgs). Tratado de implante coclear e próteses auditivas implantáveis. 1.ed. Rio de Janeiro: Thieme, 2013. pp.103-110.

Hood L. Clinical Aplications of the Auditory Brainstem Response. San Diego: Singular Publishing Group, 1992.

7

Emissões otoacústicas: diagnóstico na infância

Alessandra Spada Durante
Seisse Gabriela Sanches
Renata Mota Mamede Carvallo

INTRODUÇÃO

As emissões otoacústicas (EOA), primeiramente observadas por Kemp, em 1978,[1] foram definidas como a liberação de energia sonora pelas células ciliadas externas (CCE) na cóclea, em um processo denominado audição ativa. Nesse processo, as CCE contribuem com energia à onda sonora viajante, à medida que ela se propaga pela membrana basilar. Com o estímulo sonoro mecânico, ocorre a deflexão do estereocílio das CCE, permitindo a entrada de cargas elétricas positivas, principalmente na forma de potássio (transdução mecanoelétrica nas CCE). Cria-se, assim, uma diferença extraordinária de potencial – o interior negativo da célula em relação ao exterior positivo –, que desencadeia movimentos de alongamento e encurtamento nas CCE, de forma tonotópica (transdução eletromecânica nas CCE), gerando, nessa movimentação, as EOA. Esse movimento das CCE adiciona energia ao movimento da membrana basilar (ganho de até 50 dB), amplificando o estímulo para a célula ciliada interna (CCI), que, assim, pode ser estimulada a enviar a mensagem auditiva ao cérebro (transdução mecanoelétrica na CCI). Esse processo é altamente não linear, tendo grande significância na entrada de sons fracos. As EOA podem, portanto, atuar como um indicador da condição fisiológica coclear.[2-6]

Inicialmente, as EOA foram classificadas de acordo com a estimulação externa, sendo usados, clinicamente, o estímulo clique, que gera as emissões otoacústicas por transientes (EOAT), e/ou dois tons puros, que geram as emissões otoacústicas produto de distorção (EOAPD). No entanto, os tipos de EOA foram recentemente reclassificados de acordo com os mecanismos cocleares distintos de geração, o componente de reflexão linear e o componente de distorção não linear.[7] Pesquisas recentes sugerem que o componente de reflexão parece ser mais vulnerável à ação de agentes adversos.[8]

Na década de 1980, o desenvolvimento de equipamentos capazes de captar as recém-descobertas EOA disponibilizou um procedimento objetivo chamado instrumento para captação das emissões otoacústicas, não invasivo, rápido e aplicável em locais sem tratamento acústico. Rapidamente, esse novo instrumento tornou viável, por meio da análise automática das respostas, a triagem auditiva neonatal universal. Além disso, mudou a forma de investigar e interpretar a perda auditiva, revelando grande valor clínico no diagnóstico diferencial, de acordo com o enfoque dos recursos de análise utilizados, e facilitando o acesso ao sistema auditivo de pacientes de difícil avaliação.

As aplicações clínicas das EOA são variadas em relação ao diagnóstico, desde o enfoque diferencial da perda auditiva neural[9] até a potencial monitoria da fisiologia coclear em síndromes durante a exposição a diversos agentes ototóxicos e ao ruído.[10] Mais recentemente, tanto a análise dos componentes das EOAPD quanto a análise do efeito de supressão das emissões otoacústicas são procedimentos avançados que possibilitam melhor entendimento da fisiologia coclear.[11,12]

Até o presente momento, a captação das EOA é um método que não tem como objetivo quantificar a alteração auditiva, mas, sim, detectar a sua ocorrência, uma vez que as EOA estão presentes em todas as orelhas funcionalmente normais e deixam de ser observadas quando os limiares auditivos se encontram abaixo de 30 dBNA. Além disso, as EOA de adultos e recém-nascidos apresentam diferenças consistentes, as quais provavelmente decorrem das distintas configurações timpânicas e de meato acústico externo entre os dois grupos. As

CONSIDERAÇÕES DA CAPTAÇÃO DAS EOA

- A calibração do equipamento e a adaptação adequada da sonda no meato acústico externo são cruciais,[13] não sendo possível avaliar, de maneira apropriada, pacientes ruidosos ou agitados ou em locais com ruído ambiental excessivo.
- Trata-se de um procedimento altamente sensível às patologias das orelhas externa e média, podendo gerar um falso resultado alterado (falso-positivo).
- Na aplicação desse procedimento, é imprescindível excluir a possibilidade do resultado falso-negativo, ou seja, fisiologia coclear normal na presença de neuropatia auditiva.
- Normalmente, a sensitividade (capacidade de a orelha alterada falhar) da captação das EOA tem sido estimada entre 85 e 95%, com especificidade (capacidade de a orelha normal passar) maior ou igual a 90%. Isso significa que apenas uma pequena porcentagem de indivíduos com perda auditiva não seria detectada pelo processo de triagem quando o método utilizado fosse a captação das EOA.[14,15]
- Por se tratar de uma medida fisiológica eletroacústica, não pode ser considerada um teste direto da audição; assim, as informações obtidas são relativas a uma parte do sistema auditivo e devem ser interpretadas como um teste de integridade da função coclear, e não como um teste de audição.

EOA dos recém-nascidos são, em média, 10 dB mais robustas do que as de adultos e se estendem, uniformemente, de 1 a 5 kHz. Nos adultos, quase sempre são observadas bandas de frequências sem resposta. Essa diferença é interpretada como um efeito da idade. Quando existe alteração de pressão na orelha média, a energia da resposta é diminuída abaixo de 2.000 Hz e aumentada acima de 3.000 Hz, e a presença de líquido na orelha média abole as EOA. Portanto, em caso de falha nas EOA, é importante realizar a timpanometria, especialmente as medidas de imitância acústica de banda larga. Vale destacar que o recente avanço tecnológico permite captar as EOA pressurizadas, tornando possível revelar a real fisiologia coclear mesmo na vigência de alterações de pressão na orelha média, o que é extremamente valioso em relação à população infantil, que apresenta alta ocorrência de alterações condutivas.[16,17]

O valioso potencial diagnóstico dos dois principais tipos de EOA usados na clínica serão destacados a seguir.

PRINCIPAIS TIPOS DE EOA	
Emissões otoacústicas por transiente	EOAT
Emissões otoacústicas produto de distorção	EOAPD

EMISSÕES OTOACÚSTICAS POR TRANSIENTE (EOAT)

As EOAT são evocadas usando como estímulos tons breves, denominados cliques ou *tone bursts*. Tais estímulos se caracterizam por um espectro amplo de, aproximadamente, 300 a 5.000 Hz, o que permite uma ampla estimulação da membrana basilar da cóclea. São analisadas segundo o tempo de latência em milissegundos (entre 5 e 20 ms), sendo que as respostas de alta frequência têm latência mais curta (surgem primeiro) do que as de baixa frequência. Além disso, o nível da resposta cresce não linearmente, em função do nível do estímulo. O principal, mas não único, mecanismo gerador dessas emissões é por reflexão.[7]

No exame, uma sonda de EOAT (que aloja autofalante e microfone de alta precisão) emite cliques de ampla faixa de frequências. A eletromotilidade das CCE da cóclea reflete essas mesmas frequências. Para assegurar que a resposta é gerada na cóclea e não é simplesmente parte do estímulo que escapou e voltou à sonda, muitos parâmetros estão disponíveis no gráfico (tela) do exame. Para analisar a resposta das EOAT, os equipamentos utilizam dois canais (*buffers* A e B), que recebem a resposta coclear alternadamente. Esse recurso permite analisar a porcentagem de tempo em que as ondas se sobrepõem, indicando a reprodutibilidade das EOAT. Essa análise também permite estimar o nível de ruído durante o teste. Como a resposta vinda da cóclea tem baixa amplitude, é necessário coletar várias respostas, a fim de determinar a média, para gerar uma medida de resposta geral em dB. Filtros e procedimentos de análise de Fourier permitem estimar a resposta por bandas de frequências. A combinação dos vários aspectos (emissões por bandas de frequência, resposta geral, reprodutibilidade, estabilidade da sonda durante o teste e nível de ruído) confere maior segurança ao examinador na análise do resultado do exame. Todos esses fatores devem ser analisados para a conclusão do teste.

O estímulo clique pode ser do tipo linear ou não linear. O tipo não linear é indicado tanto para procedimentos de triagem como para diagnóstico. O estímulo do tipo linear é recomendado para testes especiais, que avaliam o efeito inibitório da via eferente (supressão de EOAT).

No modo não linear, os estímulos são apresentados em grupos de quatro pulsos. Três pulsos são apresentados a 80 dBNPS peq (decibel nível de pressão sonora pico equivalente), e o quarto pulso é apresentado na polaridade oposta a 90 dBNPS peq, o que poderia cancelar a soma dos artefatos eletroacústicos dos três pulsos na direção oposta. Entretanto, a emissão dos 10 dBNPS extras é não linear e, portanto, poderia reduzir, mas não cancelar, as emissões geradas pela soma dos três pulsos de 80 dBNPS.

PROTOCOLO DE CAPTAÇÃO DAS EOAT (FIGURA 1)

- Parâmetros do estímulo que sai da sonda e chega à membrana timpânica: selecionar o estímulo (linear/não linear) e ajustar seu nível de intensidade por volta de 80 dBNPS peq (peq = pico equivalente, ou seja, equivale ao pico do estímulo clique; a sensação auditiva é reduzida em torno de 40 dB). É importante atentar ao nível de intensidade do estímulo aplicado, uma vez que a audição ativa, que gera as EOA, é acionada para sons fracos e também para não correr o risco de ativar a via eferente envolvida no reflexo acústico. O tempo (janela) de análise da resposta deve ser selecionado entre 12 ms (mais usado na triagem) e 20 ms (mais empregado para o diagnóstico).
- Estabilidade da sonda no meato acústico durante o exame: determinar em porcentagem. Os exames realizados em boas condições devem alcançar, ao menos, 70% de estabilidade. O valor indica a porcentagem de tempo que a sonda permaneceu estável.
- Parâmetros da emissão otoacústica coletada: as sondas que medem as EOAT analisam a resposta coclear em dois canais (A e B). Quando as ondas se sobrepõem, há maior reprodutibilidade da resposta. É esperada reprodutibilidade acima de 50%, indicando que houve correspondência nas latências das respostas coletadas nos canais A e B. Vale ressaltar que a menor latência corresponde às respostas da base da cóclea (frequência alta) e a maior latência, às respostas do ápice (frequência baixa).
- Nível de resposta geral: considerar o nível do ruído coletado durante o exame.
- Nível de resposta em relação ao ruído: os equipamentos disponibilizam o nível de resposta em relação ao ruído (SNR) e o nível de ruído durante o teste. Exames normais exibem o nível de resposta maior do que o ruído na maioria das frequências (relação sinal/ruído [SNR] de 6 e 3 dBNPS para crianças e adultos, respectivamente).[7]
- Número de registros coletados: corresponde ao número de respostas que foram utilizadas para o cálculo da resposta geral, sendo recomendado cerca de 50 registros para a triagem e 260 para o diagnóstico.

CONSIDERAÇÕES DA INTERPRETAÇÃO DE UM RESULTADO NORMAL DA FUNÇÃO COCLEAR (EMISSÕES PRESENTES)

- Reprodutibilidade: maior que 50%.
- Nível da resposta: relação sinal/ruído (SNR) de 6 e 3 dBNPS para crianças e adultos, respectivamente.[7]

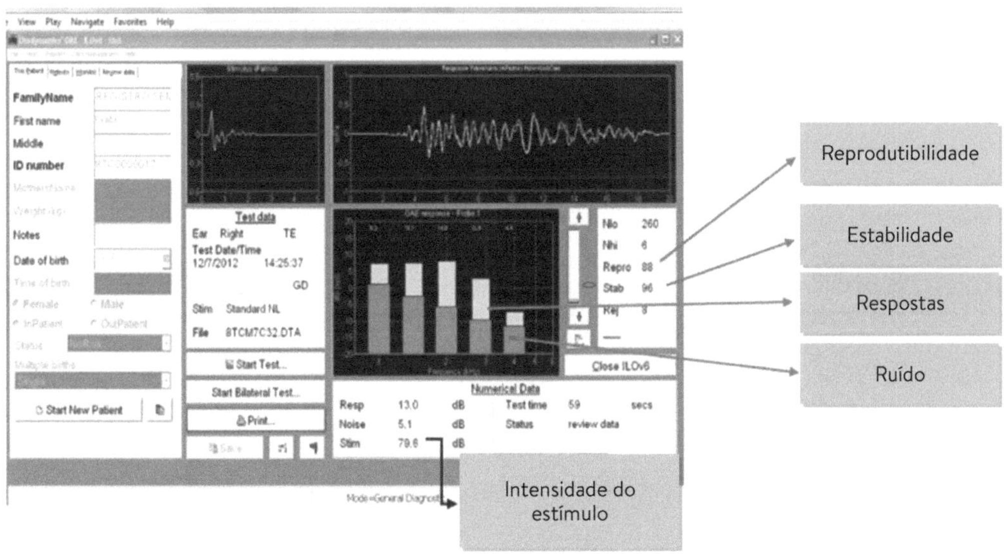

FIGURA 1. Tela de registro das EOAT no equipamento ILO v6.

EMISSÕES OTOACÚSTICAS PRODUTO DE DISTORÇÃO (EOAPD)

As EOAPD são evocadas usando o tom puro como estímulo, o que proporciona uma investigação de resposta mais específica na membrana basilar, com relação à frequência avaliada, em comparação com as EOAT.

No exame, uma sonda de EOAPD, que aloja dois autofalantes e um microfone de alta precisão, utiliza dois tons puros apresentados simultaneamente (f1 e f2), de frequências próximas e relacionadas, sendo a razão f2/f1 aproximadamente 1,2, o que permite a ocorrência dos produtos de distorção. A frequência f2 é sempre mais alta que a f1. O mecanismo gerador dessas emissões é misto: elas são geradas por distorção e por reflexão, sendo a distorção o mecanismo mais predominante. Quando ocorre a apresentação de dois tons puros de forma simultânea na orelha (na razão f2/f1 aproximadamente 1,2), uma série de produtos de distorção relacionados matematicamente aos estímulos f1 e f2 se formam na cóclea saudável: 2f1-f2; 3f1-2f2; 2f2-f1; 3f2-2f1; f2-f1; 4f2-3f1; entre outros. O produto de distorção caracterizado pela relação matemática 2f1-f2 é utilizado para ser avaliado como resposta na prática clínica, por ser mais robusto e por haver uma grande contribuição da região de f2 na membrana basilar para a geração desse produto.[18] Por esses motivos, alterações auditivas em determinada frequência (medida no audiograma) apresentam, muitas vezes, uma boa correspondência com f2.

FORMAS MAIS CONHECIDAS PARA O REGISTRO DAS EOAPD

DP-Grama

- Mais comum.
- Traça o registro da amplitude das respostas das emissões em função da variação das frequências dos estímulos empregados em uma intensidade fixa de apresentação.

Registro das curvas de crescimento das EOAPD

- As frequências dos estímulos f1 e f2 são fixas: ocorre variação da intensidade do estímulo, de forma a buscar o limiar de surgimento da resposta das EOAPD e a taxa de crescimento da resposta em relação ao aumento da intensidade dos estímulos f1 e f2.

Uma das grandes vantagens da utilização das EOAPD é a possibilidade de avaliar frequências mais altas que nas EOAT (até 8 kHz). Além de auxiliar no diagnóstico audiológico em crianças, a EOAPD também é uma ferramenta utilizada para avaliar pacientes com queixa de zumbido e fazer o monitoramento auditivo da exposição a medicamentos ototóxicos, pois pode indicar alterações cocleares antes mesmo de serem detectadas pela audiometria tonal convencional.

DP-Grama

O protocolo para uso da prática clínica do DP-Grama é a variação do estímulo f2 em intervalos de oitavas (mais comumente 2, 3 ou mais pontos por oitava), enquanto o estímulo f1 apresentado é calculado na relação f2/f1 = 1,22. Isso implica que é possível escolher os seguintes estímulos f2 (na forma de 2 pontos por oitava):

- 1 kHz;
- 1,5 kHz;
- 2 kHz;
- 3 kHz;
- 4 kHz;
- 6 kHz.

Os estímulos f1 são calculados conforme o f2 estabelecido. Várias combinações de intensidade de estímulo de f1 e f2 (respectivamente, L1 e L2) foram testadas na literatura. O protocolo com L1 = L2 + 10 dB, sendo L1 = 65 dB e L2 = 55 dB, tem se mostrado mais eficiente por aprimorar a sensibilidade para alterações cocleares e apresentar uma resposta com boa amplitude.[18]

Cada par de estímulos f1 e f2 é apresentado e gera um produto de distorção (2f1-f2), que, ao ser captado, é plotado no gráfico como referente à f2. Em seguida, é apresentado outro par de estímulos de frequência mais baixa, cujo produto de distorção é também plotado no gráfico, e assim sucessivamente (Figura 2). Rapidamente, é formado o resultado do DP-Grama.

A regra para interromper o teste e finalizar o registro das EOAPD deve levar em consideração a amplitude da resposta (se há ou não variação de uma varredura para outra) e a amplitude do soalho de ruído. Equipamentos têm algumas configurações de fábrica estabelecidas, que são diferentes para triagem ou avaliação diagnóstica. É importante dar atenção ao soalho de ruído. Isso significa realizar um número de varreduras suficiente para que a amplitude das respostas não varie e que o registro do soalho de ruído fique baixo e não interfira na interpretação do resultado. Um ruído de fundo mais

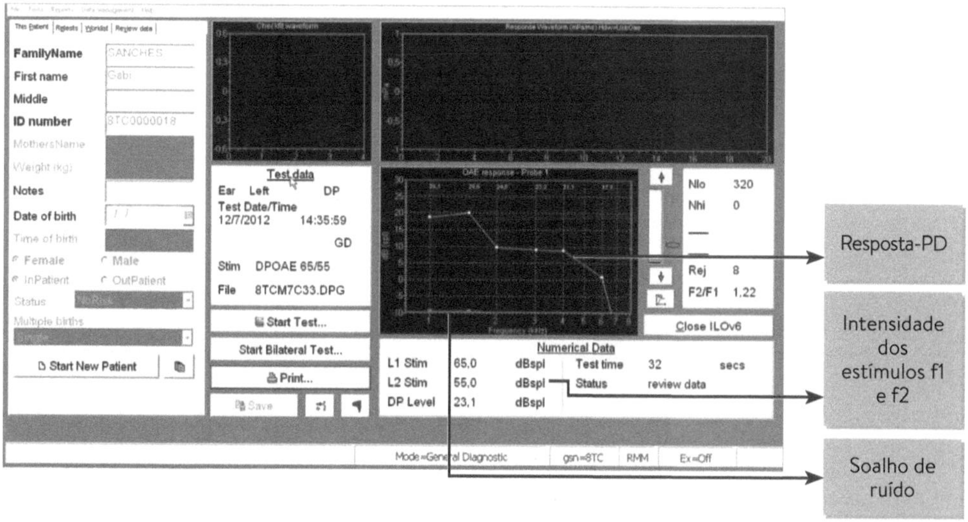

FIGURA 2. Tela de registro das EOAPD no equipamento ILO v6.

alto invalida o resultado do exame, pois pode encobrir a resposta das emissões otoacústicas.

A interpretação do resultado, em uma avaliação diagnóstica, é a presença ou ausência de EOAPD. Para validar o resultado, é necessário verificar se o soalho de ruído está bem baixo e, também, se houve manutenção da amplitude da resposta e do ruído em pelo menos duas varreduras em cada par de estímulo. Essas condições, estando ideais, consideram presença de EOAPD quando há uma diferença entre a amplitude da resposta e o soalho de ruído ≥ 6 dB. Dhar e Hall[18] ressaltam a importância de verificar se a amplitude da resposta está dentro da faixa de normalidade do equipamento, para considerar se as emissões estão não apenas presentes, mas, também, com amplitude normal ou alterada (se a amplitude estiver abaixo da faixa de normalidade com relação sinal/ruído ≥ 6 dB, as EOAPD estão presentes, embora alteradas).

CURVAS DE CRESCIMENTO

O protocolo para o teste das curvas de crescimento é fixar a frequência f2 a ser testada e variar a intensidade dos estímulos primários (Figura 3). Existe a possibilidade de fazer a curva com as intensidades variando de 5 em 5 dB (ascendente ou descendente) nas seguintes intensidades de estímulo:

- L1 = L2 + 10 dB;
- L1 = 0,4L2 + 39 dB (ajuste optimal proposto por Kummer et al.[19]).

Embora não utilizado na prática clínica, o registro da curva de crescimento traz informações sobre o limiar de surgimento das EOAPD, que é definido como o menor nível de intensidade de L2 capaz de produzir uma resposta 6 dB SPL (*sound pressure level* ou nível de pressão sonora) acima do soalho de ruído.[18]

A obtenção do limiar da curva de crescimento possibilita ajustes básicos na prótese auditiva, principalmente em crianças pequenas com perdas de grau leve e moderado.[20]

Os principais critérios utilizados na análise diagnóstica das EOAT e das EOAPD (Tabela 1) devem ser observados pelo profissional, de acordo as recomendações do equipamento utilizado.

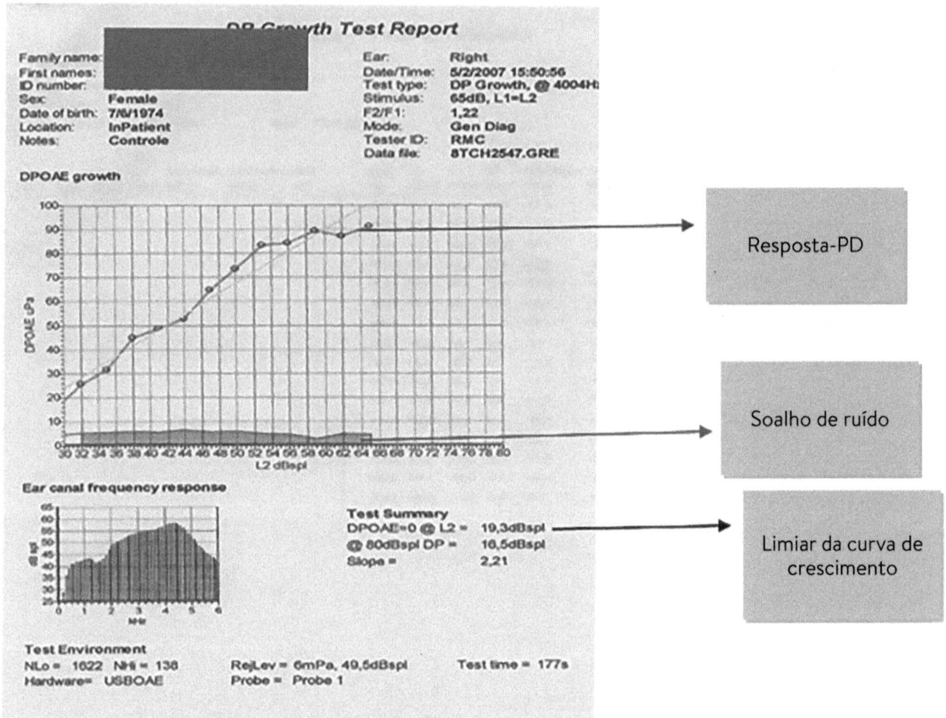

FIGURA 3. Curva de crescimento das EOAPD na tela de relatório/impressão do ILO v6.

TABELA 1. Critérios sugeridos na interpretação clínica das EOAT e das EOAP

Critérios	EOAT	EOAPD
Estímulo	Selecionar o estímulo (linear/não linear) Nível de intensidade do estímulo por volta de 80 dBNPS peq Selecionar janela (12 ou 20 ms)	Dois tons puros f1 e f2, sendo f2/f1 = 1,22, com intensidade de f1 (L1) = 65 dB e de f2 (L2) = 55 dB
Estabilidade	Ao menos 70% de estabilidade da sonda	–
Reprodutibilidade	Acima de 50%	–
Relação sinal/ ruído	6 e 3 dBNPS para crianças e adultos, respectivamente	6 dBNPS acima do soalho de ruído
N° de respostas coletadas/ varreduras	260 para diagnóstico 50 para triagem neonatal	Amplitude de resposta e ruído estáveis por, no mínimo, 2 varreduras

Fonte: adaptada de Dhar e Hall.[18]

REFERÊNCIAS

1. Kemp DT. Stimulated acoustic emissions from within the human auditory system. J Acoust Soc Am. 1978;64(5):1386-1391.
2. Brownell WE. Observations on motile response in isolated outer hair cells. In: Webster W, Aitkin L (eds). Mechanisms of hearing. Clayton, Australia: Monash University Press, 1983. pp.5-10.
3. Davis H. An active process in cochlear mechanics. Hear Res. 1983;9(1):79-90.
4. Hudspeth AJ. How the ear's works work. Nature. 1989;341(6241):397-404.
5. Dallos P. The active cochlea. J Neurosci. 1992;12(12):4575-4585.
6. Dallos P, Fakler B. Prestin, a new type of motor protein. Nat Rev Mol Cell Biol. 2002;3(2):104-111.
7. Shera CA, Guinan Jr. JJ. Evoked otoacoustic emissions arise by two fundamentally different mechanisms: a taxonomy for mammalian OAEs. J Acoust Soc Am. 1999;105(2 Pt 1):782-798.
8. Rao A, Long GR. Effects of aspirin on distortion product fine structure: interpreted by the two-source model for distortion product otoacoustic emissions generation. J Acoust Soc Am. 2011;129(2):792-800.
9. Berlin CI, Morlet T, Hood LJ. Auditory neuropathy/dyssynchrony: its diagnosis and management. Pediatr Clin North Am. 2003;50(2):331-340.
10. Sisto R, Chelotti S, Moriconi L, Pellegrini S, Citroni A, Monechi V et al. Otoacoustic emission sensitivity to low levels of noise-induced hearing loss. J Acoust Soc Am. 2007;122(1):387-401.
11. Dhar S, Long GR, Talmadge CL, Tubis A. The effect of stimulus-frequency ratio on distortion product otoacoustic emission components. J Acoust Soc Am. 2005;117(6):3766-3776.
12. Boothalingam S, Kurke J, Dhar S. Click-evoked auditory efferent activity: rate and level effects. J Assoc Res Otolaryngol. 2018;19(4):421-434.
13. Souza NN, Dhar S, Neely ST, Siegel JH. Comparison of nine methods to estimate ear-canal stimulus levels. J Acoust Soc Am. 2014;136(4):1768-1787.
14. Gorga MP, Neely ST, Dorn PA. Distortion product otoacoustic emission test performance for a priori criteria and for multifrequency audiometric standards. Ear Hear. 1999;20(4):345-362.
15. Glattke TJ, Robinette MS. Transient evoked otoacoustic emissions. In: Robinette MS, Glattke TJ (eds). Otoacoustic emissions: clinical applications. 2.ed. New York: Thieme, 2002. pp.95-115.
16. Keefe DH, Feeney MP, Hunter LL, Fitzpatrick DF, Sanford CA. Pressurized transient otoacoustic emissions measured using click and chirp stimuli. J Acoust Soc Am. 2018;143(1):399.
17. Prieve BA, Feeney MP, Stenfelt S, Shahnaz N. Prediction of conductive hearing loss using wideband acoustic immittance. Ear Hear. 2013;34(Suppl 1):54S-59S.
18. Dhar S, Hall JW. Otoacoustic emissions principles, procedures and protocols. San Diego: Plural Publishing, 2012.
19. Kummer P, Janssen T, Arnol W. The level and growth behavior of 2f1-f2 distortion product otoacoustic emission and its relationship to auditory sensitivity in normal hearing and cochlear hearing loss. J Acoust Soc Am. 1998;103(6):3431-3444.
20. Janssen T, Niedermeyer HP, Arnold W. Diagnostics of the cochlear amplifier by means of distortion product otoacoustic emissions. J Otorhinolaryngol Relat Spec. 2006;68(6):334-339.

8

Adaptação de aparelho de amplificação sonora em bebês e crianças

Cilmara Cristina Alves da Costa Levy
Lyvia Christina Camarotto Battiston Rodrigues-Sato
Bianca Miguel Jorge
Katia de Almeida

INTRODUÇÃO

O impacto negativo da perda auditiva no desenvolvimento da linguagem oral em crianças é um consenso bem estabelecido. Independentemente do grau e da configuração da perda auditiva, o atraso da linguagem oral pode ser significativo, comprometendo as habilidades auditivas e linguísticas.

É consonância que o período crítico para o desenvolvimento da fala e da linguagem compreende os primeiros anos da criança, sendo que, durante os 12 meses iniciais de vida, ela apresenta o fortalecimento das sinapses e uma grande plasticidade do sistema nervoso central (SNC). Adicionalmente, é fato que, para reforçar o desenvolvimento da fala e da linguagem, os bebês necessitam de experiências auditivas ricas, diversas e constantes.[1]

A triagem auditiva neonatal (TAN) e as intervenções médica e fonoaudiológica possibilitam a identificação precoce das perdas auditivas, favorecendo um prognóstico mais adequado no que se refere ao desenvolvimento das habilidades auditivas e linguísticas. Dessa forma, é fundamental que, uma vez estabelecido o diagnóstico da perda auditiva, a intervenção seja iniciada pelo uso da amplificação o mais cedo possível, de modo que a criança possa receber toda a estimulação necessária para desenvolver a fala e a linguagem. Começar cedo o processo de intervenção representa a oportunidade de empregar uma abordagem mais voltada para o desenvolvimento do que para a remediação.

Independentemente das escolhas educacionais - seja a oralidade ou a língua de sinais - feitas pelos pais de crianças diagnosticadas o mais cedo possível, a seleção do aparelho de amplificação sonora individual (AASI) deve ser o passo inicial para propiciar a audibilidade do sinal com conforto e segurança. Há diversas marcas e modelos de AASI disponíveis no mercado.

É de suma importância conhecer as tecnologias específicas para a população infantil, principalmente em razão das diferenças inerentes ao processo de escolha de determinadas características e/ou algoritmos que melhor contribuirão para o desenvolvimento de fala e linguagem da criança. Os fabricantes constantemente realizam pesquisas e aprimoram seus produtos de forma a atender a população pediátrica, o que tem resultado em melhores tecnologias de processamento do sinal; mudanças no *design* dos dispositivos, tornando-os mais confortáveis e com cores atraentes para esse público; bem como criam acessórios e ferramentas a serem utilizados pelos pais.

Diante do exposto, o objetivo deste capítulo é discutir os aspectos fundamentais das etapas no processo de seleção e adaptação de AASI para a população pediátrica.

PROCESSO DE SELEÇÃO E ADAPTAÇÃO DA AMPLIFICAÇÃO

O processo de seleção e adaptação da amplificação em crianças deve conter, obrigatoriamente, algumas etapas essenciais:

- avaliação da audição;
- seleção dos AASI;
- verificação das características da amplificação;
- validação do uso da amplificação;
- seguimento.[2]

É fundamental seguir diretrizes com as recomendações necessárias para a prestação de melhores práticas no que diz respeito à amplificação na população pediátrica, com o objetivo de atender às necessidades globais de crianças com perdas auditivas.[3]

Avaliação da audição

Na primeira etapa, todos os dados da avaliação da audição são importantes para selecionar o AASI ideal. As informações eletrofisiológicas e comportamentais sobre a audição do bebê/criança são interpretadas, a fim de se selecionar o dispositivo mais adequado para cada caso.

A avaliação audiológica permite a obtenção de informações não apenas sobre o grau e a configuração da perda auditiva, mas também sobre o *status* da orelha média, imprescindível para garantir uma amplificação adequada. Os resultados dos exames auditivos e a observação comportamental formam a base para a escolha das características físicas do AASI, que garantirão a melhor adequação quanto a ganho acústico, saída máxima e faixa de frequências para compensar a perda de audição do bebê ou da criança. À medida que a criança cresce, que novos exames são realizados e que mais informações audiológicas são obtidas, é de extrema importância que os dados sejam atualizados, a fim de ajustar as características da amplificação do AASI, garantindo respostas mais precisas da criança.[1-6]

Dessa forma, a criança candidata ao uso da amplificação será aquela que apresentar uma perda auditiva que, independentemente de tipo, grau de severidade e configuração, possa interferir com os processos normais de desenvolvimento, incluindo as perdas mínimas, leves, unilaterais ou espectro da neuropatia auditiva.[3]

Sempre que houver uma perda de audição bilateral, sem contraindicação médica ou audiológica para a adaptação de AASI, é necessário fazer a adaptação bilateral para evitar a ocorrência de privação auditiva e permitir que ambas as orelhas sejam estimuladas. O uso de dois AASI possibilita que pistas binaurais possam ser utilizadas, favorecendo a localização sonora e a somação binaural, melhorando a qualidade sonora e a audição na presença de ruído e minimizando riscos de déficits de linguagem e fala.

Seleção das características da amplificação

A seleção das características da amplificação refere-se à etapa de escolha do AASI que será experimentado na criança e posteriormente avaliado. Essa seleção deve se basear na informação audiológica existente, nas especificações técnicas e nas características físicas e eletroacústicas dos dispositivos de amplificação.

A prescrição das características da amplificação inclui aspectos importantes, como: a impressão do molde auricular, a escolha das características e do processamento de sinal do AASI e o uso de um método prescritivo validado para a população pediátrica. Além disso, a necessidade de uso de tecnologias assistivas adicionais deve ser considerada nesse estágio.[3-7]

METAS PARA UMA AMPLIFICAÇÃO SEGURA[6-7]

- Mínima distorção do sinal amplificado.
- Estratégias de processamento de sinal apropriado.
- Recursos que maximizam a audibilidade do sinal desejado.

Moldes auriculares

Moldes auriculares são peças individualmente confeccionadas com o intuito de conduzir o som amplificado pelo AASI até a membrana timpânica. Podem ser fabricados com diversos materiais, rígidos ou flexíveis, e em diferentes estilos e configurações. Suas funções são:[8]

- promover a fixação do AASI à orelha do usuário;
- funcionar como elemento de transmissão acústica do som amplificado;
- propiciar vedação acústica, prevenindo o aparecimento de microfonia;
- modificar, quando necessário, o sinal acústico amplificado pelo AASI.

Tanto o material quanto o estilo do molde auricular têm relação direta com o grau de perda auditiva e com a necessidade de se atingir ganho acústico e saída máxima compatíveis com a severidade dessa perda. Portanto, o profissional deve sempre considerar o tipo, o material, a coloração e a frequência de reposição dos moldes auriculares.

A escolha do material com o qual ele será confeccionado para a criança é de extrema importância, pois deve garantir a melhor vedação acústica possível e priorizar o conforto, uma vez que será utilizado por longos períodos.

Moldes auriculares confeccionados com material rígido, como o acrílico, não são a melhor opção para a população infantil, uma vez que existe a possibilidade de se quebrarem em caso de impacto, acarretando risco de lesões no pavilhão auricular ou meato acústico externo da criança. Entretanto, o acrílico rígido é resistente, durável e permite modificações acústicas e estéticas. É apropriado para perdas auditivas de graus leve a severo, mas não é indicado para uso em bebês e crianças pequenas.[9]

Entre os materiais flexíveis, estão o vinil e o silicone. Considerando as características desses materiais, os moldes confeccionados com material flexível são os mais indicados para a população infantil (na maioria dos casos), pois aderem mais facilmente à pele da orelha, propiciando excelente vedação acústica e, assim, impedindo a ocorrência de microfonia. Além disso, são mais confortáveis para serem usados por longos períodos e oferecem menor risco de ferimentos aos seus usuários em caso de quedas ou traumatismos, tão comuns na infância. Apesar de ser difícil realizar modificações acústicas nos materiais flexíveis, eles apresentam a vantagem de serem hipoalergênicos e resistentes.

Recomenda-se aos pais que os moldes auriculares para as crianças sejam confeccionados em diferentes cores, combinando, por exemplo, com a cor do AASI.[10]

Independentemente do material com o qual são confeccionados, os moldes auriculares podem se deteriorar rapidamente. Por questões tanto de higiene quanto acústicas, é imprescindível que sejam mantidos limpos e desobstruídos. O cerume pode obstruir o canal do molde auricular, interrompendo a passagem do estímulo sonoro amplificado. Portanto, o molde deve ser limpo e ter suas condições verificadas diariamente.

O tubo plástico que conecta os aparelhos retroauriculares com o molde auricular deve estar sempre em bom estado. Um tubo ressecado, torcido, rachado ou amarelado precisa ser substituído. Em média, deve ser trocado a cada um ou dois meses de uso, período suficiente para perder sua flexibilidade e mudar de coloração.

Os moldes auriculares devem ser refeitos e substituídos após um período de uso e/ou quando houver crescimento global da orelha da criança, alargamento do meato acústico externo em função do uso do próprio molde, danos que ocorram no molde e mudança nos limiares auditivos da criança.[5]

De modo geral, pode-se dizer que bebês devem ter seus moldes substituídos a cada dois ou três meses; crianças com idade inferior a 5 anos, a cada seis meses; e crianças maiores, anualmente, de modo a garantir sempre o uso de um molde perfeito.[11]

Tipos de AASI

A escolha do AASI deve basear-se nas características físicas e eletroacústicas compatíveis com o grau e a configuração da perda auditiva e as necessidades da criança. O tamanho físico da orelha da criança e a menor rigidez apresentada por sua porção cartilaginosa têm implicações importantes na seleção do tipo de AASI indicado para cada caso. Um bebê ou uma criança muito pequena, por exemplo, tem o meato acústico externo (MAE) pequeno, menos volumoso, e a cartilagem do pavilhão auricular muito flexível. Essas condições inviabilizam a adaptação de modelos intra-aurais, visto que as proporções físicas não são compatíveis com o mínimo necessário para a adaptação adequada desses dispositivos na orelha de um bebê ou criança pequena.[11,12]

Mesmo em crianças maiores, em razão tanto da limitação de espaço existente para a montagem dos componentes do AASI na orelha quanto do seu crescimento, é difícil indicar o AASI intracanal ou microcanal.[11] Até os 7 anos de idade, ocorre o maior crescimento do pavilhão auricular, sendo necessário a troca frequente dos moldes/cápsulas dos AASI.

Em função disso, independentemente do grau de perda auditiva, os AASI retroauriculares são utilizados na maioria das crianças. Assim, o aparelho retroauricular em suas diferentes versões, maiores e mais potentes ou menores, são os recomendados para a população infantil.

VANTAGENS DOS AASI RETROAURICULARES

- Fornecem diversas opções de ganho, sistemas e acessórios, sendo mais resistentes do ponto de vista físico.
- Ficam localizados na porção externa do pavilhão auricular, oferecendo menos risco de ocasionar lesões durante as brincadeiras.
- Apresentam mais facilidade no acoplamento de acessórios e conectividades, ferramentas interessantes e necessárias quando se trata de crianças pequenas, ativas e em idade escolar.

Adicionalmente, há modelos coloridos e que podem ser personalizados com adesivos, por exemplo, os quais devem sempre ser apresentados aos pais, uma vez que são eles que inicialmente colocarão o AASI nas crianças. Deve ser ressaltado aos pais que essa etapa de adesão ao uso dos AASI deve ser criativa e motivacional, assegurando um momento de identificação das crianças com seus "novos amigos sonoros".

Visando a uma melhor adaptação física nas crianças e facilidade para os pais e cuidadores, existem acessórios que permitem maior fixação do AASI à orelha, como:[10,11,13]

- gancho de som pediátrico, cujo ângulo de curvatura é menor e se ajusta melhor ao pavilhão auricular da criança;
- clipes de retenção que interligam o AASI à roupa do bebê ou da criança, evitando que o dispositivo caia no chão caso seja retirado acidentalmente da orelha;
- fitas adesivas dupla-face biocompatíveis, que são coladas no AASI e na região retroauricular da criança, substituindo os prendedores e mantendo o AASI na posição adequada do ponto de vista acústico, com posicionamento correto do microfone.

Para essa faixa etária, é indicado que seja possível travar o compartimento de pilha, para evitar acidentes (p.ex., ingestão acidental); desabilitar a função de botões de programa, do controle de volume e/ou de potenciômetros, garantindo a amplificação adequada e de modo constante; e assegurar, nos modelos menores de aparelhos, a escolha de um gancho de som que propicie uma adaptação mais anatômica.[1,10]

Características de processamento do sinal, segundo a American Academy of Audiology (AAA)[3]

As recomendações para o processamento de sinal em crianças são: compressão da faixa dinâmica, limitação de saída por compressão, resposta em frequência ampla, cancelamento de *feedback*, entre outras. A escolha dos algoritmos deve ser realizada de acordo com cada caso, levando-se em conta a idade da criança, o grau e a configuração da perda auditiva.

O sistema deve empregar uma estratégia de compressão de amplitude, definida como compressão dinâmica ou WDRC (*wide dynamic range compression*). Assim como em relação aos pacientes adultos, a prescrição do ganho acústico para crianças deve garantir que a faixa de níveis de entrada seja comprimida de forma suficiente para acomodar a sensibilidade a sons intensos, ao mesmo tempo em que restaura a audibilidade dos sinais fracos da fala. Ao atender a esses requisitos, a seleção das características de compressão deve também minimizar as alterações das pistas de fala.

Além disso, deve haver um mínimo de 4 a 7 bandas de frequência, com possibilidade de ajuste no *software* do AASI. Com isso, espera-se que as curvas de frequência sejam suficientes para atender às necessidades da maioria das configurações audiométricas. Não há desvantagens quando o número de bandas é superior. O dispositivo deve ter flexibilidade suficiente para acomodar mudanças no ganho acústico relacionadas ao crescimento da criança, eventual progressão/flutuação dos limiares auditivos ou modificações nas curvas de frequência (ou seja, meatos acústicos externos maiores ou maior diâmetro da ventilação podem exigir um aumento nos valores de ganhos acústico prescritos).

A compressão em múltiplos canais deve ser selecionada, uma vez que possibilita melhor gerenciamento da audibilidade específica por frequência. O aumento do número de canais pode elevar a audibilidade, especialmente em audiogramas com configuração descendente, mas pode também reduzir a discriminação de sons com base nos formatos de seus espectros.

Todo AASI deve contar com um sistema de limitação de saída máxima, com o intuito de evitar desconforto perceptual e alterações do limiar auditivo em função da exposição a elevados níveis de pressão sonora. A limitação por compressão oferece melhor qualidade de som em comparação com os AASI que limitam a saída máxima pelo corte de picos. Estudos demonstraram que a prescrição inadequada da limitação Wolfe de saída (muito elevada ou muito rebaixada) pode diminuir o reconhecimento da fala em adultos.[14,15]

Uma resposta em frequência com largura da banda de altas frequências até 9.000 Hz melhora a audibilidade de sons como /s/, que representa uma pista essencial do plural.

Técnicas de rebaixamento de frequências podem melhorar a detecção e o reconhecimento de consoantes por crianças com perda auditiva em altas frequências de grau moderado a profundo. A ativação de qualquer algoritmo de rebaixamento de frequências deve ser acompanhada pela validação comportamental. A técnica de rebaixamento de frequências deve ser tratada como uma forma de distorção propositadamente adaptada ao sistema de amplificação. Dados sugerem que a aclimatização pode aumentar a aceitação e o desempenho resultantes da aplicação de uma técnica específica de rebaixamento de frequências. O ajuste fino, a verificação e a avaliação dos resultados devem ter o objetivo de analisar o menor efeito possível (distorção) que permite acesso a sons de altas frequências. O algoritmo não deve ser prescrito até que a verificação eletroacústica tenha revelado que a audibilidade de altas frequências não pode ser restabelecida apenas pela amplificação convencional.

O cancelamento de *feedback* diminui a ocorrência de realimentação acústica, ou seja, a microfonia. A redução de *feedback* permite maiores ventilações e aumento do tempo de troca dos moldes. Todas as verificações eletroacústicas devem ser realizadas após a ativação dos algoritmos de cancelamento de *feedback*.

Para crianças, o processamento direcional em tempo integral não é recomendado. O modo direcional pode reduzir a audibilidade dos falantes fora do eixo de captação do microfone, limitando a capacidade de ouvir de forma passiva e sem intenção. Alguns benefícios adicionais menores, mas significativos, podem estar associados com a tecnologia de microfone direcional adaptativo, não havendo consequências negativas associadas a esse tipo de processamento direcional adaptativo em ouvintes adultos. Devem ser considerados os AASI com troca automática entre modo direcional e omnidirecional, de modo a propiciar melhor relação sinal-ruído aparente. No entanto, fica a cargo do fonoaudiólogo entender quais são os parâmetros de troca dos programas automáticos e as condições acústicas do ambiente educacional para que se possa estabelecer expectativas adequadas para qualquer sistema de trocas automáticas.

Em alguns casos, o modo omnidirecional contínuo pode ser preferível em detrimento do modo direcional automático. Todas as crianças com perda auditiva devem ser consideradas candidatas a conexões sem fio (*wireless*) entre as tecnologias auditivas e os microfones remotos. Quando devidamente prescritas, as tecnologias auditivas podem propiciar relação sinal-ruído melhor ou igual aos microfones direcionais.

Com relação ao algoritmo de redução digital de ruído, espera-se que os ouvintes adultos se incomodem menos e aumentem a aceitação de ambientes ruidosos quando usam a redução de ruído ativada. Em média, a redução de ruído não impacta a capacidade de reconhecimento de fala das crianças de forma negativa, e sua prescrição deve ser feita considerando que diferentes implementações dessa tecnologia variam em seu comportamento eletroacústico e que priorizar o conforto e a aceitação do ruído de fundo pode impactar, de forma negativa, a audibilidade de fala.

Métodos prescritivos para a população infantil

As crianças têm necessidades de escuta mais complexas do que os adultos para a compreensão da fala, especialmente quando a situação de escuta é difícil (sons fracos, locais barulhentos ou ambientes com reverberação). O aumento da audibilidade é necessário para dar suporte à compreensão da fala, seja por meio do aumento da entrada sonora, de uma relação sinal-ruído mais favorável ou da melhoria do ambiente sonoro. Desse modo, os alvos prescritos especificam maiores ganhos acústicos e saída máxima para crianças do que para adultos.

O método de prescrição pediátrica escolhido pelo profissional deve ser capaz de formular metas baseadas somente em limiares e trabalhar com dados audiométricos parciais. Os limiares auditivos são a fonte principal para os alvos de ganho acústico e saída máxima. Os métodos prescritivos recomendados e validados para a população pediátrica são: *desired sensation level multistage input/output method* (DSLm [i/o] v5.0) e *national acoustic laboratories nonlinear algorithm* (NAL-NL2).[4,16,17]

O DSL foi originalmente desenvolvido por Richard Seewald, em 1985. Trata-se de um protocolo completo que incorpora, de forma sistemática e baseada em evidências científicas, um conjunto de procedimentos adequados a essa população, desde o manejo de dados audiométricos até a prescrição das características eletroacústicas e a verificação do desempenho do AASI. Desde as primeiras versões, um de seus objetivos é a prescrição de características que possibilitem a amplificação do sinal de fala com qualidade, tornando-o audível, confortável e sem distorções ao longo de toda a faixa de frequências.[18] A revisão de pesquisas com adultos e crianças com perda auditiva indicou que a fala deve ser amplificada até certo nível de sensação (NS), maximizando o conforto e a inteligibilidade da fala.[19-23] Os resultados desses estudos ajudaram a definir as metas de nível de sensação para a fala amplificada de crianças com perdas auditivas em diversos níveis de audição.

O cálculo do ganho acústico, da saída e da resposta em frequência é feito a partir do limiar auditivo, corrigindo as medidas para dBNPS (decibel nível de pressão sonora), ao levar em conta as diferenças entre a orelha e o acoplador de 2 cc (centímetros cúbicos) e mostrar seus alvos na orelha em dBNPS (SPLogram). Para que isso se realize, deve ser obtido a *real ear coupler difference* (RECD), que é a medida de diferença, em nível de pressão sonora, entre a orelha e o acoplador, cujos valores devem ser acrescentados ao cálculo da prescrição.[24,25]

Desenvolvido pela National Acoustic Laboratories (NAL), o método prescritivo NAL-NL2 é um protocolo para seleção de ganho e saída para circuitos não lineares, que incorpora as medidas individuais do RECD considerando as diferenças existentes na população pediátrica, assim como também prescreve alvos para respostas do AASI na orelha da criança (*real ear aided gain* [REAG]). A partir dos valores do RECD, são calculados alvos para REAG para os níveis de entrada de 50, 65 e 80 dBNPS.

Verificação das características da amplificação

A etapa de verificação é um processo contínuo e dinâmico, não um evento isolado. Por esse motivo, deve servir como referência para as futuras modificações nas características eletroacústicas e nos algoritmos do AASI.

A verificação da adequação dos parâmetros de amplificação das próteses auditivas em crianças é desafiadora, mas, ao utilizar os melhores procedimentos de acordo com idade e comportamentos esperados, o fonoaudiólogo pode estabelecer, com alto grau de certeza, a adequação de um determinado AASI a uma criança.[2]

Há duas metodologias que podem ser utilizadas: a avaliação eletroacústica (medidas com microfone sonda ou por meio do acoplador) e a avaliação psicoacústica (medidas em campo livre). A primeira é a mais indicada para a população pediátrica, pois não exige a colaboração e a participação ativa das crianças.

Medidas com microfone sonda possibilitam uma avaliação objetiva, que permite a avaliação do ganho acústico e da saída máxima de dois modos, direto e indireto. O modo direto é aquele em que o registro do nível de pressão sonora é obtido diretamente na orelha da criança com o AASI em uso. No modo indireto, os equipamentos que possibilitam as mensurações *in situ*, assim como o fone de inserção e os acopladores, são utilizados para mensurar o RECD.

RECD é a diferença, em decibel em função da frequência, entre a saída acústica de um AASI medida no meato acústico externo (MAE) e no acoplador de 2 cc. Os valores do RECD são positivos e aumentam conforme a elevação das frequências.[1-4] É um fator de correção individual bastante importante na adaptação de AASI para a população infantil.

A medida do RECD é realizada em duas etapas. A mensuração na orelha é feita com a conexão do fone de inserção no tubo do molde auricular da criança, individualizando o procedimento (que é o mais indicado), ao mesmo tempo em que o microfone sonda é inserido no MAE. Um estímulo tonal de banda larga é emitido e registrado pelo microfone sonda. A segunda etapa consiste na conexão do fone de inserção ao acoplador de 2 cc. A diferença entre as duas medições é o RECD. É importante ressaltar que o RECD, por ser uma medida individual, deve ser realizado com o molde auricular definitivo da criança, que será utilizado na adaptação.[4]

As medidas obtidas da orelha da criança são transmitidas para o *software* de programação. Após programado, o AASI deve ser posicionado na caixa de testes (*test box)* para que sejam realizadas as medidas de ganho, utilizando um sinal de fala calibrado (sons fracos, de 55 dBNPS, e sons médios, de 65 dBNPS, ou fortes 75 ou 80 dBNPS) e de saída máxima (90 dBNPS). A medida do RECD deve ser refeita a cada troca de molde até a criança completar, pelo menos, 3 anos de idade. Isso é necessário em virtude do crescimento da criança e pelo aumento do volume do MAE em função da idade.[3,4]

Estudos demonstraram que não há diferença significativa entre o RECD da orelha direita e o da esquerda; assim, pode ser obtida uma única medida, em apenas uma das orelhas.[16] No entanto, a inspeção do MAE é importante para garantir que nenhum obstáculo (p.ex., cerume) impeça a passagem do tubo sonda, bem como para que se conheça o resultado da timpanometria, uma vez que alterações desse exame podem comprometer o resultado do RECD. O estudo de Martin et al.[26] apontou que a pressão negativa do ouvido médio (p.ex., > 200 daPa) pode aumentar o valor do RECD na frequência de 500 Hz ou menor.

Para Wolfe e Neumann,[7,27] há grande chance de ocorrer aumento no resultado dos valores do RECD nos primeiros 10 a 12 meses de vida da criança, especialmente na frequência de 4.000 Hz. Por isso, nessa faixa etária, é importante realizar a mensuração, a fim de que ela possa fornecer uma programação segura e apropriada das trocas de molde para cada idade da criança.

Caso não seja possível realizar essa medida individualmente, a maioria dos *softwares* que trabalham com adaptação pediátrica dispõe, inseridos em seus programas, de valores médios de RECD. Ainda que não seja uma medida individual (o que seria ideal), mas valores médios obtidos por faixa etária, acredita-se que é melhor considerá-la do que simplesmente optar por não utilizar nenhuma medida e deixar que os alvos prescritos de ganho e saída sejam calculados a partir dos dados audiológicos, sem que seja considerado o RECD.

A medida de saída máxima é importante, pois, como ressaltado anteriormente, o volume do MAE (características da ressonância e do volume residual) da criança não é o mesmo que do adulto. Assim, dependendo da intensidade sonora somada à amplificação do sistema, é possível gerar diferenças de pressão sonora nas orelhas de adultos e crianças de até 23 dB.[28]

Medidas psicoacústicas em campo livre, como a obtenção dos limiares ou do ganho funcional, são difíceis de serem estabelecidas em bebês e crianças pequenas. Para a obtenção de limiares de audibilidade com AASI, é necessário avaliar cuidadosamente e relacionar a faixa etária da criança com as respostas que ela pode apresentar diante do estímulo sonoro. Portanto, dependendo da idade da criança, não será possível obter o limiar com o uso do AASI, mas o resultado do ganho funcional poderá nortear a intensidade que provoca interesse na criança.

Dessa forma, o ganho funcional é um instrumento que pode auxiliar na observação da resposta da criança, tanto para o estímulo sonoro de tom puro como para a fala (p.ex., por meio da detecção da fala). Algumas vezes, o bebê ou a criança muito pequena apresentam sobressaltos ao ouvir os sons, demonstram interesse pelo som, procurando a fonte sonora, ou cessam uma atividade como movimentos, balbucio e sucção. Embora seja um exame que exige a participação ativa e que depende do interesse e da atenção auditiva da criança, trata-se de mais uma ferramenta que pode ser somada à avaliação dos AASI.

Índice de inteligibilidade de fala (*speech intelligibility index*) ou SII

A audibilidade do sinal de fala com a amplificação é um resultado importante no processo de adaptação do AASI,[11] o chamado índice de inteligibilidade de fala, proposto pelo American National Standard Institute (ANSI - S3.5-1997). O SII é uma estimativa numérica da audibilidade do sinal de fala. É calculado estimando-se a audibilidade de um sinal de fala médio em comparação com os limiares de audição do ouvinte ou nível de ruído de fundo, o que for maior. O cálculo é realizado para um número discreto de bandas de frequência, às quais é atribuído um peso de importância com base na contribuição de cada banda para a pontuação média de reconhecimento de fala em um grupo de ouvintes adultos com audição normal. A audibilidade de cada banda é multiplicada pelo peso de importância dado a ela. A audibilidade ponderada de todas as bandas é somada para criar um número, entre 0 e 1, que descreve a audibilidade ponderada do espectro médio de longo prazo de fala, sendo que 0 indica que nenhum espectro é audível e 1 representa audibilidade completa.[29] O SII pode ser calculado para condições sem ou com AASI.

O SII é, portanto, uma medida eletroacústica que serve para conceituar a proporção da fala disponível, ou seja, audível para a criança, e não uma previsão comportamental do reconhecimento de fala. Os valores SII são fornecidos automaticamente pelos equipamentos com microfone sonda usados na verificação (p.ex., Audioscan Verifit®, Interacoustics Callisto®, Otometrics Aurical®). No momento da verificação eletroacústica, o SII é calculado para cada nível de entrada testado, normalmente 55, 65 e 75 dB.

Existem dados normativos de SII com AASI para o método prescritivo DSL 5.0 para a população infantil (disponíveis em: <http://www.dslio.com/wp-content/uploads/2016/10/Aided-SII-Normative-Values_App-A.pdf>), os quais foram derivados de dados obtidos de 161 orelhas. Os ajustes variaram de 1 dB abaixo a 4 dB acima da meta prescrita, em média, de 250 a 4.000 Hz. A partir desses dados, foram extraídos os valores do SII para analisar a relação entre SII e AASI e determinar se a adaptação foi considerada típica para aquela perda auditiva, caracterizada pela média dos limiares tonais (500, 1.000, 2.000 e 4.000 Hz). Os resultados indicaram que os valores de SII com AASI diminuem de 40 a 100% à medida que a média tonal aumenta de 20 dBNA para 90 dBNA.[6]

Os estudos têm mostrado um alerta importante quanto aos valores de SII. Quando os valores são muito rebaixados (inferior a 60%), recomenda-se reavaliar a adaptação e/ou avaliar outras condutas (p.ex., implante coclear [IC]). Como o objetivo primário é dar tanto acesso quanto possível às informações no sinal acústico da fala, que é um passo importante para a intervenção auditiva-oral, identificar falhas nesse acesso é a melhor maneira de contribuir para o resultado desejado.[29]

Validação do uso da amplificação

Após a verificação das características eletroacústicas adequadas para a idade e o grau da perda auditiva da criança, é fundamental realizar o acompanhamento clínico e terapêutico para garantir a continuidade das avaliações quanto ao benefício do uso do AASI ou do IC e seu impacto nas relações cotidianas e no desenvolvimento da criança.

A validação deve envolver uma abordagem multidimensional de medidas de resultados subjetivas e objetivas baseadas em evidências e clinicamente viáveis, apropriadas para crianças de várias idades e níveis de desenvolvimento. O objetivo é avaliar se o sinal de fala é audível, claro e confortável e se a criança resiste à interferência de ruídos presentes em situações de aprendizagem formal ou informal.

Entretanto, é sabido que, na população infantil, quanto menor a idade da criança, maior é a dificuldade de se obter respostas consistentes e fidedignas quanto ao real aproveitamento dos dispositivos eletrônicos, assim como de se encontrar material adequado à idade da criança.

Diante das dificuldades observadas no cotidiano da clínica fonoaudiológica no atendimento a essa população, é importante esclarecer aspectos referentes à etapa de validação, uma das mais importantes do processo de acompanhamento em crianças usuárias de AASI ou IC.

Atualmente, há um consenso geral de que o benefício da intervenção é mais bem avaliado quando também compreende observações constantes da família, dos cuidadores, dos professores (durante o período em que a criança se encontra na escola) e do terapeuta.[10,30,31]

Existem questionários e inventários validados que auxiliam na observação do desenvolvimento das habilidades auditivas, de linguagem e de percepção da fala das crianças. São instrumentos especialmente desenvolvidos para propiciar a participação efetiva dos profissionais e das pessoas envolvidas nos cuidados com a criança.

Esses questionários têm como principal objetivo envolver pais, professores e cuidadores na reabilitação da criança, por meio das seguintes maneiras:

- dando a eles o papel de participantes ativos desse processo, preparando-os e colocando-os frente a frente – muitas vezes, pela primeira vez – com as dificuldades, as necessidades e os desafios com os quais a criança irá se deparar por toda a vida;
- propondo situações específicas que auxiliarão na observação e na devolutiva à equipe, para que sejam feitos ajustes

nas condutas e nos procedimentos necessários ao planejamento da terapia fonoaudiológica.

O entrosamento entre todos os envolvidos nos cuidados com a criança traz resultados ainda mais completos e satisfatórios ao atendimento pediátrico.

Alguns questionários já foram traduzidos para o português e vêm sendo utilizados em centros especializados e instituições do nosso país (Anexo 1, ao final do livro). Funcionam como um guia qualitativo do desempenho e do desenvolvimento com base na observação comportamental sistemática, que, como já foi dito, pode aproximar familiares, cuidadores, terapeutas e professores, promovendo maior interação com a criança em uma situação de troca de experiências de grande importância.

Um exemplo disso é a observação por meio do protocolo *Parent's evaluation of aural/oral performance of children* (PEACH)[32] (Anexo 2, ao final do livro), traduzido e adaptado por Levy e Rodrigues-Sato.[33] Trata-se de um questionário, em forma de diário dirigido, desenvolvido como medida do desempenho funcional da vida cotidiana, baseado no uso sistemático da observação dos pais em relação aos comportamentos auditivos da criança em diferentes ambientes. Os pais devem anotar, no diário, registros de quando e em quais situações os comportamentos auditivos ocorreram. Os itens incluem questões sobre o uso do AASI ou do IC, conforto auditivo, situações no silêncio, situações no ruído e atenção/reconhecimento de sons ambientais, de forma a abranger todos os ambientes dos quais a criança faz parte. As situações propostas proporcionam uma maior interação entre criança e pais/cuidadores, o que favorece, inclusive, seu desenvolvimento cognitivo e de linguagem.

Por fim, o uso de questionários na etapa de validação do processo de seleção e de adaptação de AASI traz grande benefício à criança e à sua família, além de enriquecer o trabalho do fonoaudiólogo, que passa a compreender melhor a dinâmica de cada núcleo familiar, possibilitando, assim, maior envolvimento e intervenção mais centrada nas necessidades da criança.

Acompanhamento/seguimento

Aparelhos de amplificação sonora individual com bom funcionamento são essenciais para o andamento da reabilitação de crianças com deficiência auditiva. Portanto, avaliações sistemáticas devem ser realizadas regularmente. O objetivo do acompanhamento é, em primeiro lugar, permitir ao fonoaudiólogo manter o controle do desempenho eletroacústico do dispositivo eletrônico de amplificação sonora, garantindo seu perfeito funcionamento, além de garantir que os moldes auriculares estejam bem adaptados. Portanto, a sessão de acompanhamento deve compreender:

- avaliação audiológica;
- avaliação dos moldes auriculares
- verificação eletroacústica dos dispositivos, incluindo a obtenção do RECD;
- ajustes no AASI para contemplar as mudanças que ocorrem no RECD à medida que a criança cresce;
- verificação do tempo de uso do dispositivo visando à avaliação e à orientação.

Dependendo da idade da criança, medidas funcionais também podem ser realizadas para documentar o desenvolvimento das habilidades auditivas.

Com bebês e crianças menores, o seguimento deverá ser feito a cada três meses, durante os dois primeiros anos de uso da amplificação, salvo em crianças prematuras ou muito pequenas. Atualmente, com a recomendação de adaptação de amplificação por volta dos três meses de vida, o acompanhamento pode acontecer mensalmente.[34] Crianças em idade escolar podem ser avaliadas a cada seis meses. Um controle mais severo deverá ser feito com as crianças portadoras de perdas auditivas flutuantes ou progressivas.

CONSIDERAÇÕES FINAIS

Este capítulo teve a intenção de levantar algumas considerações importantes na seleção, na verificação e na validação dos AASI para bebês e crianças com perdas auditivas. Na seleção, é preciso levar em consideração a idade da criança, suas atribuições físicas e os exames investigatórios (com suas devidas correções) para selecionar os algoritmos pertinentes a cada caso.

Na verificação, é imprescindível que se constatem os níveis de ganho acústico e de saída máxima, bem como a faixa de frequência, a fim de garantir que o desempenho eletroacústico desejado seja alcançado.

A avaliação é uma atividade prioritária para orientar familiares e profissionais quanto aos benefícios do uso do AASI, assim como quanto às consequências pela falta de seu uso. Toda criança com perda auditiva necessita de ganho compatível com o grau da sua perda auditiva, uma relação sinal-ruído controlada e uma banda de frequência abrangente, capaz de promover a aquisição de fala e linguagem, assim como o uso do AASI em tempo integral enquanto estiver acordada. Acompanhar a evolução dessas etapas é uma tarefa que exige comprometimento, atenção e, principalmente, parceria entre pais e audiologistas.

REFERÊNCIAS

1. Flexer C, Madell JR, Wolfe J, Schafer EC. Why hearing is important in children. In: Madell JR, Flexer C, Wolfe J, Schafer EC (eds). Pediatric audiology diagnosis, technology and management. 3.ed. New York: Thieme, 2019. pp.3-16.
2. Almeida K, Martinelli MC. Hearing aids for the pediatric population. In: Hatzopoulos S (org). Advances in audiology and hearing sciences. 1.ed. Burlington: Apple Academic Press, 2020. pp.25-60.
3. American Academy of Audiology (AAA). Clinical practice guidelines – pediatric amplification. Jun. 2013. Disponível em: <http://galster.net/wp-content/uploads/2013/07/AAA-2013-Pediatric-Amp-Guidelines.pdf>. Acesso em: 15 mar. 2021.
4. Bagatto MP, Moodie ST, Scollie S, Seewald RC, Moodie S, Pumford J et al. Clinical protocol for hearing instrument fitting in the desired sensation level method. Trends Amplif. 2005;9(4):199-226.
5. Pittman A, Beauchaine KL. Hearing aids for infants, children and adolescents. In: Madell JR, Flexer C, Wolfe J, Schafer EC (eds). Pediatric audiology diagnosis, technology and management. 3.ed. New York: Thieme, 2019. pp.215-223.
6. Bagatto MP, Scollie S. Current approaches to the fitting of amplification to infant and young children. In: Seewald R, Tharpe AM (eds). Comprehensive handbook of pediatric audiology. San Diego: Plural Publishing, 2011. pp.527-552.

7. Wolfe J, Neumann S. Hearing technology for children. In: Mertz MJ (ed). Sandlin's textbook of hearing aid amplification – Technical and clinical considerations. 3.ed. San Diego: Plural Publishing, 2014. pp.427-96.
8. Taguchi CK, Almeida K. Moldes auriculares: considerações estruturais e acústicas. Próteses auditivas: In: Almeida K, Iorio MCM (orgs). Próteses auditivas: fundamentos teóricos e aplicações clínicas. 2.ed. São Paulo: Lovise, 2003.
9. Pirzanski C. Earmolds and hearing aid shells: a tutorial. Hear Rev. 2006;13(4):10-20.
10. Levy CCAC, Simonetti P. Avanços tecnológicos na seleção e adaptação de aparelhos auditivos de amplificação sonora individual em crianças. In: Lopes Filho O (ed). Novo tratado de fonoaudiologia. Barueri: Manole, 2013. pp.403-12.
11. McCreery RW, Walker EA. Hearing aid candidacy and feature selection for children. In: McCreery RW, Walker EA. Pediatric amplification enhancing auditory access. San Diego: Plural Publishing, 2017. pp.51-75.
12. Taylor B, Teter D. Earmolds: practical considerations to improve performance in hearing aids. Hear Rev. 2009;16(10):10-14.
13. Walker EA, McCreery RW. Hearing aid use and orientation in: McCreery RW, Walker EA. Pediatric amplification enhancing auditory access. San Diego: Plural Publishing, 2017. pp.105-122.
14. Wolfe J, John A, Schafer E, Nyffelee M, Boretzki M, Caraway T. Evaluation of nonlinear frequency compression for sholl-age children with moderate to moderately severe hearing loss. J Am Acad Audiol. 2010;21(10):618-628.
15. Ching TYC, O'Brien A, Dillon H, Chalupper J, Hartley L, Raicevich G et al. Directional effects on infants and Young children in real life: Implication. J Speech Lang Hear Res. 2009;52:1241-1254.
16. Munro KJ, Howlin EM. Comparison of real-ear to coupler difference values in the right and left ear of hearing aid users. Ear Hear. 2010;31(1):146-50.
17. Ching TYC, Scollie SD, Dillon H, Seewald RC. A cross-over, double-blind comparison of the NAL-NL1 and DSL v4. 1 prescriptions for children with mild to moderately severe hearing loss. Int J Audiol. 2010;49(Suppl.1):S4-S15.
18. Seewald RC, Cornelisse LE, Ramji KV, Sinclair ST, Moodie KS, Jamieson DG. A software implementation of desired sensation level (DSL [i/o]). Method for fitting linear gainand wide-dynamic-range compression hearing instruments, Version 4.1. Trends Amplif. 1997;9(4):159-197.
19. Erber NP, Witt LH. Effects of stimulus intensity on speech perception by deaf children. J Speech Hear Disord. 1997;42(2):271-278.
20. Kamm C, Dirks D, Mickey MR. Effect of sensorineural hearing loss on loudness discomfort level and most comfortable loudness judgements. J Speech Hear Res. 1997;21(4):668-681.
21. Macrae J, Frazier G. An investigation of variables affecting aided thresholds. Aust J Audiol. 1980;2:56-62.
22. Pascoe DP. An approach to hearing aid selection. Hear Instru 1978;29:12-16.
23. Pascoe DP. Clinical measurements of the auditory dynamic range and their relations to formulas for hearing aid gain. In: Jensen JH (ed). Hearing aids fitting: theoretical and practical views. 13th Symposium. Copenhagen: Stuttgart Jensen, 1988. pp.129-152.
24. Seewald RC, Moodie KS, Sinclair ST, Scollie SD. Preditive validity of a procedure for pediatric hearing instrument fitting. Am J Audiol. 1999;8(2):143-152.
25. Feigin JA, Kopun JG, Stelmachwicz PG, Gorga MP. Probe-tube microfone measures of ear-canal sound pressure levels in infants and children. Ear Hear. 1989:10(4):254-258.
26. Martin HC, Munro KJ, Lam MC. Perforation of the tympanic membrane and its effect on the real-

ear-to-coupler difference acoustic transform function. Brit J Audiol. 2001;35(4):259-64.

27. Muller HG, Hawkins DB, Northen JL. Probe microphone measurements: hearing aid selection and assessment. San Diego: Singular, 1992.
28. Hawkins DB Cook JÁ. Hearing aid software predictive gain values: how accurate are they? Hear J. 2003;56(7):26-34.
29. Boothroyd A. The acoustic speech signal. In: Madell JR, Flexer C, Wolfe J, Schafer EC (eds). Pediatric audiology diagnosis, technology and management. 3.ed. New York: Thieme, 2019. pp.207-214.
30. Iorio MCM, Menegotto IH. Seleção e adaptação de próteses auditivas na criança. In: Ferreira LP, Befi-Lopes DM, Limongi SCO (orgs). Tratado de fonoaudiologia. São Paulo: Roca, 2004. pp.680-93.
31. Aurélio NHS, Torres EMO, Lopes AS, Costa MJ. Avaliação do benefício com o uso da amplificação sonora em crianças e adolescentes. Arq Int Otorrinolaringol. 2012;16(1):82-90.
32. Ching TYC, Hill M. The parents' evaluation of aural/oral performance of children (PEACH) scale: normative data. J Am Acad Audiol. 2007;18(3):220-235.
33. Levy CCAC, Rodrigues-Sato LCBB. Validação do questionário Parent's Evaluation of Aural/Oral Performance of Children – PEACH em língua portuguesa brasileira. CoDAS. 2016;28(3):205-211.
34. Joint Committee on Infant Hearing 2019. JEFDI The Journal of Early hearing detection and intervention. 2019;4(2):1-44.

9

Atualizações sobre implante coclear em crianças

Sonia Maria Simões Iervolino
Lara Lopez Barbosa
Thais Rodrigues Talarico

INTRODUÇÃO

A perda auditiva na infância tem um impacto negativo não apenas no desenvolvimento das habilidades auditivas e de comunicação, mas também nos aspectos cognitivos, psicossociais, emocionais e acadêmicos.

Estudos indicam que o diagnóstico da perda auditiva nos primeiros meses de vida permite a oportunidade de iniciar a intervenção precoce nas crianças, resultando em significativa melhora em linguagem, fala e desenvolvimento socioemocional. Ao longo dos primeiros anos de vida, ocorre o ápice do processo de maturação do sistema nervoso auditivo central (SNAC), pois é um período de grande plasticidade neuronal.[1]

Há, portanto, um período sensível para o desenvolvimento das habilidades auditivas e de fala. É na primeira infância que acontecem as oportunidades físicas e acústicas favoráveis para o desenvolvimento dessas habilidades.[2] Portanto, para que ocorra a reorganização do sistema auditivo e, consequentemente, a criança tenha condições de desenvolver as habilidades auditivas comportamentais, é fundamental que a cirurgia de implante coclear (IC) seja feita o mais cedo possível.

O IC tem revolucionado, nas últimas décadas, a habilitação e a reabilitação de crianças com perda severa/profunda bilateral. Estudos têm mostrado que crianças implantadas nos primeiros anos de vida, quando as vias auditivas centrais alcançam a máxima plasticidade, conseguem ótimos benefícios com o uso do dispositivo.[3,4]

A implantação na idade precoce pode, portanto, aumentar as chances de a criança atingir e manter as habilidades de fala até os primeiros anos escolares.[5-7]

É importante enfatizar que, para um bom desenvolvimento das habilidades, mesmo em crianças que realizam a cirurgia em idade oportuna, são necessários, além da intervenção terapêutica, acompanhamento contínuo dessas crianças e participação familiar no processo de reabilitação auditiva.[8]

IMPLANTE COCLEAR E AVANÇO TECNOLÓGICO

O IC é um dispositivo eletrônico implantado cirurgicamente na orelha interna com o objetivo de possibilitar que o usuário tenha sensações auditivas por meio da estimulação elétrica do nervo auditivo. O IC não promove uma audição normal, mas permite, à criança com perda auditiva, a sensação da audição com a qualidade necessária para a percepção dos sons da fala.[9]

O implante coclear é composto por um componente externo e um interno. A parte interna, cirurgicamente implantável, contém uma antena receptora com um ímã, um receptor/estimulador e um fino cabo de eletrodos. A parte externa é composta pelo processador de fala, o microfone e uma antena transmissora com ímã.

O processo de funcionamento se inicia quando o microfone presente na parte externa capta o som do ambiente (estímulo acústico) e o transmite para o processador de fala, que seleciona e analisa esse som, principalmente os elementos da fala, e o codifica em estímulo elétrico. Os impulsos elétricos são enviados pelo cabo até a antena transmissora. Na antena, o sinal é transmitido transcutaneamente por radiofrequência para o receptor interno, que está sob a pele. O receptor contém um *chip* que converte os códigos em sinais eletrônicos e libera os impulsos elétricos para os eletrodos intracocleares, que estimulam eletricamente as fibras do nervo auditivo (Figura 1). Essa estimulação é interpretada como som pelo cérebro, e o usuário de implante coclear consegue ter a sensação de audição. Quanto maior o número de eletrodos inseridos na cóclea, melhores serão as possibilidades de percepção sonora.

A evolução tecnológica nos sistemas de implante coclear tem ocorrido de forma muito rápida. Todo esse desenvolvimento tem como principal objetivo a preservação das estruturas neurais e da audição residual. Atualmente, os componentes internos estão mais finos e mais bem desenvolvidos para sua colocação cirúrgica. Os eletrodos evoluíram em flexibilidade, facilidade de inserção e dimensão de espessura, a fim de não danificar os elementos celulares intracocleares. Existem também, na atualidade, eletrodos perimodiolares, retos, bifurcados, compridos e com desenho especial para malformação coclear.

Uma das preocupações atuais é que o componente interno seja compatível com a ressonância magnética (RM), evitando, assim, que os ímãs sejam removidos quando esse exame for essencial. Com o avanço da tecnologia dos imãs, a dificuldade de realizar o exame de ressonância está cada vez menor, pois a maioria das empresas permite a realização do exame com campo magnético de até 1,5 tesla; algumas, com campo de até 3 tesla. Além disso, alguns componentes internos

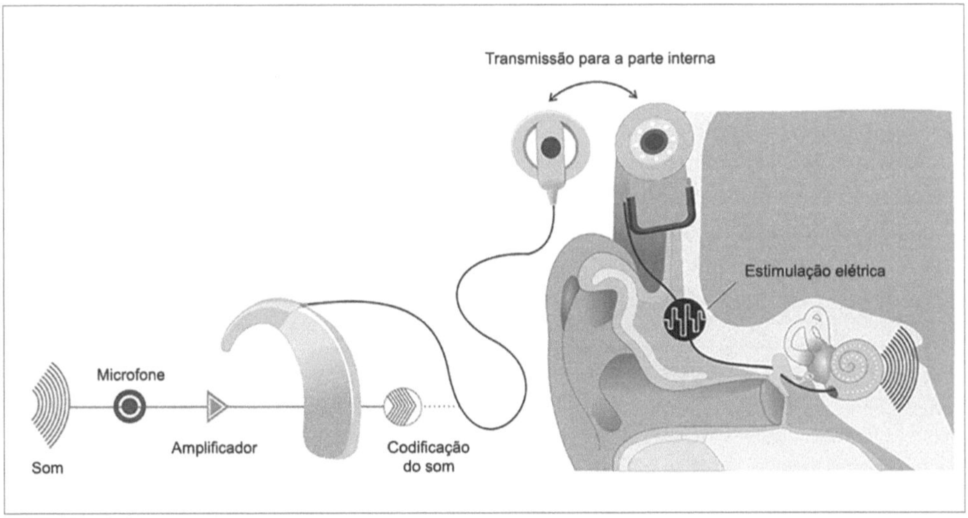

FIGURA 1. Funcionamento da parte interna e externa de um implante coclear.

apresentam um autoalinhamento dos ímãs e, com isso, não são afetados pela força magnética. Portanto, sempre que a criança precisar fazer uma RM, é importante que a família entre em contato com o médico ou audiologista para se certificar de que o exame pode ser realizado sem a retirada do imã. Todas as empresas de implante coclear têm orientações específicas para a realização da RM, por isso, saber qual componente interno foi colocado durante a cirurgia é fundamental para a realização de um procedimento seguro. Os radiologistas também podem obter informações sobre segurança nos guias de procedimentos médicos de cada empresa.[10-13]

Com relação a *softwares* e equipamentos que auxiliam os médicos durante a cirurgia, já existem recursos desenvolvidos para garantir ao cirurgião uma inserção mais segura. O raio X, a ressonância magnética e a tomografia computadorizada não permitem visualizar, com exatidão, o posicionamento dos eletrodos e os tipos de complicações. Já a tomografia *cone beam* é um método radiológico de imagem 3D que passou ser usado no planejamento da cirurgia de IC, em virtude tanto de seu baixo custo e sua baixa dose de radiação, em comparação com a tomografia convencional, quanto por permitir uma visão detalhada do posicionamento dos eletrodos e das possíveis complicações de inserção.[14,15]

Em 2018, foi lançado o *software* OTOPLAN (CAScination), que auxilia no planejamento pré-cirúrgico e possibilita a reconstrução tridimensional do osso temporal, conseguindo definir o tamanho da cóclea com precisão.[16]

Os processadores também evoluíram muito, tanto em termos de *design* quanto de processamento do sinal. O que antes era um processamento básico de som evoluiu para incluir *streaming* com *bluetooth* e conectividade com várias mídias de comunicação. Crianças necessitam de dispositivos que forneçam maior audibilidade, que possibilitem ser utilizados o dia inteiro, para que elas possam desenvolver habilidades de linguagem e comunicação tanto na escola quanto durante as atividades sociais, e que não sejam fáceis de perder.

Atualmente, é possível encontrar processadores de uma só peça (Rondo 2 e Kanso 2), processadores com baterias recarregáveis, informação de uso do processador de fala (*datalog*), proteção para atividades aquáticas, acessórios práticos para segurança de uso e conforto dos pacientes pediátricos, cabos mais resistentes, processadores cada vez menores, travas de compartimentos para crianças e acessórios para fixação. Além disso, todas as empresas fabricantes de IC dispõem de acessórios de retenção dos dispositivos para crianças. Isso torna o uso do processador mais seguro e reduz o risco de perda, permitindo, assim, que a criança faça uso efetivo do dispositivo durante todo o dia. Também existe a possibilidade de prender o processador na roupa, o que é particularmente útil para as crianças menores, que têm orelhas pequenas, que praticam esportes e se sentem desconfortáveis com o processador atrás da orelha ou, ainda, para que tenham alguma irritação de pele ou malformação do pavilhão auricular, impossibilitando o uso do processador retroauricular.

As empresas têm fornecido, aos profissionais, *softwares* cada vez mais rápidos, fáceis de usar e intuitivos para a realização dos mapeamentos. Os *softwares* são atualizados frequentemente, com a disponibilidade de novos algoritmos para atender às necessidades dos usuários. A maioria tem apresentado o recurso do *data logging*, que é considerado uma ferramenta de aconselhamento importante na terapia centrada na família e possibilita ajustes no mapeamento. Esse recurso não apenas promove o conhecimento do ambiente auditivo da criança, mas também indica se ela faz uso integral do dispositivo e se esse uso é consistente, além de fornecer informações sobre a vida útil da bateria, os programas mais utilizados e o uso de acessórios.[17,18]

Já existem empresas cujo *software*, dispõe de tela audiométrica, que permite realizar a validação dos mapas com a verificação da audibilidade e a discriminação auditiva.[19]

A conectividade sem fio tem sido, nos últimos anos, um avanço tecnológico de grande benefício cotidiano, tanto para os processadores de fala do IC quanto para as próteses auditivas convencionais. Os aplicativos no celular dão acesso a controle de volume, mudança de programas e transmissão de música e conversação.

Assim como os adultos, as crianças também se deparam com situações auditivas desafiadoras e, para que possam desenvolver pistas binaurais, devem ter um processamento adequado do som. Muitas vezes, são necessários o apoio da tecnologia assistiva e o uso de acessórios que propiciam uma adequada percepção dos sons. O uso dessas tecnologias garante que a criança tenha melhor acesso aos sons em um período crítico para seu desenvolvimento auditivo e de linguagem. Com o desenvolvimento da tecnologia *wireless*, as crianças e seus familiares podem se comunicar e se conectar mesmo nessas situações. Acessórios *wireless* são úteis para o entendimento da fala, principalmente na presença de ruído competitivo ou quando as crianças estão distantes. Pensando nisso, as empresas de IC desenvolveram acessórios que garantem uma melhor compreensão da fala e a obtenção de informações auditivas de uma forma mais fácil e clara, maximizando a audição da criança. A variedade de acessórios é grande e o audiologista poderá ajudar na escolha do melhor para cada situação.

CRITÉRIOS DE INDICAÇÃO EM CRIANÇAS

O desenvolvimento tecnológico associado à eficiência comprovada do IC fez os critérios de indicação se expandirem. Assim, os implantes são realizados em crianças cada vez mais novas, incluindo aquelas com múltiplas deficiências, espectro da neuropatia auditiva, cegueira associada ou audição residual. Além disso, as dificuldades e os desafios impostos aos usuários de IC, no que se refere à compreensão da fala em ambientes ruidosos e à habilidade auditiva relacionada à audição binaural, levaram à indicação do IC bilateral, tanto pelo Sistema Único de Saúde (SUS) - Portaria n. 2.776/ GM/MS, de 18 de dezembro de 2014 - quanto pelo Consenso das Associações ABORL-CCF, SBF, ABA, SBF.[20,21]

Embora a liberação no SUS tenha ocorrido somente em 2014, a implantação do IC bilateral já era possível no serviço privado e na medicina suplementar desde a Resolução Normativa da ANS n. 211, de 21 de janeiro de 2010.[22]

Atualmente, tem sido discutida a indicação de IC para crianças com perda auditiva unilateral. Apesar de ainda ser uma indicação difícil, alguns estudos já mostram resultados satisfatórios, enfatizando que essa indicação poderia, entre outros aspectos, impedir os efeitos negativos associados à privação auditiva.[23]

CIRURGIA

A cirurgia de IC em crianças é bastante segura, e a ocorrência de complicações é evento raro. O procedimento cirúrgico requer anestesia geral e dura, em média, três horas. Nas crianças, deve-se considerar a definição precisa do diagnóstico, o risco anestésico, a perda sanguínea, a possibilidade de alteração no sistema vestibular e o elevado risco de lesão no nervo facial. As técnicas cirúrgicas utilizadas, o conhecimento detalhado da anatomia por meio da análise dos exames de imagem (TC e RM) e uma equipe experiente viabiliza a minimização dos riscos.

No momento intraoperatório, o fonoaudiólogo realizará a verificação da integridade do dispositivo interno e o registro das respostas das fibras do nervo auditivo frente à estimulação elétrica, procedimentos registrados por meio da telemetria bidirecional, disponível nos sistemas de implantes cocleares atuais.[24] Esses dados são fundamentais tanto na etapa intracirúrgica quanto na programação e mapeamento futuros.

TELEMETRIA DE IMPEDÂNCIA DOS ELETRODOS

A telemetria de impedância dos eletrodos mede a oposição ao fluxo da corrente elétrica exercida por fios, eletrodos e tecidos adjacentes, verificando a integridade do componente interno. Além disso, mostra as condições dos eletrodos intracocleares (ativos), dos eletrodos-terra e dos circuitos eletrônicos implantados. Como os eletrodos estão inseridos em um meio que contém eletrólitos, suas impedâncias podem ser modificadas em virtude de alterações metabólicas, como gravidez, menarca ou intervenções mais agressivas, como cirurgias.

A telemetria tem a função de mostrar a integridade do sistema, podendo gerar os seguintes *status*: normalidade, alta impedância, curto-circuito ou indefinido.

Com o tempo, a impedância dos eletrodos pode se modificar de forma significativa e, por isso, é preciso medi-la em todos os acompanhamentos e sempre comparar as impedâncias entre si, para verificar se há alguma alteração. Durante a programação, se alterações forem detectadas, cabe ao fonoaudiólogo analisá-las e definir o procedimento a ser realizado. Algumas vezes, é necessário desabilitar eletrodos, pois impedâncias alteradas podem levar a desconforto, comprometer a qualidade sonora e/ou produzir estimulação do nervo facial.

TELEMETRIA DE RESPOSTA NEURAL

A telemetria de resposta neural mostra o potencial de ação composto do nervo auditivo gerado por populações neurais específicas na cóclea. O potencial de ação composto eletricamente evocado (ECAP) representa o registro intracoclear da onda I do potencial evocado auditivo de tronco encefálico (PEATE) e é o modo mais efetivo de avaliar o estado do nervo auditivo em resposta ao estímulo elétrico e a interação entre o eletrodo e o tecido neural.

Por meio da utilização da telemetria neural, é possível estimar os níveis psicofísicos para a programação do processador de fala, assim como obter informações sobre as estruturas nervosas remanescentes ao longo da cóclea.

Tanto para a telemetria de resposta neural quanto para a programação, somente podem ser utilizados os eletrodos com impedâncias dentro dos limites de normalidade.

Embora os limiares da resposta neural intraoperatória ocorram em níveis audíveis e sejam úteis na determinação dos níveis iniciais da programação nos bebês e crianças muito pequenas, é recomendado que a programação seja refeita com base em respostas comportamentais condicionadas assim que a criança obtiver experiência auditiva suficiente.[25]

POTENCIAL AUDITIVO DE TRONCO CEREBRAL EVOCADO ELETRICAMENTE (PEATE-E)

O procedimento do PEATE-e compreende a estimulação elétrica das fibras neurais realizada a partir dos eletrodos inseridos na cóclea. A captação das respostas é efetuada por meio de um equipamento convencional de registro do PEATE e cabo de sincronização. É possível visualizar as ondas II, III e V, sendo as duas últimas mais comumente observadas, e a presença da onda V indicativa de estimulação efetiva do nervo auditivo. As latências absolutas das referidas ondas se encontram diminuídas quando comparadas ao PEATE convencional, visto que a estimulação no PEATE-e é realizada diretamente no nervo auditivo, por meio dos eletrodos do feixe do implante.

Em IC de determinadas empresas, o PEATE-e também pode ser realizado na etapa intraoperatória, com o objetivo de verificar o funcionamento do dispositivo e se as fibras neurais periféricas auditivas estão sendo estimuladas efetivamente. Por meio dos resultados obtidos, é possível predizer os níveis psicofísicos para a posterior programação do processador de fala.

LIMIAR DO REFLEXO ESTAPEDIANO EVOCADO ELETRICAMENTE (ESRT)

Outra avaliação objetiva realizada é a medida do limiar do reflexo estapediano evocado eletricamente (*electrical evoked stapedial reflexes threshold* - ESRT), que consiste na obtenção do valor mínimo de estimulação elétrica, apresentada via IC, capaz de eliciar a contração do músculo estapédio. Essa medida é realizada no intraoperatório, por meio da visualização direta da contração do músculo, e no acompanhamento pós-operatório, adaptando a sonda do imitanciômetro no ouvido contralateral ao ouvido implantado.

Alguns estudos mostram forte correlação entre os valores do reflexo elétrico estapediano e os valores de máximo conforto.[26]

A utilização do ESRT como uma medida objetiva é uma ferramenta potencialmente útil com crianças pequenas em razão da dificuldade que elas apresentam de passar informações sobre os níveis mais confortáveis de estimulação.

IMPLANTE COCLEAR BILATERAL E ADAPTAÇÃO BIMODAL

Adaptação bilateral

Em crianças com perda de audição bilateral, a estimulação auditiva em ambos os ouvidos pode ser capaz de garantir o desenvolvimento máximo das vias auditivas, minimizar os efeitos da privação sensorial e fornecer as vantagens da audição binaural.[24]

Para melhorar a compreensão da fala em situação de ruído e da localização sonora, o cérebro precisa de informações de ambas as orelhas.[27] A audição binaural, portanto, se utiliza dos dois ouvidos e faz a integração das vias auditivas centrais, indispensável para a localização sonora, o cálculo da distância da fonte sonora e também para focar em um som relevante em um ambiente ruidoso. Refere-se ao processamento auditivo envolvido na comparação dos sons recebidos pelas duas orelhas. A integração entre esses sons fornece importantes pistas espaciais para determinação da direção e da distância das fontes sonoras.[28]

O implante coclear bilateral pode ser realizado de forma simultânea ou sequencial. Na simultânea, os implantes são colocados nas duas orelhas ao mesmo tempo, no momento intracirúrgico. Na sequencial, os implantes são colocados em duas cirurgias separadas, existindo um determinado intervalo entre a primeira e a segunda cirurgia. A idade na cirurgia da primeira orelha implantada exerce influência nos resultados da percepção da fala com implante coclear bilateral.[29-31] Um período longo entre uma cirurgia e outra pode resultar em menor benefício e pobre adaptação ao segundo implante. Na população infantil, quanto menor o intervalo entre a ativação dos dispositivos, menos a terapia formal é necessária na condução do segundo implante e maiores parecem ser os benefícios para a percepção da fala em situações de ruído competitivo.[32]

A adaptação ao uso de um segundo dispositivo pode ser apoiada com aconselhamento pré-cirúrgico sobre a influência da idade na implantação bilateral e do tempo entre os implantes. Intervir no início, quando os problemas com o uso do dispositivo aparecem pela primeira vez, maximiza a chance de que o uso em tempo integral possa ser mantido ou restabelecido rapidamente.[33]

Dessa forma, a reorganização cortical decorrente de um tempo maior de privação auditiva pode ser evitada em crianças quando dois implantes cocleares são fornecidos com intervalo mínimo e dentro de um período de grande plasticidade neural, resultando em melhorias significativas na percepção da fala.[34]

Adaptação bimodal

Os benefícios da audição binaural podem ser obtidos por meio da estimulação bimodal, na qual a criança usa o implante coclear (estimulação elétrica) de um lado e, na orelha contralateral, o aparelho de amplificação sonora individual (AASI) (estimulação acústica).

Apesar das vantagens referidas quanto ao IC bilateral, muitas crianças com implante coclear unilateral (IC Uni) têm apresentado ótimos resultados e habilidades auditivas e linguísticas suficientes para desenvolver uma comunicação bastante efetiva.

Todos os pacientes implantados unilateralmente com audição residual contralateral, especialmente crianças, podem ser considerados candidatos à estimulação bimodal. Todos devem ser encorajados a continuar utilizando o AASI na orelha contralateral ao IC, de modo a manter a atividade neural.[30]

A estimulação bimodal geralmente oferece um melhor desempenho do que o obtido somente com um IC.[35]

Com a expansão dos critérios de candidatos ao IC, mesmo crianças com maior audição residual têm realizado a cirurgia e, em geral, apresentam bons níveis de resposta com o aparelho auditivo na orelha contralateral ao implante coclear. Algumas crianças com limiares menores que 80 dBNA nas frequências baixas também obtiveram os benefícios da adaptação bimodal.[36] Resultados positivos também têm sido observados na percepção de música quando comparados com aqueles obtidos somente com estimulação elétrica.[37]

BENEFÍCIOS DA ADAPTAÇÃO BIMODAL
▪ Melhora da percepção da fala no silêncio e no ruído.
▪ Possibilidade de localização sonora.
▪ Contínua estimulação para futuras tecnologias.
▪ Preservação da integridade neural.

Esse tipo de adaptação pode ajudar a melhorar a qualidade de vida da criança e de sua família. Não é incomum crianças rejeitarem o AASI após o uso sistemático do IC. Assim, é importante que sejam realizadas revisão e otimização na programação do AASI após a estabilização da programação do IC. A fim de alcançar o máximo benefício binaural com adaptação bimodal, é importante que a sensação de *loudness* ouvida simultaneamente através de cada dispositivo seja semelhante. Orientações e aconselhamentos devem ser fornecidos a pais, professores e crianças para garantir o uso correto desse dispositivo.

A Academia Americana de Audiologia (AAA) publicou, em 2003, um protocolo de amplificação pediátrica, no qual enfatizou a importância da otimização do uso de AASI. Essas recomendações continuam sendo evidenciadas mesmo nas orientações de 2013 em adaptação bimodal.[38]

Atualmente, algumas empresas estão desenvolvendo soluções auditivas bimodais, nas quais aparelhos auditivos são projetados para tratar o som da mesma forma que o IC e, assim, simplificar a fusão dos sons acústicos com os elétricos e permitir que seja mais fácil ouvir em situações auditivas desafiadoras. Os dispositivos se comunicam e compartilham recursos e acessórios automaticamente, o que gera uma melhor qualidade de som. Essas empresas desenvolvem parcerias com as empresas de aparelho auditivo.[39-41] A empresa Med-el, por exemplo, projeta seus implantes para permitir uma correspondência com ambos os dispositivos, o que facilita a combinação de qualquer aparelho auditivo.[42]

AVALIAÇÃO DA CRIANÇA CANDIDATA AO IC

No acompanhamento de crianças adaptadas com IC, são utilizados protocolos padronizados e adaptados para avaliar o seu desempenho auditivo e linguístico.

Esses protocolos podem ser utilizados tanto para avaliar se o paciente é candidato à cirurgia de implante coclear quanto para acompanhar a evolução do paciente após a cirurgia.

No caso de bebês e crianças pequenas, os questionários são aplicados aos pais, com o objetivo de obter informações sobre o desempenho de seus filhos. As informações subjetivas fornecidas por pais, cuidadores, professores e terapeutas auxiliam na identificação de fatores favoráveis e desfavoráveis para o desenvolvimento da criança. Esses protocolos permitem criar marcadores clínicos, que auxiliam profissionais e norteiam uma intervenção individualizada.

A avaliação periódica dos resultados do IC é fundamental, pois mostra o benefício do uso do implante e auxilia na identificação de aspectos da vida diária e da programação que necessitam ser ajustados.

Além da avaliação de diferentes aspectos da percepção da fala, a avaliação do desempenho auditivo do IC deve ser realizada periodicamente por meio de medidas do ganho funcional em campo livre com IC, a fim de garantir que a tecnologia está fornecendo o acesso auditivo suficiente, considerando o espectro da banana da fala.[43] A banana da fala representa uma área no audiograma em que a intensidade e a frequência dos sons da fala se encontram. O objetivo é que, com o IC, os limiares auditivos estejam dentro dessa área. Atualmente, pesquisadores têm demonstrado a importância não apenas de ouvir em qualquer lugar dentro da banana da fala, mas, também, de ouvir no topo, pois, só assim, pode-se garantir que a criança está ouvindo todos os fonemas.[44] Por meio dessa avaliação, portanto, é possível certificar-se do benefício com o IC, da adequação dos mapeamentos realizados e do resultado ao longo do tempo.

Embora protocolos sejam desenvolvidos considerando as faixas etárias das crianças, é necessário flexibilidade e atenção ao desenvolvimento e às necessidades de cada criança em particular.

A percepção de fala em condições desfavoráveis é um dos temas mais preocupantes para usuários de implante coclear. Uma queixa frequente dos deficientes auditivos é a dificuldade de comunicação em ambientes ruidosos. É, portanto, necessário que as avaliações incluam testes que se assemelhem à comunicação real. A linguagem e a audição da criança não podem ficar limitadas a um único aspecto avaliado, por isso, é fundamental realizar testes de percepção de fala no ruído.[45]

Protocolos clínicos

Os protocolos mais utilizados na prática clínica para a avaliação da criança candidata ao IC são os destacados na Tabela 1.[46-68]

Com a aplicação dos protocolos de avaliação, é possível atribuir a categoria de audição e de linguagem na qual a criança se encontra e, assim, monitorar seu desempenho ao longo do tempo.[69-71]

TABELA 1. Protocolos mais utilizados na avaliação da criança candidata ao IC[46-68]

Protocolo	Idade	Objetivos
Infant-toddler meaningful auditory integration scale ou escala de integração auditiva significativa para crianças pequenas (IT-MAIS)[46,47]	Para menores de 5 anos	Questionários aplicados aos pais para avaliar o comportamento auditivo espontâneo das crianças em situação de vida diária
Meaningful auditory integration scale (MAIS)[48]	Para maiores de 5 anos	
LittlEars[49,50]	Para crianças até 2 anos (idade auditiva)	Pode ser utilizado para avaliação de bebês usuários de AASI. Avalia as habilidades auditivas da população de bebês e crianças com base na observação dos pais
Bandeiras vermelhas[51]		Instrumentos que têm como meta auxiliar os profissionais que trabalham com crianças usuárias de IC a verificar o desempenho da criança diante das demais. Não é um diagnóstico de problemas, mas, sim, um sinal de alerta
Teste de avaliação da capacidade auditiva mínima (TACAM)[52]	Para crianças menores de 5 anos	Avalia discriminação da duração das palavras e reconhecimento de palavras
Glendonald auditory screening proceeding (GASP)[53]	Para crianças maiores de 5 anos	Avalia detecção, discriminação, reconhecimento e compreensão das palavras
Lista de palavras[54]	Para crianças deficientes auditivas menores de 5 anos	Procedimento de avaliação da percepção dos sons de fala que analisa o reconhecimento auditivo de palavras dissílabas na estrutura silábica CVCV (consoante-vogal-consoante-vogal)

(continua)

(continuação)

TABELA 1. Protocolos mais utilizados na avaliação da criança candidata ao IC[46-68]

Protocolo	Idade	Objetivos
Sons de Ling [55,56]	Teste que verifica se a criança está detectando os sons da fala a diferentes distâncias e checa suas reações. Os sons de Ling (/a/, /u/, /i/, /sh/, /s/, /m/) abrangem todo o espectro da fala e, assim, pode-se observar em que faixa de frequência a criança está apresentando dificuldade. Avalia detecção, discriminação e reconhecimento dos sons. O uso frequente desse teste pode ajudar pais, profissionais e professores a avaliar o desempenho da criança, a monitorar o mal funcionamento do aparelho auditivo e/ou implante coclear e a detectar mudanças na audição decorrentes, por exemplo, da presença de um quadro de infecção de orelha média	
Parent's evaluation of aural/oral performance of children (PEACH)[57,58]	Avalia a efetividade da amplificação em crianças pequenas com deficiência auditiva por meio da observação sistemática dos pais em relação à escuta em ambiente silencioso ou ruidoso e à percepção de fala, bem como à compreensão da linguagem falada, também em ambiente silencioso ou ruidoso. É uma medida subjetiva pela qual se pode quantificar a eficácia da amplificação sonora na vida cotidiana de crianças de diferentes idades e graus de perda auditiva	
Meaningful use of speech scales (MUSS)[59,60]	Questionário aplicado aos pais para avaliar o uso de linguagem oral por parte da criança	
Reynell developmental language scales (RDLS)[61]	Para crianças de 1 a 6 anos	Escala de avaliação de linguagem que avalia a compreensão e a expressão verbal
Protocolo de observação comportamental (PROC)[62]	Para crianças entre 12 e 48 meses	Avalia linguagem e aspectos cognitivos infantis. É um instrumento útil na detecção precoce de crianças com alterações no desenvolvimento da linguagem, mesmo antes do aparecimento formal da oralidade
Avaliação do desenvolvimento de linguagem (ADL)[63,64]	Para crianças de 1 a 6 anos	Teste que permite identificar alterações no desenvolvimento da linguagem de crianças em idade pré-escolar
ABFW[65]	Para crianças de 2 a 12 anos	Teste de linguagem infantil nas áreas de fonologia, vocabulário, fluência e pragmática
Hearing in noise test (HINT)[45,66]	Teste de reconhecimento de fala com e sem a presença de ruído competitivo. É adaptativo, em que a intensidade das sentenças varia de acordo com a resposta do sujeito. Permite avaliar a capacidade funcional auditiva e pode ser utilizado para avaliação de crianças e adultos	
Phrases in noise test (PINT) Brasil[67,68]	Adaptação feita com crianças entre 4 e 11 anos de idade. Avalia o limiar de reconhecimento de fala da criança no ruído, sem a variável do nível de vocabulário	

PROGRAMAÇÃO DO IC EM CRIANÇAS

A programação compreende o processo no qual o audiologista seleciona e determina os parâmetros de estimulação auditiva que são necessários para a criança ter audibilidade e aproveitamento das pistas acústicas.

A primeira programação do processador é conhecida como ativação, na qual o audiologista analisa os dados obtidos no intraoperatório, assim como os do raio X realizado durante ou após a cirurgia.

A determinação da área dinâmica elétrica é um dos principais objetivos da programação. Compreende a determinação dos níveis mínimos e máximos de estimulação elétrica para cada eletrodo. Os níveis mínimos, também chamados de níveis T, referem-se à menor quantidade de estimulação elétrica que a criança pode detectar quando sinais elétricos são enviados aos eletrodos. O nível máximo de conforto corresponde ao maior nível de corrente elétrica que, apesar de forte, ainda é confortável.

Crianças pequenas, pacientes com necessidades especiais ou pacientes recém-implantados não conseguem referir, com clareza, os níveis psicofísicos, já que precisam fazer julgamentos sobre a intensidade e o nível de conforto, o que exige habilidades de linguagem e cognição desenvolvidas.[72]

A pesquisa dos níveis psicofísicos em crianças é determinada de forma comportamental com técnicas de condicionamento, observação do comportamento auditivo, reforço visual e até os mesmos métodos utilizados para adultos.[32]

Além do trabalho terapêutico associado, o uso de escalas de avaliação de crescimento de *loudness* pode ajudar na realização da programação.

O uso de medidas objetivas também tem sido proposto para auxiliar o fonoaudiólogo nesse processo, como:

- potencial de ação composto do nervo auditivo;
- reflexo estapediano eliciado eletricamente;
- potencial auditivo do tronco encefálico evocado eletricamente.

A definição dos níveis de estimulação está diretamente relacionada ao desempenho apresentado com o dispositivo.[73] Níveis de estimulação insuficientes podem resultar em pobre audibilidade e pior qualidade sonora, assim como níveis muito altos podem resultar em pobre reconhecimento da fala e desconforto.[74]

A criança deve fazer programações frequentes até que a programação esteja estabilizada e otimizada. Acompanhamentos periódicos possibilitam verificar as condições de uso e funcionamento do dispositivo, assim como monitorar o progresso da criança, determinar suas necessidades e informar a família sobre os avanços tecnológicos nos processadores e uso de acessórios.

USO, CUIDADOS E MANUTENÇÃO

No momento da ativação do processador de fala, muitas orientações são dadas aos cuidadores quanto ao uso e aos cuidados com o IC. Além da demonstração inicial de todo o *kit* e leitura do manual, os pais devem ser estimulados a fazer perguntas para que todas as dúvidas sejam esclarecidas. Geralmente, nos acompanhamentos posteriores, esses aspectos são retomados. É fundamental que os pais entendam como o dispositivo funciona e saibam resolver alguns problemas básicos que podem ocorrer. Um guia simples poderá orientá-los a evitar possíveis alterações, como mostra a Tabela 2.

TABELA 2. Cuidados com o processador de fala	
1.	Antes de trocar a bateria ou o cabo, certifique-se de que o processador de fala esteja desligado e o transmissor externo tenha sido removido da cabeça da criança.
2.	À noite, não se esqueça de desligar o processador e guardá-lo no recipiente fornecido pelo fabricante do implante coclear.
3.	A umidade pode ser bastante prejudicial ao dispositivo. Se residir em um ambiente úmido, é importante colocar o processador, o cabo e a antena em um recipiente com sílica ou em um desumidificador elétrico. Certifique-se de que o modelo de processador utilizado pode ser inserido no desumidificador elétrico.
4.	Use o bom senso quanto ao momento de remover o processador de fala da criança durante a prática de esporte ou uma atividade mais radical. Alguns aspectos que devem ser considerados são proximidade com a água, transpiração e possível impacto.
5.	Quanto à chuva, certifique-se de que a criança use uma capa de chuva impermeável e um capuz ou guarda-chuva para proteger o equipamento. Tenha cuidado, entretanto, com o plástico, em razão da possibilidade de descarga eletrostática. Os acessórios à prova d'água disponibilizados pelas empresas podem ser utilizados tanto nas situações aquáticas como também nos casos de excesso de transpiração.
6.	Se entrar água ou outro tipo de líquido no processador de fala, desligue-o imediatamente. Remova a bateria e coloque o processador no desumidificador elétrico para que seque por completo antes de ligá-lo novamente. Não use um secador de cabelo ou qualquer aparelho elétrico para secar o equipamento.
7.	Proteja o equipamento de quedas ou batidas, pois elas podem causar mau funcionamento e quebra dos fios. Qualquer suspeita de alteração no componente interno deve ser avisada ao profissional da empresa.
8.	Para crianças que usam processadores de peça única ou dispositivos presos à roupa, certifique-se de que estejam presos em acessórios próprios, para evitar quedas e perdas.
9.	Mantenha o equipamento longe de calor excessivo.
10.	Quando necessário, limpe a caixa do processador com um pano macio e seco. Uma escova dental com cerdas macias pode ser utilizada para limpar dentro dos sulcos e pinos. Tenha cuidado para não deixar cair nenhum líquido dentro do processador de fala.
11.	Limpe os contatos da bateria do processador de fala com álcool isopropílico, que normalmente é usado para a limpeza de material eletrônico. O armazenamento do álcool deve ser realizado corretamente para evitar evaporação, que causaria perda de suas propriedades.

DÚVIDAS FREQUENTES

O implante coclear pode atrair raios?

Não. O implante coclear é uma prótese feita de titânio ou cerâmica e não atrai raios ou qualquer outra forma de energia.

Riscos da cirurgia de IC

Como todo procedimento cirúrgico, o implante coclear está sujeito a complicações, em razão do uso de anestesia geral e do risco de infecções no pós-operatório. Apesar de pouco frequentes, as complicações cirúrgicas que podem ocorrer são:

- insucesso na colocação do implante coclear;
- infecção na cicatriz cirúrgica ou no ouvido operado e necrose da pele;
- distúrbio de paladar e boca seca;
- zumbido;
- tontura;
- paralisia facial;
- meningite e fístula liquórica.

Procedimentos necessários para realizar RM

O implante coclear é composto de um magneto interno que pode ser atraído pelo aparelho de ressonância magnética, podendo causar complicações graves. Existem alguns modelos que permitem realizar o exame em condições muito especiais, mas é obrigatório avisar o médico e o radiologista sempre que for solicitado um exame de RM. Quando a realização desse exame for extremamente necessária, existe a possibilidade de remoção do magneto interno por meio de uma pequena cirurgia. Entretanto, cada empresa apresenta uma conduta.

Orientações sobre mergulho

Os usuários devem buscar aconselhamento médico antes de participarem de atividades de mergulho, a fim de entenderem quais condições podem contraindicar tal atividade. Ao se utilizar uma máscara de mergulho, deve-se evitar pressão sobre o local do implante.

Eletricidade estática

A eletricidade estática é o acúmulo de carga elétrica em uma pessoa ou um objeto, capaz de criar um campo magnético. Níveis elevados de eletricidade estática podem danificar dispositivos eletrônicos como o implante coclear. Embora os implantes cocleares apresentem um circuito protetor contra esse tipo de eletricidade, oferecendo um alto grau de proteção, alguns cuidados devem ser tomados:

- utilizar protetor de tela no computador;
- retirar o processador de fala quando crianças usuárias de implante coclear estiverem em contato com piscina de bolinha e escorregador de plástico;
- os usuários de implante coclear devem tocar em algo condutor (p.ex., uma maçaneta de porta de metal) antes de tocar no processador de fala, assim como quem estiver em contato com a criança deve tocar nela antes de manipular o dispositivo.

Detector de metais

Os materiais presentes no implante coclear são capazes de ativar detectores de metais, normalmente presentes em bancos e aeroportos. Por isso, o usuário deve apresentar a carteira de identificação do implante coclear fornecida pelo fabricante e entregue após a cirurgia.

Pouso e decolagem de avião
Por se tratar de um aparelho eletrônico, o implante coclear pode interferir nos aparelhos de controle da aeronave, devendo, portanto, ser mantido desligado durante o pouso e a decolagem.
E se a criança levar um choque?
Correntes elétricas de alta tensão podem danificar o implante coclear.
É necessário trocar a parte interna?
Os componentes internos do sistema de implante coclear são projetados para durar a vida toda, embora exista algum risco de falha, o que costuma ser muito raro. Não há necessidade de cuidados especiais, mas é preciso proteger o local do implante contra golpes ou batidas. Se ocorrer qualquer falha na unidade interna, as empresas fornecem um novo implante. No entanto, em virtude dos avanços tecnológicos, uma criança cujo aparelho tenha sido implantado aos 6 meses de vida pode, eventualmente, trocar a unidade interna até três vezes no decorrer de sua vida.
Bisturi elétrico
A utilização de bisturi elétrico ou eletrocautério em cirurgias está proibida em usuários de implante coclear. Caso necessário, é aconselhável que o cirurgião entre em contato com a equipe do implante.
Torres de transmissão de rádio e TV
Ficar perto de torres de transmissão de rádio e TV, *shopping centers*, sistemas de segurança de aeroportos e telefones celulares digitais pode causar interferência ou fala distorcida.

CONSIDERAÇÕES FINAIS

O implante coclear é considerado uma poderosa ferramenta na habilitação da criança com perda auditiva severa/ profunda bilateral. É fundamental, portanto, desde o processo inicial do diagnóstico da perda auditiva, que a criança seja inserida em um processo de habilitação centrado na família.

A criança deve ser exposta a um ambiente estimulante, com qualidade e na intensidade necessária, assim como utilizar o dispositivo pelo maior número de horas possível. O uso consistente e diário do IC demonstra um impacto positivo nas habilidades de escuta da criança e é fator determinante para o desenvolvimento das habilidades de fala.[75]

REFERÊNCIAS

1. Yoshinaga-Itano C. From screening to early identification and intervention: discovering predictors to successful outcomes for children with significant hearing loss. J Deaf Stud Deaf Educ. 2003;8(1):11-30.
2. Ling D. Foundations of spoken language for the hearing-impaired child. Washington, DC: Alexander Graham Bell Association for the Deaf, 1989.
3. Ponton CW, Eggermont JJ, Kwong B, Don M. Maturation of human central auditory system activity: evidence from multi-channel evoked potentials. Clin Neurophysiol. 2000;111(2):220-236.
4. Sharma A, Dorman M, Spahr A, Todd NW. Early cochlear implantation in children allows normal development of the central

auditory pathways. Ann Otol Rhinol Laryngol. 2002;189:38-41.

5. Geers AE, Nicholas JG. Enduring advantages of early cochlear implantation for spoken language development. J Speech Lang Hear Res. 2013;56(2):643-655.
6. Dettman SJ, Dowell RC, Choo D, Arnott W, Abrahams Y, Davis A et al. Long-term communication outcomes for children receiving cochlear implants younger than 12 months: a multicenter study. Otol Neurotol. 2016;37(2):82-95.
7. Ching TYC, Dillon H, Leigh G, Cupples L. Learning from the Longitudinal Outcomes of Children with Hearing Impairment (LOCHI) study: summary of 5-year findings and implications. Int J Audiol. 2018;57(Suppl 2):S105-S111.
8. Alvarenga KF, Araújo ES, Melo TM, Martinez MAN, Bevilacqua MC. Desenvolvimento do potencial evocado auditivo cortical P1 em crianças com perda auditiva sensorioneural após o implante coclear: estudo longitudinal. CoDAS. 2013;25(1):16-21.
9. Costa AO. Considerações sobre o implante coclear em crianças. In: Bevilacqua MC, Moret ALM (orgs). Deficiência auditiva: conversando com familiares e profissionais de saúde. São José dos Campos: Pulso, 2005. pp.123-128.
10. Medel. Procedimentos médicos para os sistemas CI/ABI da Medel. Disponível em: <https://www.medel.com/docs/default-source/isi-important-safety-information/languages/pt-portuguese/ci-cochlear-implants/aw33316_100_manual-medical-procedures-ci-abi-systems-pt-portuguese_web.pdf?sfvrsn=45fc442_2>. Acesso em: 21 dez. 2020.
11. Advanced Bionics. Informações de segurança sobre RM – for Advanced Bionics cochlear implants, Brazil. Disponível em: <https://advancedbionics.com/br/pt_br/home/professionals/mri-safety.html>. Acesso em: 21 dez. 2020.
12. Cochlear. Ressonância magnética e considerações médicas, 2012. Disponível em: <https://www.cochlear.com/br/pt/home/ongoing-care-and-support/device-support/mri-and-medical-considerations>. Acesso em: 21 dez. 2020.
13. Oticon Medical. RM e implantes cocleares – informações para profissionais. Disponível em: <www.oticonmedical.com/portuguese/for-professionals/cochlear-implant/mri-information-and-guidelines>. Acesso em: 21 dez. 2020.
14. Widmann G, Dejaco D, Luger A, Schmutzhard J. Pre- and post-operative imaging of cochlear implants: a pictorial review. Insights Imaging. 2020;11(1):93.
15. Danieli F, Dermacy T, Amaral MSA, Reis ACMB, Gnansia D, Hyppolito MA. Auditory performance of post-lingually deafened adult cochlear implant recipients using electrode deactivation based on postoperative cone beam CT images. Eur Arch Otorhinolaryngol. 2020;278(4):977-986.
16. Medel. OTOPLAN: the future of otological surgery. 2018. Disponível em: <https://blog.medel.pro/otoplan-future-otological-surgery/>. Acesso em: 16 mar. 2021.
17. Sanchez C, Cejas I, Agrawal S. Comparing parent perceptions to datalogging information in pediatric cochlear implant users. Hear Rev. 2020;27(3):20-24.
18. Cristofari E, Cuda D, Martini A, Forli F, Zanetti D, Di Lisi D et al. A multicenter clinical evaluation of data logging in cochlear implant recipients using automated scene classification technologies. Audiol Neurootol. 2017;22(4-5):226-235.
19. Oticon Medical. Genie Medical – guia de programação. Disponível em: <https://www.oticonmedical.com/-/media/medical/main/files/for-professionals/ci/audiological/gmci/fg/pt/182830brptfggenie-medical-civersion-a201807interactive.pdf?la=en>. Acesso em: 16 mar. 2021.
20. Brasil. Ministério da Saúde. Portaria n. 2.776, de 18 de dezembro de 2014. Aprova diretrizes gerais, amplia e incorpora procedimentos

para a atenção especializada às pessoas com deficiência auditiva no Sistema Único de Saúde (SUS). Brasília: Ministério da Saúde, 2014. Disponível em: <http://bvsms.saude.gov.br/bvs/saudelegis/gm/2014/prt2776_18_12_2014.html>. Acesso em: 16 mar. 2021.

21. Associação Brasileira de Otorrinolaringologia e Cirurgia Cérvico-Facial; Sociedade Brasileira de Otologia; Sociedade Brasileira de Fonoaudiologia; Academia Brasileira de Audiologia; Sociedade Brasileira de Pediatria. Critérios de indicação para implante coclear. 2011. Disponível em: <https://www.aborlccf.org.br/imageBank/DIRETRIZES_PUBLICACAO%20SITE.pdf>. Acesso em: 16 mar. 2021.
22. Agência Nacional de Saúde suplementar (ANS). Resolução RN n. 261, de 28 de julho de 2011. Altera o Anexo da RN n. 211, de 21 de janeiro de 2010, que atualiza o rol de procedimentos que constitui a referência básica para cobertura assistencial mínima nos planos privados de assistência à saúde (...). Brasília: Ministério da Saúde, 2011. Disponível em: <https://bvsms.saude.gov.br/bvs/saudelegis/ans/2011/res0261_28_07_2011.htlm>. Acesso em: 09 ago. 2021.
23. Polonenko MJ, Papsin BCI, Gordon KA. Children with single-sided deafness use their cochlear implant. Ear Hear. 2017;38(6):681-689.
24. Iervolino SM. Atuação fonoaudiológica em implante coclear. In: Lopes Filho O (ed.). Novo tratado de fonoaudiologia. 3.ed. Barueri: Manole, 2013. pp.347-358.
25. Holstad BA, Sonneveldt VG, Fears BT, Davidson LS, Aaron RJ, Richter M et al. Relation of electrically evoked compound action potential thresholds to behavioral T- and C-levels in children with cochlear implants. Ear Hear. 2009;30(1):115-127.
26. Hodges AV, Butts SL, King JE. Electrically evoked stapedial reflexes: utility in cochlear implant patients. In: Cullington H (ed). Cochlear implants: objective measures. London: Whurr Publishers, 2003. pp.81-93.
27. Sarant JZ, Harris DC, Bennet LA. Academic outcomes for school-aged children with severe-profound hearing loss and early unilateral and bilateral cochlear implants. J Speech Lang Hear Res. 2015;58(3)1017-1032.
28. Niparko JK. Cochlear implants: principles & practices. 2.ed. Philadelphia: Lippincott Williams & Wilkins, 2009.
29. Galvin KL, Mok M, Dowell RC, Briggs RJ. 12-month post-operative results for older children using sequential bilateral implants. Ear Hear. 2007;28(2 Suppl):19S-21S.
30. Illg A, Giourgas A, Kral A, Büchner A, Lesinski-Schiedat A, Lenarz T. Speech comprehension in children and adolescents after sequential bilateral cochlear implantation with long interimplant. Otol Neurotol. 2013;34(4):682-689.
31. Friedmann DR, Green J, Fang Y, Ensor K, Roland JT, Waltzman SB. Sequential bilateral cochlear implantation in the adolescent population. Laryngoscope. 2015;125(8):1952-1958.
32. Wolfe J, Schafer EC. Programming cochlear implants. Washington, DC: Plural Publishing, 2010.
33. Galvin KL, Hughes KC. Adapting to bilateral cochlear implants: early post-operative device use by children receiving sequential or simultaneous implants at or before 3.5 years. Cochlear Implants Int. 2012;13(2):105-112.
34. Gordon KA, Wong DDE, Papsin BC. Bilateral input protects the cortex from unilaterally driven reorganization in children who are deaf. Brain. 2013;136(Pt 5):1609-1625.
35. Ching TYC, Day J, Buynder PV, Hou S, Zhang V, Seeto M et al. Language and speech perception of young children with bimodal fitting or bilateral cochlear implants. Cochlear Implants Int. 2014;15(Suppl 1):S43-S46.
36. Ching TYC, Hill M, Brew J, Incerti P, Priolo S, Rushbrook E et al. The effect of auditory experience on speech perception, localization, and functional performance of children who use a cochlear implant and a hearing aid in opposite ears. Int J Audiology. 2005;44(12):677-690.

37. Sucher CM, McDermott HJ. Bimodal stimulation: benefits for music perception and sound quality. Cochlear Implants Int. 2009;10(Suppl 1):96-99.
38. American Academy of Audiology (AAA). Clinical practice guidelines - pediatric amplification. 2013. Disponível em: <http://galster.net/wp-content/uploads/2013/07/AAA-2013-Pediatric-Amp-Guidelines.pdf>. Acesso em: 16 mar. 2021.
39. Advanced Bionics. Solução auditiva bimodal Naída CI. Disponível em: <https://advancedbionics.com/br/pt_br/home/products/naida-bimodal-hearing-solution.html>. Acesso em: 16 mar. 2021.
40. Cochlear.com. Solução bimodal inteligente. Disponível em: <https://www.cochlear.com/br/pt/home/products-and-accessories/cochlear-nucleus-system/smart-bimodal-hearing>. Acesso em: 16 mar. 2021.
41. Soulet C, Ardoint M, Ives P. Oticon Medical: bimodal solutions. 2020. Disponível em: <https://wdh01.azureedge.net/-/media/medical/main/files/for-professionals/ci/whitepapers/224415uk_om_white-paper_om-bimodal-solutions_2020-10-low-.pdf?la=en&rev=2CFC&hash=F57641EDBCCD4481AE8AB5E79F645309>. Acesso em: 16 mar. 2021.
42. Medel.com. Audição bimodal com um implante coclear e um aparelho auditivo. Disponível em: <https://hearlife.medel.com/pt-br/bimodal-hearing>. Acesso em: 16 mar. 2021
43. Ling D. Speech and the hearing-impaired child: Theory and practice. Washington, DC: Alexander Graham Bell Association for the Deaf, 1981. pp.98-108.
44. Madell J. The speech string bean. How well does a child with hearing loss have to hear? Hearing Health & Technology Matters; 2015. Disponível em: <https://hearinghealthmatters.org/hearingandkids/2015/the-speech-string-bean/>. Acesso em: 13 abr. 2021.
45. Bevilacqua MC, Banhara MR, Costa EA, Vignoly AB, Alvarenga KF. The Portuguese hearing in noise test (HINT). Int J Audiol. 2008;47(6):364-365.
46. Zimmerman-Phillips S, Robbins AM, Osberger MJ. Assessing cochlear implant benefit in very young children. Ann Otol Rhinol Laryngol Suppl. 2000;109(12):42-43.
47. Castiquini EAT, Bevilacqua MC. Escala de Integração auditiva significativa: procedimento adaptado para a avaliação da percepção de fala. Rev Soc Bras Fonoaudiol. 2000;6:51-60.
48. Robbins AM, Renshaw JJ, Berry SW. Evaluating meaningful auditory integration in profoundly hearing-impaired children. Am J Otol. 1991;2(Suppl):144-150.
49. Coninx F, Weichbold V, Tsiakpini L. LittlEARS® Auditory Questionnaire. Innsbruck: MED-EL, 2003.
50. Leandro FSM, Costa EC, Mendes BCA, Novaes BCAC. LittlEars® - Questionário auditivo: adaptação semântica e cultural da versão em Português Brasileiro em pais de crianças com deficiência auditiva. Audiol Commun Res. 2016;21:e1640.
51. Robbins AM. Clinical red flags for slow progress in children with cochlear. Loud Clear. 2005;1:1-8.
52. Orlandi ACL, Bevilacqua MC. Deficiência auditiva profunda nos primeiros anos de vida: procedimento para a avaliação da percepção da fala. Pró-Fono. 1998;10(2):87-91.
53. Bevilacaqua MC, Tech EA. Elaboração de um procedimento de avaliação de percepção de fala em crianças deficientes auditivas profundas a partir de 5 anos de idade. In: Marchesan IQI, Zorzi JL, Gomes IC (eds). Tópicos em fonoaudiologia. São Paulo: Lovise, 1996. pp.411-433.
54. Delgado EMC, Bevilacqua MC. Lista de palavras como procedimento de avaliação da percepção dos sons da fala para crianças deficientes auditivas. Pró-fono. 1999;11(1):59-64.
55. Ling D. Speech and the hearing-impaired child: Theory and practice. Washington, DC: Alexander Graham Bell Association for the Deaf, 1976.
56. Ling D. Foundations of spoken language for the hearing-impaired child. Washington, DC: Alexander Graham Bell Association for the Deaf, 1989.

57. Ching TY, Hill M. The parents' evaluation of aural/oral performance of children (PEACH) scale: Normative data. J Am Acad Audiol. 2007;18(3):220-235.
58. Levy CCAC, Rodrigues-Sato LCCB. Validação do questionário Parents' evaluation of aural/ oral performance of children (PEACH) em língua portuguesa brasileira. CoDAS. 2016; 28(3):205-211.
59. Robbins AM, Osberger MJ. Meaningful use of speech scale (MUSS). Indianopolis: Indiana University School of Medicine, 1990.
60. Nascimento LT. Uma proposta de avaliação da linguagem oral (monografia). Bauru: Hospital de pesquisa e reabilitação de lesões lábio-palatais, 1997.
61. Reynell JK, Gruber CP. Reynell developmental language scales. Los Angeles: Western Psychological Services, 1990.
62. Zorzi JL, Hage SRV. PROC - Protocolo de observação comportamental: avaliação de linguagem e aspectos cognitivos infantis. 1.ed. São José dos Campos (SP): Pulso Editorial, 2004.
63. Bloom L, Lahey M. Language development and language disorders. New York: John Wiley & Sons, 1978.
64. Menezes MLN. A construção de um instrumento para avaliação do desenvolvimento da linguagem - ADL: idealização, estudo piloto para padronização e validação [tese de doutorado]. Rio de Janeiro (RJ): Fundação Oswaldo Cruz, 2003.
65. Wertzner HF. Fonologia. In: Andrade CRF, Befi-Lopes DM, Fernandes FDM, Wertzner HF. ABFW: teste de linguagem infantil nas áreas de fonologia, vocabulário, fluência e pragmática. São Paulo: Pró-Fono, 2000. pp.5-40.
66. Nilsson M, Soli SD, Sullivan JA. Development of the hearing in noise test for the of speech reception thresholds in quiet and in noise. J Acoust Soc Am. 1994;95(2):1085-1099.
67. Schafer EC. Improving speech recognition in noise of children with cochlear implants: of binaural input and FM systems [dissertação]. Texas: The University of Texas at Dallas, 2005.
68. Santos LG. Phrases in noise test (PINT): adaptação cultural para o Português Brasileiro e do sistema de frequência modulada [dissertação]. Bauru: Faculdade de Odontologia de Bauru/USP, 2015.
69. Geers AE. Techniques for assessing auditory speech perception and lipreading enhancement in young deaf children. Volta Rev. 1994;96(5):85-96.
70. Garrido M, Flores I. Categoría 7 de percepción del habla: evaluación de la comprensión del habla auditiva en ambientes naturales. Integración: Revista de la Asociación de Implantados Cocleares. 2014;72:23-25.
71. Bevilacqua MC, Delgado EMC, Moret ALM. Estudo de casos clínicos de crianças do Centro Educacional do Deficiente Auditivo (CEDAU), do Hospital de Pesquisa e Reabilitação de Lesões Lábio-Palatais - USP. In: XI Encontro Internacional de Audiologia, 1996, Bauru (SP).
72. Guenser G, Laudanski J, Phillipon B, Backus BC, Bordure P, Romanet P et al. The relationship between electrical auditory brainstem responses and perceptual thresholds in Digisonic® SP cochlear implant users. Cochlear Imp Int. 2015;16(1):32-38.
73. Holden LK, Firszt JB, Reeder RM, Uchanski RM, Dwyer NY, Holden TA. Factors affecting outcomes in cochlear implant recipients implanted with a perimodiolar electrode array located in scala tympani. Otol Neurotol. 2016;37(10):1662-1668.
74. Estabrooks W, Morrison HM, MacIver-Lux K. Auditory verbal therapy: Science, research and practice. San Diego: Plural Publishing, 2020.
75. Easwar V, Sanfilippo J, Papsin B, Gordon K. Impact of consistency in daily device use on speech perception abilities in children with cochlear implants: Datalogging evidence. J Am Acad Audiol. 2018;29(9):835-846.

10

Acessórios e conectividade para aparelhos de amplificação sonora individuais e implantes cocleares

Regina Tangerino de Souza Jacob
Larissa de Almeida Carneiro
Talita Sunaitis Donini
Linda M. Thibodeau

INTRODUÇÃO

As conexões sem fio (*wireless*) entre as tecnologias auditivas e os microfones remotos (MR) permitem ao usuário uma melhor experiência em atividades de escuta difícil, como em ambientes ruidosos ou reverberantes, quando há distância entre os falantes e quando a fonte sonora vem de um sinal eletrônico.

O uso dos MR tem sido apresentado como uma estratégia facilitadora da comunicação diante da pandemia de Sars-CoV-2, situação em que foram adotadas medidas de proteção individual, como o uso de máscaras e protetores faciais e o distanciamento social.[1] Com isso, houve um aumento da demanda de crianças e adolescentes com deficiência auditiva por tecnologias assistivas e busca pela conectividade a outros equipamentos eletrônicos, como *notebooks*, *tablets* e *smartphones*. Esses *gadgets* são considerados essenciais na nova rotina, inclusive escolar, que envolve chamadas de vídeo, videoconferências e mensagens instantâneas de áudio.

TIPOS DE CONECTIVIDADE

A tecnologia *wireless* permite a conexão sem fio entre dispositivos, estando eles próximos ou não. Para que essas transmissões sem fio ocorram, são necessários um transmissor e um receptor, e a forma como o sinal de áudio do transmissor chega ao receptor define o tipo de conexão sem fio.[2,3]

Transmissão eletromagnética

A transmissão eletromagnética se dá através da bobina de indução (T-*Coil*, telebobina ou bobina telefônica). De acordo com o modelo do aparelho de amplificação sonora individual (AASI) ou do implante coclear (IC), o funcionamento pode ocorrer de forma automática ou apenas quando ativado por uma chave ou botão.[2]

A bobina de indução funciona recebendo um sinal eletromagnético do circuito auditivo, transformando-o novamente em som.[4] Uma das possibilidades da telebobina é o sistema de *loop* de indução (*hearing induction loop*), que consiste em sistemas de aro magnético, amplificador e microfone instalados em ambientes fechados, como auditórios, teatros, salas de aula, cinemas, transporte público, entre outros.[4,5] As limitações desse tipo de transmissão estão relacionadas à consistência do sinal, visto que é comum haver interferência de outros instrumentos eletrônicos e perda de energia nas baixas frequências. Além disso, o sinal pode ser percebido de forma diferente conforme a movimentação da cabeça do usuário, uma vez que a saída varia com a orientação da telebobina em relação ao campo magnético.

Near-field magnetic induction (NFMI)

O NFMI foi o primeiro tipo de transmissão digital sem fio. Utiliza a banda de frequência de 3 a 15 MHz através de ondas eletromagnéticas codificadas digitalmente, e o sinal é enviado ao receptor em uma curta distância (de até 1 m).[1,4,6]

Far-field transmission (FFT)

Transmissão por frequência modulada (FM)

O sistema de frequência modulada (FM), composto de um transmissor e um receptor, transmite o sinal da fala por meio de uma faixa de frequência que pode variar entre 72 e 76 MHz ou 216 e 217 MHz.[2] O microfone do sistema FM capta o sinal da fala e envia ao transmissor, que converte esse sinal em uma forma de onda elétrica e o transmite através de ondas de rádio FM para um receptor usado pelo usuário do dispositivo auditivo. O receptor converte a onda de volta em energia acústica e a entrega diretamente aos ouvidos do usuário. No Brasil, o sistema FM é concedido pelo SUS para crianças com deficiência auditiva usuárias de AASI, IC e próteses auditivas ancoradas no osso, em qualquer nível acadêmico e que tenham a linguagem oral como forma primária de comunicação.[7,8]

O primeiro sistema FM foi comercializado em 1968 e, desde então, com os avanços tecnológicos, tornou-se mais sofisticado, passando de equipamentos de caixa com fio a receptores miniaturizados, faixa de frequência ampliada, múltiplos canais, captação direcional, entre outros.[9] A Figura 1 apresenta a linha do tempo do sistema FM, demonstrando a evolução dessa tecnologia até o advento da modulação digital.

Transmissão por modulação digital

A banda de 900 MHz proporciona comunicação entre aparelhos auditivos, programação sem fio de longa distância, conexão com *streaming* de áudio, celulares e

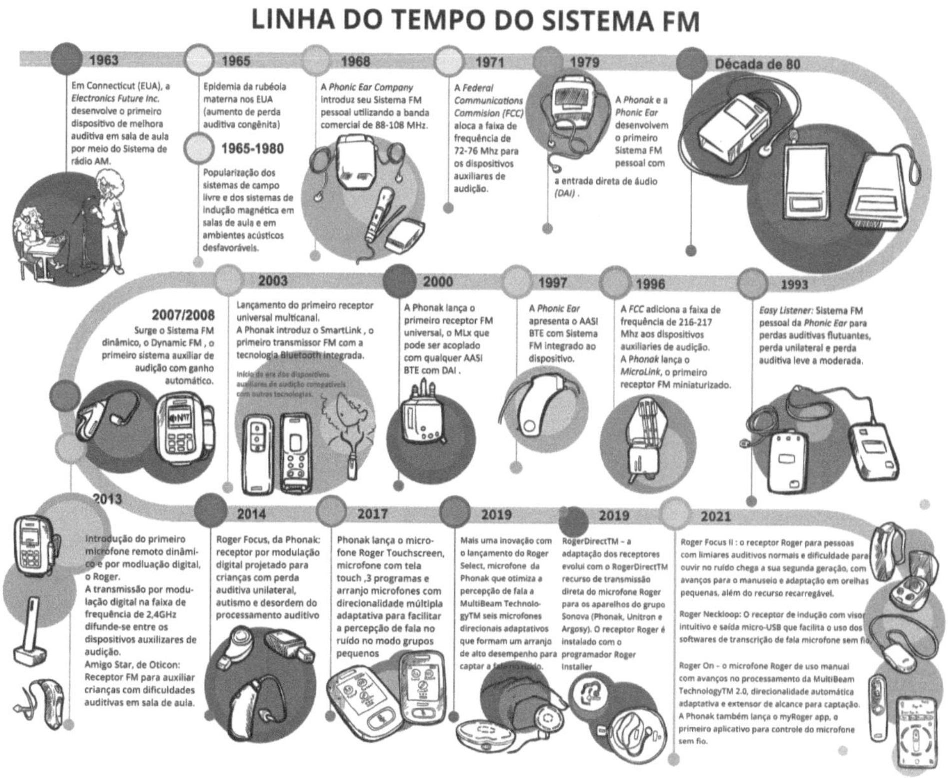

FIGURA 1. Linha do tempo do sistema FM até a modulação digital.
Fonte: gentilmente elaborada e cedida por Camila Carneiro.

microfones remotos, permitindo a comunicação em uma distância de até 5 m.[10]

A banda de frequência de 2,4 GHz oferece maior distância de transmissão e pode ser de dois tipos: (1) padronizada, como o *bluetooth*; ou (2) proprietária, em que a empresa modifica a forma de entrega do sinal conforme especificidades do produto utilizado. Com essa tecnologia de transmissão, é possível fazer a conexão direta de sinais de dispositivos *bluetooth* para AASI e IC.[2,4]

A transmissão por modulação digital dos MR na faixa de frequência de 2,4 GHz surgiu em meados de 2013, com o sistema Roger, da Phonak, e, desde então, vem sendo muito utilizada nos dispositivos auxiliares de audição (ver Figura 1). O sistema Roger possibilita conexão em rede (no *bluetooth*, é possível apenas 1:1), menor tempo de transmissão (Roger: aproximadamente 17 ms; *bluetooth*: 50 a 120 ms) e gerenciamento adaptativo da relação som/ruído (S/R) conforme a leitura do ruído do ambiente.

ADAPTAÇÃO DO MICROFONE REMOTO (MR)

Para a adaptação do MR, é necessário considerar as características técnicas do AASI e/ou do IC. O dispositivo auditivo tem que conter a entrada direta de áudio

(DAI), a bobina telefônica ou a conectividade digital sem fio.[11] Para alguns tipos de AASI retroauriculares, é necessário o uso de sapatas de áudio para a conexão com o receptor universal do microfone remoto, assim como no caso de adaptadores para o IC. Entretanto, existem alguns AASI e IC que oferecem a possibilidade de conexão com um receptor específico que se adapta ao *design* do aparelho.

Verificação

A etapa de verificação do MR é imprescindível para o sucesso da adaptação e para a satisfação do usuário. Deverá incluir as avaliações eletroacústicas dos AASI e testes de percepção de fala no silêncio e no ruído, de acordo com o caso em questão. A transparência ocorre quando entradas iguais para o MR e para o AASI geram saídas iguais no dispositivo auditivo, ou seja, a conexão do MR não altera as configurações do microfone do AASI, e ambos os sinais devem estar audíveis.[12]

Para realizar a verificação eletroacústica da transparência entre AASI e MR, são necessárias três medições no acoplador de 2 cc, conforme os seguintes passos:

1. Em alguns transmissores, é necessário ativar a configuração de verificação.
2. Realiza-se a calibração do equipamento de mensuração no acoplador de 2 cc, de acordo com o manual de instruções.
3. Curva 1: medida eletroacústica do AASI no acoplador de 2 cc (curva de referência); o sinal de entrada é apresentado a 65 dBNPS, com estímulo de fala (*digital speech*).
4. Curva 2: com o receptor do MR conectado ao AASI, coloca-se o microfone do transmissor no mudo e fora da caixa de teste, e, então, a segunda medida é realizada no acoplador de 2 cc utilizando-se o mesmo estímulo e o mesmo sinal de entrada.
5. Curva 3: o microfone do transmissor é ativado e posicionado dentro da caixa de teste e o aparelho auditivo conectado ao acoplador de 2 cc é colocado fora da caixa de teste. Em seguida, realiza-se a terceira medida utilizando as mesmas condições das curvas anteriores.
6. Para o cálculo da transparência, devem-se subtrair os valores das curvas 2 e 3 nas frequências de 750, 1.000 e 2.000 Hz (curva 3 - curva 2). A média da diferença deverá ser igual ou menor que 2 dB. Se a diferença for maior que 2 dB, é necessário alterar as configurações de ganho do MR.

No *site* REMIC,[13] é possível acessar detalhadamente os roteiros e vídeos de verificação eletroacústica para a adaptação dos MR.

Os testes de percepção de fala no ruído poderão ser aplicados após a realização das medidas eletroacústicas para comparar o desempenho do usuário com e sem o MR. Para crianças a partir de quatro anos de idade, é indicado o teste *phrases in noise test* Brasil (PINT Brasil).[14] O teste está disponível no seguinte endereço eletrônico: https://pintbrasil.fob.usp.br/.

Em crianças mais velhas, é possível utilizar os testes de percepção de fala padronizados na presença de ruído de situações de conversa, como o ruído de sala de aula do teste PINT Brasil. Além disso, um estudo que utilizou o paradigma de dupla tarefa comprovou que o uso do MR reduz o esforço auditivo para a percepção de fala em situações ruidosas.[15]

Validação

Nessa etapa, são utilizados protocolos de avaliação e autoavaliação para mensurar, de forma subjetiva, o uso e o benefício do MR e, assim, direcionar a etapa de aconselhamento. A Tabela 1 apresenta seis protocolos traduzidos e adaptados para o português brasileiro que podem ser utilizados na prática clínica com crianças e adolescentes em idade escolar.

CONSIDERAÇÕES FINAIS

Existem muitas possibilidades de conectividade entre os AASI, os IC e os acessórios, permitindo que os usuários de tecnologias auditivas usufruam de uma melhor experiência sonora em situações de escuta desafiadoras, minimizando o esforço auditivo.

No entanto, deve-se levar em consideração quais desses MR contemplam as necessidades da população pediátrica para a melhora da relação sinal/ruído quanto aos seguintes aspectos:

- consistência do sinal;
- menor tempo de recepção da mensagem entre os dispositivos;
- possibilidade de conexão entre vários falantes (pais, professores, cuidadores), computadores, *gadgets* e arranjo de microfones.

TABELA 1. Protocolos para validação do MR, destinados a crianças e adolescentes em idade escolar

Protocolos	Objetivos
Avaliação do sistema FM[16]	Avaliar, de forma subjetiva, as situações de uso e benefício dos aparelhos de amplificação sonora individual e sistema de FM
Questionário de participação da sala de aula (CPQ)[17]	Avaliar subjetivamente a participação do estudante com deficiência auditiva na sala de aula
Screening instrument for targeting educational risk in secondary students (S.I.F.T.E.R.)[18]	Identificar o risco educacional de estudantes com deficiência auditiva
Inventário da audição para a educação - revisado (LIFE-R)[19]	Verificar a qualidade e o desempenho de estudantes com deficiência auditiva em sala de aula
Checklist de autoadvocacia "Eu consigo"[20]	Avaliar, de forma subjetiva, as habilidades de autoadvocacia de crianças e adolescentes com deficiência auditiva usuários de tecnologias auditivas
Checklists de autoadvocacia em Audiologia - ensino fundamental I e II e ensino médio[20]	Identificar e acompanhar o desenvolvimento das habilidades de autoadvocacia de crianças e adolescentes com deficiência auditiva usuários de tecnologias auditivas em contexto escolar

Ressalta-se a importância da etapa de verificação eletroacústica para garantir que a adaptação do MR não altere as configurações do microfone do AASI, em especial para as crianças que ainda não conseguem relatar sua experiência com os dispositivos.

Materiais complementares sobre MR, roteiros de verificação, protocolos de validação e materiais para orientação estão disponíveis no *site* REMIC (www.remic.fob.usp.br).

REFERÊNCIAS

1. World Health Organization (WHO). Modes of transmission of virus causing COVID-19: implications for IPC precaution recommendations: scientific brief. 2020. Disponível em: <https://www.who.int/news-room/commentaries/detail/modes-of-transmission-of-virus-causing-covid-19-implications-for-ipc-precaution-recommendations>. Acesso em: 17 mar. 2021.
2. Thibodeau LM. Advanced practices: assistive technology in the age of smartphones and tablets. In: Montano JJ, Spitzer JB (eds.). Adult audiologic rehabilitation. 3.ed. San Diego: Plural Publishing, 2020.
3. Thibodeau LM. Between the listener and the talker: connectivity options. In: Seminars in Hearing. New York: Thieme Medical Publishers, 2020. pp.247-253.
4. Spangler C. Benefits of integrating wireless technology with hearing instruments. In: Seminars in Hearing. New York: Thieme Medical Publishers, 2014. pp.246-256.
5. Kim JS, Kim CH. A review of assistive listening device and digital wireless technology for hearing instruments. Korean J Audiol. 2014;18(3):105-111.
6. Jacob RTS, Modelli MFCG. Conectividade e dispositivos eletrônicos. In: Boéchat EM, Menezes PL, Couto CM. Tratado de audiologia. 2.ed. Rio de Janeiro: Guanabara Koogan, 2015. pp.294-297.
7. Brasil. Ministério da Saúde. Portaria n. 1.274, de 25 de junho de 2013. Inclui o procedimento de sistema de frequência modulada pessoal (FM) na tabela de procedimentos, medicamentos, órteses, próteses e materiais especiais (OPM) do Sistema Único de Saúde. Brasília: Ministério da Saúde, 2013. Disponível em: <https://bvsms.saude.gov.br/bvs/saudelegis/gm/2013/prt1274_25_06_2013.html>. Acesso em: 18 mar. 2021.
8. Brasil. Ministério da Saúde. Portaria n. 3, de 19 de fevereiro de 2020. Torna pública a decisão de ampliar o uso do sistema de frequência modulada pessoal para indivíduos com deficiência auditiva de qualquer idade matriculados em qualquer nível acadêmico, no âmbito do Sistema Único de Saúde (SUS). Brasília: Ministério da Saúde, 2020. Disponível em: <https://www.in.gov.br/web/dou/-/portaria-n-3-de-19-de-fevereiro-de-2020-244302714>. Acesso em: 18 mar. 2021.
9. Dijstra E, Mulder HE. The evolution of wireless systems in pediatric settings. In: Tharpe AM, Bagatto MA. Sound foundation through early amplification. Proceedings of the 7th International Conference. Atlanta: Phonak, 2016.
10. Galster JA. A new method for wireless connectivity in hearing aids. Hearing J. 2010;63(10):36-38.
11. Jacob RTS, Queiroz-Zattoni M. Sistemas de frequência modulada. In: Boéchat EM, Menezes PL, Couto CM. Tratado de audiologia. 2.ed. Rio de Janeiro: Guanabara Koogan, 2015. pp.298-310.
12. American Academy of Audiology (AAA). Clinical practice guidelines. Remote microphone hearing assistance technologies for children and youth from birth to 21 Years (Includes Supplement A). 2011. Disponível em: <https://audiology-web.s3.amazonaws.com/migrated/HAT_Guidelines_Supplement_A.pdf_53996ef7758497.54419000.pdf>. Acesso em: 18 mar. 2021.

13. REMIC. Faculdade de Odontologia de Bauru - Universidade de São Paulo. Disponível em: <www.remic.fob.usp.br>. Acesso em: 18 mar. 2021.
14. Jacob RTS, Souza CO, Rosa BC, Santos LG, Paccola ECM, Alvarenga BG et al. Phrases in noise test (PINT) Brazil: effectiveness of the test in children with hearing loss. Braz J Otorhinolaryngol. 2019;S1808-8694(19)30097-7.
15. Cruz ADD, Gagné JP, Cruz WM, Isotani S, Gauthier-Cossette L, Jacob RTS. The effects of using hearing aids and a frequency modulated system on listening effort among adolescents with hearing loss. Int J Audiol. 2020;59(2):117-123.
16. Jacob RTS, Molina SV, Amorim RB, Bevilacqua MC, Lauris JRP, Moret ALM. FM Listening evaluation for children: adaptação para a Língua Portuguesa. Rev Bras Educ Espec. 2010;16(3):359-374.
17. Jacob RTS, Alves TKM, Moret ALM, Morettin M, Santos LGD, Mondelli MFCG. Participação em sala de aula regular do aluno com deficiência auditiva: uso do sistema de frequência modulada. CoDAS. 2014;26(4):308-314.
18. Granço F. Adaptação cultural do questionário Screening instrument for targeting educational risk in secondary students (SIFTER). Bauru: Universidade de São Paulo, 2010.
19. Souza KT. Adaptação cultural do protocolo "Listening Inventory for Education - Revised (LIFE-R)" para o português brasileiro [monografia]. Natal: Universidade Federal do Rio Grande do Norte, 2012.
20. Carneiro LA, Nery DA, Silva RLF, Salimon A, De Angelo TCS, Souza CO et al. O empoderamento na reabilitação auditiva: tradução dos questionários de autoadvocacia. CoDAS. 2020. (no prelo).

11

Prótese auditiva ancorada no osso

Isabela de Souza Jardim
Rubens Vuonno de Brito Neto

INTRODUÇÃO

A prótese auditiva ancorada no osso (PAAO) é uma opção para o tratamento de perda auditiva quando não é possível a utilização do aparelho de amplificação sonora individual (AASI). Nessa tecnologia, o som é transmitido para a cóclea por meio da vibração óssea – a amplificação mecânica, sem, com isso, utilizar a orelha externa ou média para passagem do som.[1] Para essa amplificação mecânica que utiliza a movimentação da energia por envelopamento no decorrer do osso, dá-se o nome de "força do ganho" na amplificação.

Quando implantada cirurgicamente, os componentes da PAAO são fixados no osso pelo princípio da osteointegração. A osteointegração é o processo no qual o osso forma uma interface funcional e direta com o material da prótese, tornando-se um só corpo quando integrado. Esse princípio foi descrito por Branemark, em 1960.[2]

O uso da amplificação por condução óssea em diferentes meios é antigo. As primeiras cirurgias, descritas em 1977, foram realizadas por Tjellström e Hakanssom, consagrando o surgimento da prótese auditiva ancorada no osso.[3] Naquela época, o processador era analógico; depois, com o avanço da tecnologia, tornou-se digital. Atualmente, podemos encontrar, no mercado, diferentes tipos, marcas e potências de processadores de som, todos com algoritmos semelhantes aos da tecnologia do AASI.[4] A prótese auditiva ancorada no osso pode tanto ser fixada na cabeça por meio de faixa elástica quanto implantada cirurgicamente.[4,5]

Concomitantemente ao avanço da tecnologia, pesquisas científicas e acompanhamento de pacientes também contribuíram para o aprimoramento das técnicas cirúrgicas e a abordagem clínica, tanto na área médica como no tratamento audiológico, tornando, hoje, o atendimento de indivíduos candidatos a essa tecnologia um processo de seleção, adaptação, verificação e validação de prótese auditiva ancorada no osso.[4]

O atendimento é multidisciplinar, uma vez que etapas de seleção, ajustes e exames audiológicos são competência do audiologista, enquanto a indicação de uso é responsabilidade do otorrinolaringologista, profissional que avaliará a condição do paciente para os aspectos cirúrgicos.

Neste capítulo, serão abordados o princípio de funcionamento da PAAO e os principais aspectos para o processo de seleção, adaptação, verificação e validação.

SELEÇÃO DO CANDIDATO

Para todas as tecnologias atualmente disponíveis no mercado, recomendam-se os seguintes critérios audiológicos como padrão-ouro de indicação.[1-5]

INDICAÇÃO AUDIOLÓGICA	
Tipo de perda auditiva	Condutiva ou mista bilateral
Tipo de perda auditiva	SSD e lado contralateral com limiares auditivos dentro da normalidade
Gap aéreo-ósseo	≥ 30 dBNA
IPRF (com fone)	≥ 60% acertos monossilábicos

INDICAÇÕES OTOLÓGICAS
Malformação craniofacial com agenesia ou atresia de conduto auditivo externo.
Quadros de otorreia crônica, nos quais o uso de AASI agrava a infecção.
Otites de repetição, otite externa supurativa ou cavidade radical.

CONTRAINDICAÇÕES
Falha de osteointegração em caso de uso implantado.
Radiação.
Perda auditiva de rápida progressão.
Expectativa irreal para resultado ou alterações psiquiátricas.

ABORDAGEM DE USO

PAAO com faixa elástica

O uso da PAAO deve ser iniciado imediatamente após o diagnóstico audiológico. Para isso, o processador de som deve ser adaptado com faixa elástica, como mostra a Figura 1.

A seleção da potência do processador de som é realizada por meio de potencial auditivo evocado via aérea-óssea, caso o paciente não tenha idade ou condição cognitiva para realizar a audiometria tonal e vocal com fone de ouvido, até atingir condições anatômicas mínimas para a cirurgia. Em caso de pacientes com comorbidades múltiplas e impossibilidade cirúrgica, não há restrição ao uso.

O uso deve ser diário e contínuo, devendo o processador de som ser retirado na hora do banho, de dormir ou em atividades com água. Os responsáveis

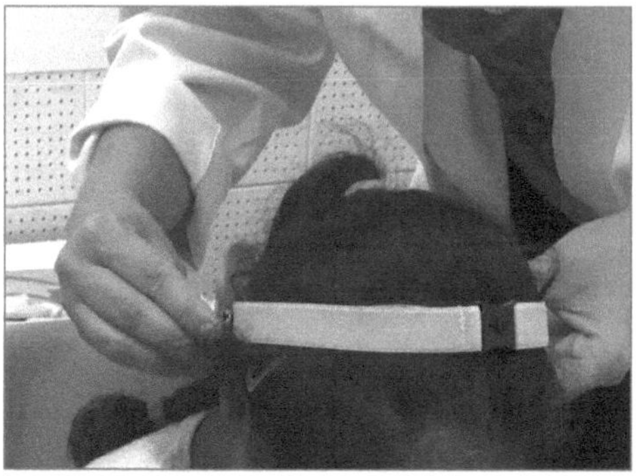

FIGURA 1. Imagem de processador de som acoplado em faixa elástica e adaptado em criança.
Fonte: Banco de imagens do ambulatório PAAO do Departamento de Otorrinolaringologia do HCFMUSP. Imagem autorizada pelo responsável.

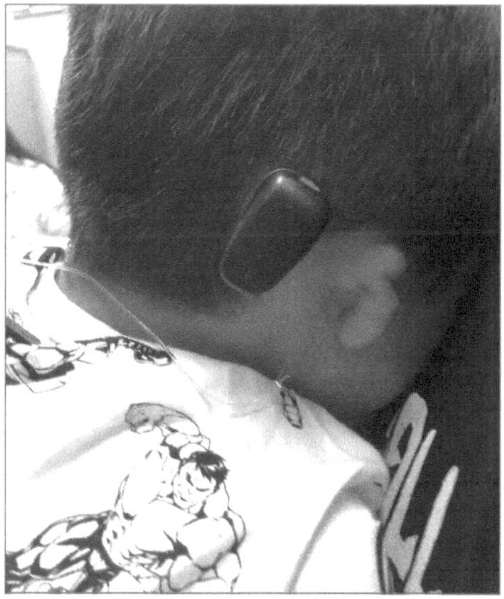

FIGURA 2. Imagem de processador de som fixado em pino de titânio no modo de implantação percutânea, adaptado em criança.
Fonte: Banco de imagens do ambulatório PAAO do Departamento de Otorrinolaringologia do HCFMUSP. Imagem autorizada pelo responsável.

devem receber orientações detalhadas sobre o manuseio para que não ocorra compressão da calota craniana, abaulamento ou desconforto físico.

PAAO implantada no osso

A prótese auditiva ancorada no osso pode ser implantada de dois modos: percutâneo, quando o pino de titânio atravessa o osso (Figura 2), ou transcutâneo, quando a pele fica entre os componentes interno e externo (Figura 3). A decisão quanto ao modo de implantação é resultado de uma análise multifatorial, incluindo aspectos como cidade local do paciente, potência do processador de som, grau da perda auditiva, condição da pele, formação e espessura do osso e possibilidade cirúrgica considerada pelo médico cirurgião.

Para a cirurgia, a espessura mínima do osso deve ser de 3 mm. Vale ressaltar que essa medida é encontrada, em média, aos 5 anos de idade cronológica. Contudo, indivíduos com malformação de orelha

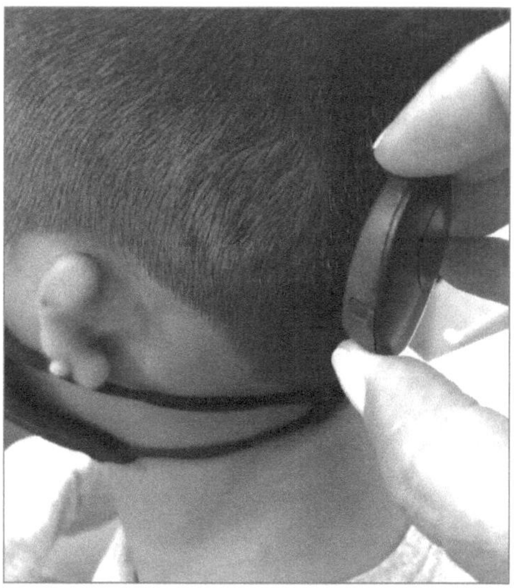

FIGURA 3. Imagem de processador de som no modo de implantação transcutânea, adaptado em criança.
Fonte: Banco de imagens do ambulatório PAAO do Departamento de Otorrinolaringologia do HCFMUSP. Imagem autorizada pelo responsável.

externa e/ou média podem ter síndromes associadas e, com isso, a idade pode variar para atingir essa medida. O exame de imagem é uma ferramenta importante de auxílio da conduta médica para o procedimento.

As PAAO implantadas devem ser retiradas para banho, atividades com água e durante o sono. Cada tecnologia requer cuidados específicos, como manuseio, conforto com o uso do ímã ou higienização local, em casos de pino de titânio.

AVALIAÇÃO AUDIOLÓGICA PRÉ-CIRÚRGICA

A avaliação audiológica pré-cirúrgica é importante para uma análise detalhada dos seguintes aspectos:

- condições auditivas por via óssea;
- teste domiciliar com os dispositivos;
- seleção de potência;
- medidas de desempenho auditivo em campo livre;
- avaliação de benefício;
- satisfação e expectativas do paciente.

Nessa etapa, recomenda-se que o paciente conheça as alternativas de tecnologia e discuta as possíveis limitações com o profissional. Ao final, o audiologista fornecerá um relatório detalhado ao cirurgião, para que ele conclua as alternativas e a possível indicação.

ADAPTAÇÃO E VALIDAÇÃO DA PRÓTESE AUDITIVA ANCORADA NO OSSO

Ajustes para o uso de faixa elástica

A adaptação deve levar em conta informações de exames eletrofisiológicos de audição, como potencial auditivo evocado de tronco encefálico por via aérea e via óssea, para seleção do processador de som. A informação dos limiares auditivos por via óssea será utilizada para ajustes e programação.

Dados como idade do usuário e desenvolvimentos auditivo e neuropsicomotor devem ser considerados para seleção, posicionamento e otimização de uso. O acompanhamento deve ser trimestral, para que o profissional possa intervir e modificar o processo de acordo com o desenvolvimento do usuário.

Ativação e validação em período pós-cirúrgico

Tanto para o implante percutâneo quanto para o transcutâneo, o audiologista deve aguardar a cicatrização e a liberação médica para a ativação do processador. Esse período varia de acordo com a tecnologia utilizada e as condutas profissionais. Sempre antes da ativação, é importante consultar o cirurgião do paciente.

Para melhores resultados, sugere-se fazer uma audiometria tonal e vocal com fones de ouvido, audiometria *in situ*, programação e orientação detalhadas e específicas de cuidados, manuseio e conservação e, por fim, avaliação de desempenho auditivo em campo livre para medida de resultados, juntamente com questionários de validação.

Sugere-se acompanhamento trimestral ou semestral para manutenção do processador de som, verificação do local do implante e medidas de desempenho auditivo.

CONCLUSÃO

A evolução tecnológica na área da audiologia tem permitido grandes benefícios aos indivíduos com perda auditiva. Por outro lado, são necessários estudos longitudinais que permitam aperfeiçoar e minimizar transtornos pós-cirúrgicos, reduzindo, ao máximo, o desconforto físico, os processos inflamatórios locais e a dor, além da melhora do desempenho auditivo.

A indicação de critério médico e a seleção do paciente aos cuidados audiológicos contribuem para a satisfação e a efetividade auditiva, melhorando a qualidade de vida do candidato ao uso de prótese auditiva ancorada no osso.

REFERÊNCIAS

1. Bitencourt AG, Burke PR, Jardim IS, Brito R, Tsuji Rk, Fonseca ACO E et al. Implantable and semi-implantable hearing aids: a review of history, indications, and surgery. Int Arch Otorhinolaryngol. 2014;18(3):303-310.
2. Mudry A, Tjellström A. Historical background of bone conduction hearing devices and bone conduction hearing aids. Adv Otorhinolaryngol. 2011;71:1-9.
3. Tjellström A, Hakansson B, Gastrröm G. Bone-anchored hearing aid: current status in adults and children. Otolaryngol Clin North Am. 2001;34(2):337-364.
4. Jardim IS, Brito R, Costa OA. Próteses auditivas cirurgicamente implantáveis de orelha média. In: Academia Brasileira de Audiologia (ABA). Tratado de audiologia. 2.ed. Rio de Janeiro: Santos, 2015. pp.343-352.
5. Bento RF, Fonseca ACO, Ikari LS. Próteses auditivas de condução óssea. In: Bento RF, Lima Jr. LRP, Tsuji RK, Goffi-Gomez MVS, Lima DVSP, Brita R. Tratado de implante coclear e próteses auditivas implantáveis. Rio de Janeiro: Thieme, 2014. p.392.

12

Abordagem centrada na família de serviços fonoaudiológicos para bebês e crianças pequenas surdas

Maria Emilia de Melo
Cilmara Cristina Alves da Costa Levy

"Quando pais e profissionais de saúde são guiados pelo respeito mútuo e pelo desejo de entender as perspectivas, prioridades e esperanças uns dos outros, começa a verdadeira colaboração. O presente (...) é um profundo senso de verdadeiro engajamento para mudanças positivas" (Juliette Schlucter)

INTRODUÇÃO

Os avanços tecnológicos em identificação e intervenção o mais cedo possível de perdas auditivas ou surdez, que facilitam a reabilitação auditiva de bebês e crianças, associados com as atuais políticas de saúde no Brasil, que preconizam a saúde auditiva infantil, e as concessões das tecnologias auditivas de ponta, trouxeram, para o século XX, desafios importantes nas tomadas de decisão por parte dos pais dessas crianças. Profissionais da saúde auditiva infantil, mais do que nunca, precisam estar devidamente preparados para oferecer o melhor atendimento de estimulação da audição e linguagem que seja centrado nas famílias, possibilitando que elas se apropriem da descoberta dos potenciais de suas crianças.

A esperança dos pais na solução da perda auditiva e do desenvolvimento da fala de suas crianças estão em pauta na grande maioria dos casos, uma vez que 96% das crianças com perdas auditivas têm pais ouvintes, que se comunicam por meio da linguagem falada.[1,2] Isso significa que alguns pais irão recorrer aos benefícios das concessões dos dispositivos eletrônicos, sejam aparelhos de amplificação sonora individual (AASI) ou implantes cocleares (IC), com o objetivo de que seus filhos desenvolvam a fala por meio da audição. Além do papel daquele que advoga a favor de altos padrões de qualidade dos serviços de atenção à saúde auditiva no Brasil,[3] cabe também ao fonoaudiólogo uma importante função no aconselhamento dos pais em relação à identificação e à manutenção da melhor intervenção e dos serviços relacionados ao desenvolvimento da comunicação da criança.

A proposta deste capítulo é analisar o foco dos serviços centrados na família no contexto da fonoaudiologia e da reabilitação auditiva de crianças com perda auditiva ou surdas. Nossa premissa é que não há intervenção o mais cedo possível para bebês e crianças sem o envolvimento de pais, cuidadores e família. A efetividade da intervenção para essa população apenas é alcançada quando os serviços são centrados na família, e isso só é possível com o acolhimento não apenas das questões técnicas e lógicas, mas também das questões emocionais e culturais,[4] igualmente importantes. É fundamental reconhecer que cada família processa o diagnóstico da surdez ou perda auditiva do filho em seu tempo e à sua maneira. Alguns gatilhos podem ser disparados quando os pais recebem o diagnóstico; por isso, uma equipe bem preparada, que entenda as diferenças entre cada família, pode ter influência saudável no comportamento familiar.[5,6]

A família é o primeiro e melhor intercessor da criança com surdez ou perda auditiva. A filosofia e a abordagem da prestação de serviços centrados na família entraram no campo da intervenção oportuna há décadas, como nas propostas de trabalho Ewing e Ewing,[7] Whetnall e Fry,[8] Beebe,[9] Pollack,[10-12] Ling,[13] e Estabrooks, Morrison e MacIver-Lux.[14] Desde então, profissionais e famílias têm trabalhado para definir e implementar um modelo de serviços centrado na família durante a intervenção oportuna ou o mais cedo possível. Fonoaudiólogos que prestam serviços desde a primeira infância até a idade pré-escolar estão cientes desse modelo de prestação de serviço, mas poucos recebem treinamento sobre como ele pode ser implementado em sua prática.

Frequentemente, na relação entre profissional e cliente, parece haver um desequilíbrio quando o profissional detém todo o conhecimento e o cliente é o aprendiz. No caso do bebê ou da criança com perda auditiva, há muito a ser aprendido ouvindo e envolvendo ativamente os pais em todo o processo terapêutico, uma vez que eles são os membros da equipe que mais conhecem a criança, suas potencialidades e necessidades, sua cultura e a comunidade onde essa criança está inserida, além de serem os únicos que viverão com as consequências das decisões tomadas em relação aos passos escolhidos para facilitar o desenvolvimento da criança. Assim, é essencial que haja uma verdadeira parceria entre fonoaudiólogo e pais e que seja construído um ambiente de respeito e confiança mútuos, processo esse que demanda tempo, conhecimento e dedicação.

As famílias tendem a se sentir respeitadas se forem ouvidas e perceberem que o profissional reconhece a sua legítima *expertise*. Profissionais e famílias podem aprender uns com os outros e, dessa forma, explorar opções que sejam benéficas para a criança, facilitando, assim, um serviço de intervenção mais eficiente, eficaz e menos invasivo à cultura daquela família.

O objetivo deste capítulo é trazer luz a algumas reflexões sobre o conceito de abordagem centrada na família inspirado pelo *Patient- and Family-Centered Care Best Practice Project* (em português,

"Projeto de Melhores Práticas de Cuidados Centrados no Paciente e na Família"), desenvolvido pelo Institute for Patient- and Family-Centered Care.[15]

Neste capítulo, o "serviço centrado na família" deve ser entendido como Serviço Centrado na Pessoa e Família (projeto mencionado). O projeto também defende as necessidades do paciente adulto. Como o endereça os serviços fonoaudiológicos para bebês e crianças pequenas com perda auditiva, o enfoque deste capítulo será a família, em seu papel de defensora e de quem toma as decisões pela criança. A família, aqui, é vista como o principal cliente nesse contexto.

O termo "família" usado neste capítulo inclui pais e outros cuidadores, como avós ou outros parentes que são próximos à criança e participam de seu desenvolvimento de audição e linguagem. Em algumas partes do capítulo, os termos "família" e "pais" serão intercambiáveis.

O termo intervenção precoce também será usado como sinônimo de intervenção oportuna ou o mais cedo possível.

DEFINIÇÃO DA ABORDAGEM DE SERVIÇO CENTRADO NA FAMÍLIA

Para definir a abordagem do serviço centrado na família, vamos olhar para três diferentes abordagens de intervenção.

1. Abordagem **centrada no sistema**: os especialistas tomam as decisões sobre quais serviços serão recebidos. Nessa abordagem, presta-se o serviço para a pessoa de uma maneira que sirva melhor ao sistema.
2. Abordagem **focada na pessoa e na família**: procura-se realizar o que for melhor para a criança e a família, com as melhores intenções e fazendo o que ajudará mais o cliente.
3. Abordagem **centrada na pessoa e na família**: trabalha-se em parceria com as famílias, reconhecendo os conhecimentos de todas as partes, colaborando para tomar decisões em conjunto sobre o que é melhor para cada família em particular.[4]

A Figura 1 resume esses três tipos de abordagem de intervenção.

O serviço centrado na família é algo de conhecimento e uso comum no trabalho de diferentes maneiras, mas sempre seguindo conceitos primordiais.[5] É uma abordagem inclusiva que exige ponderação dos profissionais, de forma a incluir todas as perspectivas das partes envolvidas (*stakeholders*), e que pode ter impacto nos níveis macro (organizacional) e micro (clínico/ terapêutico).

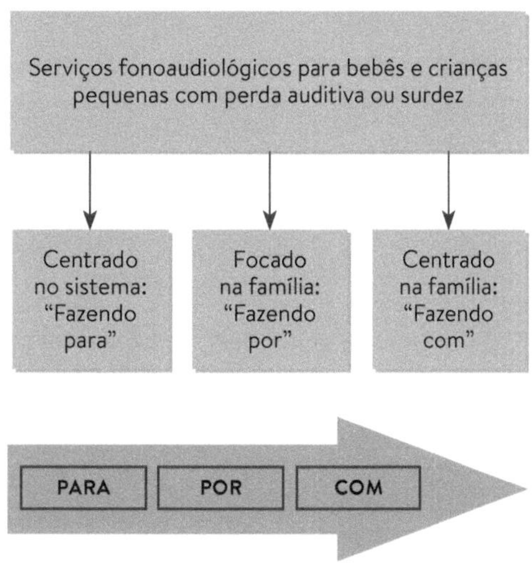

FIGURA 1. As três diferentes abordagens de intervenção.

No nível macro, as famílias são reconhecidas como parceiros igualitários para o benefício tanto da família quanto dos profissionais, no que diz respeito ao planejamento, à implementação e à avaliação dos serviços. Os *stakeholders* participam ativamente de mudanças nos serviços oferecidos, e os pais e familiares das crianças com deficiência auditiva ou surdas são um dos *stakeholders* mais importantes em um serviço centrado na família (Tabela 1).

No nível micro do serviço centrado na família, as famílias determinam como participarão do serviço e tomarão decisões com o fonoaudiólogo. Essa perspectiva se baseia no reconhecimento de que os pais são aliados essenciais para serviços de qualidade.

TABELA 1. Exemplos dos diferentes tipos de serviços: nível macro

<table>
<tr><th>Centrado no sistema</th><th>Focado na família</th><th>Centrado na família</th></tr>
<tr><td colspan="2">Profissionais identificam a necessidade de eliminar o tempo de espera para conectar os pais a serviços na comunidade, após o recebimento do diagnóstico de perda auditiva da criança. Profissionais determinam quem será o colega a fazer a primeira conexão e quais informações serão oferecidas aos pais.
Um novo serviço é planejado, implementado e avaliado pelos profissionais.</td><td rowspan="2">Existe um grupo colaborativo com os principais stakeholders (p.ex., pais, fonoaudiólogo, psicólogo, assistente social e diretor clínico). Todos os membros são parceiros de igual importância no grupo colaborativo. Esse grupo continuamente identifica barreiras e dificuldades a partir de diferentes perspectivas, pois consulta frequentemente os pares que representam (p.ex., os pais que são parte do grupo colaborativo consultam grupos de pais e vocalizam as recomendações do grupo). O grupo colaborativo sugere formas de solução ou atenuação das dificuldades e está diretamente envolvido no planejamento de mudanças, na avaliação do projeto, na implementação das ações e na contínua avaliação de efetividade e eficiência da mudança.</td></tr>
<tr><td>Pais e familiares não são consultados para a implementação de mudanças no sistema.</td><td>Pais e familiares são convidados a participarem da avaliação após a implementação do novo sistema por meio de grupos com foco específico, enquetes, questionários e outros métodos. As respostas de apoio providas pelos pais e familiares validam o processo. As respostas contrárias ou com sugestões de mudanças são acolhidas e, quando possível, o serviço é adaptado.</td></tr>
</table>

4 CONCEITOS ESSENCIAIS DO SERVIÇO CENTRADO NA FAMÍLIA[5]

- **Dignidade e respeito.** O fonoaudiólogo ouve e respeita as perspectivas e escolhas da família. O conhecimento, os valores, as crenças e as origens culturais da família são incorporados ao planejamento e à prestação de serviços.
- **Compartilhamento de informações.** O fonoaudiólogo compartilha informações completas e imparciais com familiares de formas afirmativas e úteis. Os familiares recebem informações oportunas, completas e precisas para que possam participar efetivamente do cuidado e da tomada de decisões.
- **Participação plena das famílias.** As famílias são encorajadas e apoiadas a participar do serviço e das tomadas de decisão no nível que desejarem.
- **Colaboração.** Familiares, fonoaudiólogos, profissionais da equipe, diretores clínicos e líderes de saúde colaboram no desenvolvimento, na implementação e na avaliação de políticas e programas, na pesquisa, no projeto de instalações, na formação profissional e na prestação de cuidados.

DA CLÍNICA PARA DENTRO E DA CLÍNICA PARA FORA

Abordagem centrada na família	O que se espera?
Na sala de espera	Pais apoiam pais na sala de espera e trocam experiências e histórias de vida. As percepções e o conhecimento que um pai ou uma mãe podem compartilhar é de valor imensurável e insubstituível.
Dentro da sala de terapia	Aprendizado recíproco/história de pessoas. O terapeuta é um guia, oferecendo a intervenção menos invasiva e mais respeitosa possível.
Nas reuniões colaborativas	Uso da mesma linguagem e mútuo respeito às diferentes contribuições e culturas (família e profissionais).[16] Habilidades da criança, objetivos a curto e longo prazos e estratégias para atingir os objetivos são discutidos e identificados em equipe (pais e profissionais).
Nas determinações de curso de tratamento ou próximos passos	Todas as vozes e *expertises* (pais e profissionais) são necessárias e respeitadas enquanto são identificadas e discutidas as informações diagnósticas, as observações do progresso da criança, os resultados de avaliações, as recomendações e os possíveis encaminhamentos.
Nos grupos colaborativos sobre a evolução dos programas e serviços	Identificar áreas-chave que impactam as práticas de serviços centrados na família, incluindo liderança, programas de aconselhamento familiar, participação do paciente e da família no cuidado e na tomada de decisões, acesso à informação, educação e suporte, bem como a educação de profissionais sobre a prática centrada na família. Planejamento e identificação de um plano de ação.
No *design* de programas para crianças com deficiência auditiva e surdas	Tendo a intervenção oportuna ou o mais cedo possível como meta, deve-se criar um Conselho de Família. Líderes clínicos e administrativos aumentam os esforços para fazerem parceria com pais do grupo consultivo no desenvolvimento de políticas e programas, segurança do paciente, melhoria da qualidade, experiência do paciente, redesenho de serviços de intervenção, educação dos profissionais sobre serviços centrados na família, planejamento de projeto de instalações, pesquisa e avaliação.
Nas propostas públicas/políticas	Propor novos modelos que trabalhem para melhorar a coordenação de serviços entre agências em uma comunidade, cidade ou região, que fortaleçam as famílias e melhorem a saúde e o bem-estar das crianças, incluindo as com deficiência auditiva e surdas.

DESAFIOS E BENEFÍCIOS DOS SERVIÇOS CENTRADOS NA FAMÍLIA PARA BEBÊS E CRIANÇAS PEQUENAS COM DEFICIÊNCIA AUDITIVA E SURDAS[17]

Desafios na perspectiva dos pais	Benefícios na perspectiva dos pais
Intimidação Pais referem que, no começo, é comum se sentirem intimidados em reuniões clínicas e colaborativas com vários profissionais do serviço centrado na família.	***Habilidades de interceder*** O serviço centrado na família ajuda os pais a aprimorarem suas habilidades de interceder e saber que sua voz tem poder e valor, aprendendo a usá-la efetivamente e a construir parcerias. Com o passar do tempo e sendo exposto a essa experiência, o sentimento inicial de intimidação dos pais é substituído ou transformado pela percepção de que são membros iguais e importantes da equipe. Os pais referem que, embora os profissionais sejam especialistas em suas respectivas áreas de estudo e trabalho, são eles os especialistas de sua criança. Ninguém conhece melhor o filho do que seus pais, e, por isso, sua opinião e contribuição é essencial.
Disponibilidade e habilidade da equipe Ter os pais como membros do serviço centrado na família com importância igual no planejamento e no desenvolvimento do serviço à criança com deficiência auditiva e surda demanda tempo e paciência. O fonoaudiólogo precisa, além de excelente conhecimento no desenvolvimento de linguagem dessas crianças, saber também sobre estilos de aprendizagem de adultos e como inspirar um ambiente de colaboração.	***Autoconfiança*** Nutre a autoconfiança dos pais e permite que eles trabalhem com profissionais dentro de um ambiente de equipe, em que aprendem a não se sentirem atemorizados quando, no futuro, se encontrarem em um ambiente semelhante, como acontece no ingresso à escola.
Alinhamento de metas entre pais e profissionais Educação e treinamento dos profissionais em como oferecer efetivamente serviços centrados na família são determinantes para o sucesso do alinhamento de objetivos a serem alcançados pelas crianças com deficiência auditiva e surdas, com o suporte dos pais e dos outros profissionais envolvidos. É importante que os profissionais desenvolvam a mentalidade de que, "se é importante para a família, também deve ser importante para mim".	***Intervenção focada*** Facilita e garante que todos os membros da equipe estejam envolvidos na identificação dos objetivos de curto e longo prazos para a criança, assim como trabalhando nos mesmos objetivos e usando estratégias específicas de cada área de especialização e conhecimento. Dessa forma, não há surpresas desagradáveis nem agendas ocultas. ***Metas e estratégias interligadas associadas ao aprendizado e ao crescimento mútuo*** Os membros da equipe da criança aprendem uns com os outros: 1. Usando a mesma estratégia, podem facilitar o desenvolvimento de várias habilidades (p.ex., a criança com dificuldades de autorregulação, quando sentada com apoio sob os pés, consegue focar melhor no desenvolvimento das habilidades auditivas)

(continua)

(continuação)

DESAFIOS E BENEFÍCIOS DOS SERVIÇOS CENTRADOS NA FAMÍLIA PARA BEBÊS E CRIANÇAS PEQUENAS COM DEFICIÊNCIA AUDITIVA E SURDAS[17]

Desafios na perspectiva dos pais	Benefícios na perspectiva dos pais
	Metas e estratégias interligadas associadas ao aprendizado e ao crescimento mútuo 2. Fazendo adaptações para acomodar várias necessidades ao mesmo tempo (p.ex., a criança com limitações físicas de pescoço e tronco pode ter acomodações na cadeira especial que dão sustentação e não impedem o receptor do implante coclear de estar no lugar certo de forma consistente). Todos da equipe trabalham juntos para identificar desafios e trabalhar nas soluções ou na amenização dos problemas. ***Entender o porquê e para que*** Pais referem que, nessa abordagem centrada na família, eles entendem melhor o objetivo de cada atividade ou estratégia. Eles sabem quando e como estimular a criança em atividades da vida diária (vida real entre as sessões de terapia). Eles também têm mais confiança no porquê, pois foi um conhecimento que não foi "dado", mas construído entre pais e profissionais. Esse diferencial gera confiança nos pais e em sua capacidade de serem os principais exemplos de linguagem da criança. Gradualmente, a necessidade de identificar "o que a terapeuta faria nessa hora" se transforma em "eu sei o que fazer para promover o desenvolvimento de audição e linguagem do meu filho".
[Nota: Os desafios listados a partir daqui têm, como fator comum, o possível treinamento limitado de fonoaudiólogos nas habilidades necessárias que favorecem uma abordagem colaborativa centrada na família.] Garantir que a voz de todos seja ouvida na identificação de habilidades no processo de desenvolvimento da criança, na determinação dos objetivos de intervenção, na identificação de prioridades e ao desenvolver e revisar as reuniões de coordenação do serviço centrado na família e seus processos.	As informações que os profissionais aprendem em interações colaborativas e centradas na família podem ser adaptadas e utilizadas em núcleos familiares de outros pacientes, respeitando as individualidades culturais e outras variáveis.

(continua)

(continuação)

DESAFIOS E BENEFÍCIOS DOS SERVIÇOS CENTRADOS NA FAMÍLIA PARA BEBÊS E CRIANÇAS PEQUENAS COM DEFICIÊNCIA AUDITIVA E SURDAS[17]

Desafios na perspectiva dos pais	Benefícios na perspectiva dos pais
Facilitar o trabalho colaborativo de forma efetiva, favorecendo a quebra de paradigmas e hierarquias de poderes. Favorecer o "pensar junto" quando identificadas estratégias que, sob um "olhar menos atento/treinado", aparentemente não se harmonizam. Por exemplo, em casos de crianças com múltiplos desafios, como incluir em uma mesma rotina da criança, estratégias que endereçam objetivos identificados na terapia de Fonoaudiologia e de Fisioterapia.	A família tem objetivos e estratégias mais próximas da realidade que vive. Em vez de definir três objetivos identificados com o fonoaudiólogo, três com o fisioterapeuta e três com o pedagogo, a equipe centrada na família discute formas em que, na rotina da criança, todos os objetivos possam ser endereçados sem que pareçam tarefas a serem cumpridas, mas parte da rotina de vestir, comer, banhar, etc. Quando a equipe pensa junto, soluções criativas são encontradas e o estresse para a família é reduzido.
	Em reuniões de coordenação de serviços e planos de intervenção, os pais estão sempre presentes (com raras exceções autorizadas pelos pais). São tomados todos os cuidados para que pais e profissionais tenham valor igual em todas as contribuições, desde a criação e o compartilhamento do Plano de Serviços Coordenados da Família até o posicionamento das cadeiras na sala de reunião em que o plano será discutido. É comum que o terapeuta primário (aquele que tem mais conexão com os pais) presida a primeira reunião de coordenação de serviços, e os pais, as subsequentes, que acontecem a cada seis meses até a alta da criança. Na reunião de coordenação de serviços, todos os membros: ▪ apresentam o relatório de desenvolvimento da criança em todas as áreas de desenvolvimento; ▪ avaliam o progresso da criança, baseado na conquista dos objetivos determinados seis meses antes; ▪ determinam os objetivos prioritários a serem alcançados nos próximos seis meses; ▪ discutem estratégias para alcançar os objetivos prioritários; ▪ identificam a data da próxima reunião de coordenação, que deve ocorrer em seis meses. Dessa forma, toda a equipe da criança sabe quais são as prioridades para os pais e como trabalhar colaborativamente para alcançá-las. Essa abordagem auxilia também para que os pais identifiquem objetivos realistas, que não subestimam a capacidade da criança nem estão muito acima do que ela pode alcançar, reduzindo frustrações de forma considerável.

(continua)

(continuação)

DESAFIOS E BENEFÍCIOS DOS SERVIÇOS CENTRADOS NA FAMÍLIA PARA BEBÊS E CRIANÇAS PEQUENAS COM DEFICIÊNCIA AUDITIVA E SURDAS[17]	
Desafios na perspectiva dos pais	**Benefícios na perspectiva dos pais**
Pais demonstram inicial resistência de serem coordenadores dos serviços de intervenção oportuna de seus filhos. O trabalho de conscientização do poder de recomendações e decisão e da necessidade de envolvimento parental nos serviços de intervenção centrados na família leva tempo e demanda conhecimento do fonoaudiólogo sobre: ▪ as diversas formas e estilos que um adulto aprende (p.ex., facilitar o processamento de informação por terceiros); ▪ como facilitar a comunicação da informação aos pais, tendo o reforço conversacional e alternância entre interlocutores (diálogo) como foco principal.	Quanto mais os pais estiverem efetivamente envolvidos no processo terapêutico e no desenvolvimento da criança, melhor a possibilidade de o profissional conhecer as verdadeiras potencialidades e os desafios que a criança e a família têm e enfrentam. Isso facilita para o fonoaudiólogo ter uma melhor percepção de como seria estar no lugar dos pais, o que favorece o desenvolvimento da empatia produtiva. A abordagem colaborativa e centrada na família pode ajudar a conscientizar os profissionais sobre quantos serviços estão envolvidos no dia a dia da criança e quantas variáveis os pais precisam gerenciar. Algumas crianças podem ter cerca de doze profissionais envolvidos ao mesmo tempo em seu cuidado. O serviço centrado na família ajuda os profissionais a entenderem e considerarem todas as outras demandas e compromissos que as famílias têm. Uma vez que o fonoaudiólogo facilita de forma eficiente o serviço verdadeiramente centrado na família, os pais se identificam como *experts*/especialistas, tradutores das prioridades, coordenadores dos serviços, autoridades finais nas decisões e líderes em todos os aspectos ligados ao desenvolvimento da criança. Quanto mais os pais se tornam pensadores não dependentes do fonoaudiólogo, melhor o fonoaudiólogo cumpriu sua missão como terapeuta em uma abordagem centrada na família.

REFLEXÃO

Por mais que seja empregada a abordagem colaborativa e centrada na família, há situações com inevitáveis limitações nas quais uma abordagem centrada no sistema é necessária. No entanto, sempre que as metas e prioridades dos pais forem semelhantes às dos profissionais da saúde envolvidos, devem ser usadas como "bússola".

TRANSIÇÃO

Em resumo, com a implementação de serviços fonoaudiólogos colaborativos e centrados na família, a prática clínica beneficiou-se com enormes avanços e inovações, como mostra a Figura 2.[17]

FAÇA SUA EQUIPE, ALCANCE SEU SONHO

Famílias capacitadas, apoiadas por profissionais experientes, qualificados e atenciosos, podem transformar a trajetória de aprendizado de uma criança.

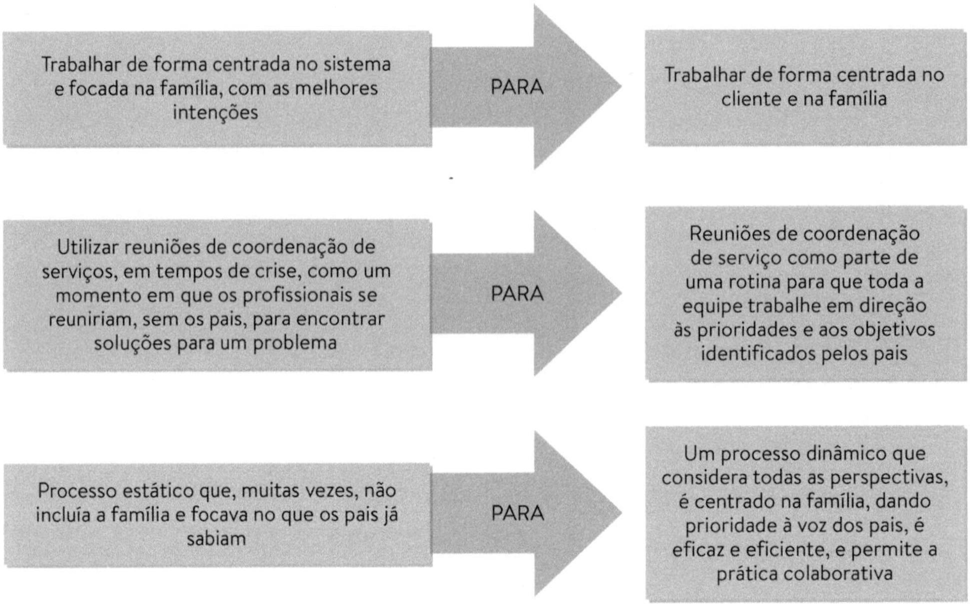

FIGURA 2. Benefícios da implementação de serviços fonoaudiólogos colaborativos e centrados na família.

REFERÊNCIAS

1. Moores D. Educating the deaf: psychology, principles, and practices. Boston: Houghton Mifflin Company, 2001.
2. Center for Disease Control and Prevention (CDC). Hearing loss in children: data and statistics. Updated December 18, 2015.
3. Brasil. Ministério da Saúde. Portaria n. 2.073, de 28 de setembro de 2004. Institui a Política Nacional de Atenção à Saúde Auditiva. Brasília: Ministério da Saúde, 2004. Disponível em: <http://bvsms.saude.gov.br/bvs/saudelegis/gm/2004/prt2073_28_09_2004.html>. Acesso em: 18 mar. 2021.
4. Bevan H, Fairman S. The new ear of thinking and practice in change and transformation: improving quality NHS. England: NHS, 2017. Disponível em: <https://www.researchgate.net/publication/313478861_The_new_era_of_thinking_and_practice_in_change_and_transformation_Improving_Quality_NHS>. Acesso em: 18 mar. 2021.
5. Johnson BH, Abraham MR. Partnering with patients, residents, and families: a resource for leaders of hospitals, ambulatory care settings, and long-term care communities. Bethesda, MD: Institute for Patient- and Family-Centered Care, 2012.
6. Rhoades EA. Working with multicultural families of young children with hearing loss. In: Madell JR, Flexer C, Wolfe J, Schafer EC. Pediatric audiology: diagnosis, technology, and management. 3.ed. New York: Thieme, 2019. pp.357-363.
7. Ewing IR, Ewing AWG. The ascertainment of deafness in infancy and early childhood. J Laryngol Otol. 1944;59:309-338.

8. Whetnall E, Fry DB. The auditory approach in the training of deaf children. Lancet. 1954;266(6812):583-587.
9. Beebe H. A guide to help the severely hard of hearing child. New York: Karger, 1953.
10. Pollack D. Acoupedics: a unisensory approach to auditory training. Volta Rev. 1964;66:400-409.
11. Pollack D. Educational audiology for the limited hearing infant. Spring, IL: Charles C Thomas, 1970.
12. Pollack D. Educational audiology for the limited hearing infant and preschooler: an auditory-verbal program. Spring: Charles C. Thomas, 1985.
13. Ling D. Foundations of spoken language for hearing-impared children. Washington, DC: Alexander Graham Bell Association for the Deaf, 1989.
14. Estabrooks W, Morrison HM, MacIver-Lux K (orgs). Auditory-verbal therapy: science, research and practice. 1.ed. San Diego: Plural Publishing, 2020.
15. Institute for Patient- And Family- Centered Care. Project background defined. Disponível em: <https://www.ipfcc.org/bestpractices/sustainable-partnerships/background/pfcc-defined.html>. Acesso em: 18 mar. 2021.
16. Hall P. Interprofessional teamwork: professional cultures as barriers. J Interprof Care. 2005;19(Suppl 1):188-196.
17. Melo ME, Low V, Saliola A. Coordinated family services plan: equitable, family-centred, and collaborative practice. Palestra. In: AGBell Academy Global LSL Symposium, 2019. Disponível em: <https://agbellsymposium.com/wp-content/uploads/2019/06/melo_agbellsymposium_powerpoint_final_presentation_coordinatedfamilyservicesplan_july2at3pm.pdf>. Acesso em: 13 abr. 2021.

Bibliografia consultada

Abraham M, Ahmann E, Dokken D. Words of advice: a guide for patient, resident, and family advisors. Bethesda: Institute for Patient- and Family-Centered Care, 2013.

Ling D. Recent developments affecting the education of hearing-impaired children. Public Health Rev. 1975;4:117-152.

Muñoz K, Rusk SEP, Nelson L, Preston E, White KR, Barrett TS et al. Pediatric hearing aid management: parent- reported needs for learning support. Ear Hear. 2016;37(6):703-709.

Pollack D. (1882) Amplification and auditory verbal training for the limited hearing infant 0 to 30 months. Semin Hear. 1982;3(1):52-67.

Willis K, Timmons L, Pruitt M, Schneider HL, Alessandri M, Ekas NV. The relationship between optimism, coping, and depressive symptomns in Hhispanic mothers and fathresfathers of children with autismo spectrum disorder. J. Autism Dev Disord. 2016;46(7):2427-2440.

13

Reabilitação auditiva na população pediátrica

Ana Paula Pinto de Carvalho
Cilmara Cristina Alves da Costa Levy

INTRODUÇÃO

Independentemente do grau da perda auditiva e da época em que ela ocorre, o impacto do diagnóstico de surdez sempre merece muita reflexão e cuidado. Os pais têm diferentes reações e podem precisar de um certo tempo para processar as informações sobre o diagnóstico e a notícia da surdez.[1]

Hoje, com a busca pelo diagnóstico o mais cedo possível, é comum que os pais não tenham tempo de entender ou vivenciar o turbilhão de sentimentos e dúvidas que essa informação gera, uma vez que o momento exige decisões rápidas e oportunas. Além disso, a notícia da deficiência auditiva é dada em um período vulnerável da vida da família, geralmente quando ela ainda está se adaptando a sua função de pais.[2]

Decisões imediatas, como exames complementares, adaptação do aparelho de amplificação sonora individual (AASI), início da reabilitação, escolha entre estimulação auditiva verbal ou imersão no aprendizado da língua de sinais, incluindo participação na cultura dos surdos, ou mesmo a decisão pela cirurgia do implante coclear (IC), nos casos em que ela é indicada, são passos importantes e que implicam um grande envolvimento dos pais/familiares.

Nesse processo, o principal mote dos reabilitadores é oferecer bem-estar físico, psíquico e emocional aos pais e à criança, com empatia e respeito pelas decisões. O terapeuta deve se eximir de julgamentos e estar apto a orientar a família.[3-5] Isso exige do profissional não apenas um preparo no que tange aos aspectos técnicos e científicos, mas também à capacidade de acolher e escutar os anseios e as questões de toda a família, uma vez que, na grande maioria das vezes, se trata de um universo completamente novo e desconhecido para os pais, que nem sempre estão emocionalmente preparados para lidar com a situação.[6] O papel do terapeuta é, primeiramente, conduzir os pais para que eles sejam bons interlocutores, direcionando suas ações para a conquista de metas e objetivos relacionados à exposição de audição e linguagem num ambiente ideal.

Muitas vezes, favorecer o contato com outras famílias com filhos com deficiência auditiva ou surdez, que passam ou já passaram por esse momento, é uma forma de o profissional mostrar à família que ela não está sozinha.

Uma vez que a família tenha decidido pelo desenvolvimento da linguagem oral, inicia-se um processo, em que nada acontece imediatamente, sendo preciso criar uma rotina e manter o controle da situação, conhecendo e se apropriando das habilidades que a criança já tem e daquelas que demandarão mais empenho e dedicação.

Para que haja colaboração consciente dos pais, eles devem receber informações claras e precisas. A escolha por usar algum dispositivo eletrônico (AASI ou IC) implica maximizar o acesso à audição de sons de fala de boa qualidade em diferentes ambientes de escuta. Avanços da neuroimagem apontam os três primeiros anos como o período de máxima plasticidade cerebral,[7] daí a importância da intervenção o mais precoce possível, uma vez que essa é a fase mais crítica do desenvolvimento das habilidades de audição e linguagem.[8-11]

Crianças com audição normal precisam de experiências auditivas desde os primeiros meses de vida, para favorecer as habilidades auditivas intrínsecas e complexas de toda a via auditiva. O sistema maturacional do cérebro obedece a etapas importantes relativas ao período crítico do desenvolvimento e a condições socioemocionais adequadas. Esses são fatores centrais para o enriquecimento cerebral, que pode transcorrer de forma casual e incidental, em um ambiente estimulante e harmonioso.[11,12]

A perda auditiva congênita é considerada um problema emergencial de neurodesenvolvimento e, em caso de privação auditiva durante o período crítico do desenvolvimento da linguagem, há um prejuízo que compromete o crescimento dos circuitos e das redes neurais que apoiam o desenvolvimento da linguagem falada, além de funções cognitivas e comportamentais.[13-15] A boa notícia é que, atualmente, existem tecnologias apropriadas para todos os tipos e graus de perda auditiva, que, bem adaptadas e num ambiente favorável, enriquecido por bons modelos de linguagem falada, ensejam um prognóstico otimista da evolução das funções auditivas cerebrais. Segundo estudos, o auge da confluência entre a adaptação dos dispositivos auditivos adequados e familiares preparados com estratégias maximizadoras em ambiente estimulante é estar ciente de que cada minuto de acesso à linguagem faz diferença. Dessa forma, visto que a linguagem se desenvolve pela interação com o outro e os pais são os primeiros e os principais agentes da relação inicial com o bebê, explorar cada minuto dessa relação é essencial.[16]

Para ouvir e compreender sons complexos, inclusive os da fala, o sistema auditivo periférico deve receber estímulos sonoros adequados. O córtex auditivo é o responsável por representar os sons da fala correspondentes às informações básicas, incluindo as propriedades desses sons (intensidade, altura e frequência). Também é necessária uma resolução rápida e precisa para perceber as variáveis importantes do discurso, como prosódia e timbre.[17]

O cérebro do bebê se desenvolve rápida e intensamente nos primeiros anos de vida. A cada segundo, faz centenas de conexões, experimentando o mundo por meio de diferentes sensações. Essas conexões passam a ter uma base mais sólida e fortalecida a partir das experiências vividas pelo bebê e, sobretudo, o ambiente a que ele está exposto. A repetição dos estímulos fortalece esses circuitos que são formados e que darão base a novos aprendizados.[18]

Portanto, para desenvolver a fala e a linguagem, o bebê precisa de experiências em vários contextos sonoros. Considerando que ele começa a ouvir ainda na fase intrauterina, essas experiências começam antes mesmo do nascimento. Já nascido, se permanecer acordado durante dez horas diárias, ele terá, numa semana, 70 horas de estímulo auditivo efetivo; em um ano, cerca de 3.640 horas de escuta, que antecedem as primeiras palavras[19] – eis a justificativa do uso do dispositivo eletrônico durante todo o tempo de vigília do bebê.

As crianças precisam de oportunidades para conversar e, portanto, os adultos devem usar repetidamente o vocabulário em contextos significativos, favorecendo um ambiente com linguagem profusa e qualificada.[20]

Entendendo a família não como espectadora, mas como parte do processo, pais, terapeuta e criança formarão um time que trabalhará em parceria e consonância. Para tanto, o terapeuta deve propor aos pais as principais diretrizes do processo de reabilitação: aprender a ouvir. Os pais, por sua vez, devem proporcionar oportunidades auditivas e linguísticas no próprio ambiente familiar, aproveitando todas as situações que fazem parte da rotina da criança.[21]

"Aprendemos a falar por meio da audição, portanto, a orelha é apenas a porta de entrada do som, e a perda auditiva é considerada um problema nesse percurso".[22]

Apesar de a criança ter acesso a sons de fala por meio do dispositivo eletrônico, os sons, em geral, ainda lhe são desconhecidos e precisam ser significados. A consciência auditiva se desenvolve em etapas – atenção, detecção, discriminação, reconhecimento, compreensão e memória –, mas, no dia a dia, essas etapas não são segmentadas; não se ouvem palavras isoladas, mas sempre em intencionalidade conversacional. A base do aprendizado é a exposição repetida das palavras em conversas naturais com adultos. A aprendizagem numa conversa entre adultos e uma criança pequena se baseia em uma troca verbal com repetição de sons, vocábulos, expressões e linguagem, sempre imbuídos de sentimento e intenção.[20,22-25]

OBJETIVOS DA REABILITAÇÃO AUDITIVA[21,23]
▪ Criar um ambiente de escuta.
▪ Facilitar o processo de escuta.
▪ Melhorar a percepção auditiva da fala.
▪ Promover o conhecimento da linguagem.
▪ Facilitar a linguagem oral e a cognição.
▪ Estimular o aprendizado independente.

CONHECENDO A CRIANÇA E PLANEJANDO A SESSÃO

Para iniciar o processo terapêutico, é importante conhecer a criança e sua família, por isso, os dados da anamnese devem incluir aspectos da rotina familiar, de suas crenças e de seus valores. Na avaliação da criança, todos os aspectos devem ser considerados, incluindo o histórico do seu desenvolvimento. Há de se fazer uma avaliação criteriosa e permanente de suas habilidades auditivas, comunicativas (comunicação verbal e não verbal) e linguísticas (linguagem receptiva e expressiva), bem como de seus aspectos cognitivos, motores, interacionais, comportamentais e emocionais.[18,26]

A avaliação é um processo constante; serve como ponto inicial para elaborar metas, a curto prazo, e objetivos, a longo prazo, e, por esse motivo, torna-se recorrente, no sentido de estarmos atentos ao cumprimento das metas e dos objetivos, bem como à evolução ou não.

ITENS DO PLANEJAMENTO DA SESSÃO
Aspectos que devem ser considerados no planejamento da sessão, sempre os relacionando de acordo com a idade:
▪ Habilidades auditivas.
▪ Habilidades de linguagem receptiva.
▪ Habilidades de linguagem expressiva.
▪ Motricidade oral.
▪ Habilidades cognitivas.
▪ Pragmática.
▪ O brincar.
▪ Processo de alfabetização.
▪ Desenvolvimento neuromotor
▪ Relações sociais e emocionais.

Verificar se a criança está dentro do esperado para sua faixa etária nos diferentes aspectos do desenvolvimento indica o que se pode e o que se deve esperar dela, além de servir de parâmetro para seu próprio avanço.[27,28]

O planejamento de uma terapia envolve, inicialmente, os interesses da família e da criança e, com base nas observações e avaliações desses aspectos relacionados, a definição dos objetivos. Uma vez preestabelecidos os objetivos para a sessão, o próximo passo será escolher materiais, atividade e estratégias. Os objetivos deverão ser revistos ao final da sessão, a fim de se verificar se são tangíveis ou não. As estratégias também podem ser revistas durante a sessão. Algumas vezes, uma terapia bem elaborada pode não atingir seu propósito. O terapeuta deve ser flexível e ajudar os pais a acompanharem o desenrolar da sessão para, juntos, revisarem objetivos e estratégias. A ideia é trabalhar as terapias como um processo que necessita ser alinhavado, costurado ponto a ponto e, às vezes, até remendado, pois, por ser um processo, ainda é uma obra não acabada.

DICAS PARA O PROFISSIONAL CONSTRUIR UM MOMENTO TERAPÊUTICO
▪ Proponha atividades divertidas ao brincar, ler e cantar, apresentando situações prazerosas, pois, desse modo, a criança comunica-se mais efetivamente.
▪ Utilize materiais e brinquedos adequados para a idade da criança.
▪ Ajuste e entenda as pistas e os comportamentos da criança.
▪ Fique atento à sua postura no momento da terapia: o papel do terapeuta não é o de um instrutor didático, mas, sim, de um mediador das ações e atitudes conversacionais.

TÉCNICAS E ESTRATÉGIAS TERAPÊUTICAS

A seguir, serão descritas algumas das estratégias utilizadas no processo terapêutico da criança com deficiência auditiva, baseadas nos princípios da terapia auditiva-verbal (TAV), amplamente discutida na literatura.[10,23,24,29,30]

1. Um princípio básico e rápido, que os pais devem ser encorajados a fazer sempre que colocarem o AASI ou o IC, é o teste dos sons de Ling (Tabela 1), uma forma de avaliação e sondagem sobre o acesso aos sons da fala. O teste compreende seis sons que abrangem toda a faixa de frequência da fala a que a criança deve ter acesso. São eles: /a/, /i/, /u/, /s/, /sh/, /m/.[31]
2. **Ouvir primeiro**. O objetivo dessa estratégia é antecipar os acontecimentos dando antes a pista auditiva, ou seja, chamar a atenção da criança para o acontecimento auditivo e só depois complementar com o visual, caso seja necessário. Um exemplo disso é dizer "papai", apontando primeiro para a orelha e, depois, colocando a mão na boca, para mostrar que estão chamando o papai. Em seguida, junto com a criança, ir procurar o pai. Uma alternativa é cantar uma música que anteceda algum acontecimento e repetir a mesma música todos os dias, marcando, por exemplo, a hora do banho, a hora de dormir, etc.
3. **Realce acústico**. Nessa estratégia, o som que é considerado o objetivo deve ser enfatizado, prolongado, ou seja, destacado dentro da frase ou da palavra. Pode-se realçar um fonema, uma sílaba ou uma palavra. Trata-se de entregar, à criança, aquele som que ela não percebe ou que não está articulando adequadamente. Um exemplo é prolongar o som da palavra que se quer enfatizar, como dizer: "O avião *subiiiu*!", realçando, nessa frase, justamente a vogal da sílaba tônica.
4. **Sanduíche auditivo**. Nessa estratégia, dá-se à criança, nessa ordem, três informações: uma auditiva, uma visual e outra auditiva. A informação visual pode ser uma leitura orofacial, como apontar, mostrar um objeto, fazer um sinal ou gesto. Por exemplo, a mãe pode dizer: "Você quer *água*?" e, então, apontar para a água. Em seguida, dizer: "Toma a *água*".
5. **Gancho acústico**. Aqui, primeiro se exprime uma frase ou palavra exclamativa, que pode ser de susto ou de surpresa, para atrair a atenção da criança, e, só depois, se passa a mensagem principal. Por exemplo, dizer: "Oh, oh!"; "Uaaauuu!"; "Olha!"; "Nossa!"; "Epa!", para chamar a atenção da criança. Então, quando ela olhar, dizer: "Parece que o bebê está chorando".

TABELA 1. Sons de Ling através do espectro da fala[32]

Baixa frequência	Baixa frequência	Frequência média	Frequência alta	Frequência alta	Frequência alta
/m/	/u/	/a/	/i/	/sh/	/s/

6. **Sabotagem auditiva.** Nessa estratégia, introduz-se no diálogo uma palavra estranha ou fora de contexto, com o objetivo de perceber se a criança está atenta à conversa, estranhando o que foi dito e mostrando ter entendido a brincadeira e o contexto da mensagem. Por exemplo:
   - Nossa! Esse seu vestido amarelo é lindo!
   - Não, vovó, meu vestido é vermelho!
   - Vamos dar a cenoura para o cachorro.
   - Não, o coelho come cenoura.
7. **Expansão e extensão.** Aqui, repete-se a fala da criança com a estrutura gramatical correta, expandindo a sentença ou acrescentando novos vocábulos, isto é, ressignificando sua fala e ampliando os elementos da frase. Por exemplo, se a criança fala "tebô blinquedo", o adulto responde: "Ah, quebrou seu brinquedo novo?".
8. **Sussurrar.** Essa estratégia é utilizada quando se quer enfatizar o som das consoantes, uma vez que o som das vogais detém a maior parte da energia da palavra, além de enfatizar também o som das frequências mais agudas. Para isso, basta chegar perto do AASI ou do IC da criança e repetir uma palavra, sussurrando-a.
9. **Fechar os olhos.** Deve-se pedir que a criança feche os olhos e ouça a mensagem, sendo a audição a única via de acesso à informação. Pode-se fazer isso com palavras, sons ou sentenças.
10. **Esperar que a criança processe o som.** Nessa estratégia, deve-se fazer a criança perceber que realmente escutou o que foi dito, pois é muito comum elas perguntarem ou pedirem para repetir antes mesmo que se tenha terminado de falar.
11. **Repetir a palavra.** É importante repetir uma mesma palavra em diferentes contextos e situações, certificando-se de que ela seja compreendida e significada e passe a integrar o repertório da criança.
12. **Favorecer a troca de turnos ou a alternância de interlocutores.** Deve-se fazer pausas para que a criança possa tomar lugar no turno da conversa, ou seja, que possa se expressar na situação dialógica, mesmo que inicialmente não seja por meio da fala, mas de um olhar, um sorriso ou um balbucio. O adulto deve tomar esse cuidado e favorecer, ao máximo, a alternância de turnos numa conversa. Em outros termos, um fala e outro responde, e assim sucessivamente.

DICAS QUE FACILITAM O PROCESSO DE APRENDIZADO DA CRIANÇA
Lendo, cantando, brincando:
▪ Fale sobre o que está vendo, fazendo ou pensando.
▪ Nomeie coisas, em todas as situações que houver interesse.
▪ Esteja no mesmo nível (frente a frente, cara a cara).
▪ Pegue, abrace, segure.
▪ Esteja atento e sintonizado.
▪ Espere o quanto for necessário por uma resposta.
▪ Imite e adicione palavras.
▪ Use expressões faciais instigantes e gestos.
▪ Ceda a vez para o outro falar, não fale o tempo todo.
▪ Siga os interesses.
▪ Encoraje e seja positivo.
▪ Relaxe e divirta-se.

CONSIDERAÇÕES FINAIS

Vários fatores concorrem para mudar o prognóstico de crianças com deficiência auditiva ou surdas, como:

- diagnóstico o mais cedo possível, em razão da triagem auditiva neonatal;
- avanço tecnológico dos dispositivos auditivos;
- conhecimento da neuroplasticidade;
- estimulação nos três primeiros anos de vida.

Tendo em vista esses fatores, os pais são os pilares, que precisam estar bem estruturados para fornecer conhecimento e auxiliar no desenvolvimento adequado das habilidades auditivas. As habilidades auditivas são adquiridas com acesso apropriado e uso suficiente da tecnologia auditiva – ou seja, durante toda a vigília da criança –, além de um adequado acesso à linguagem e à comunicação de forma abrangente e oportuna, com quantidade e qualidade.

Os pais têm necessidades diferentes e precisam de tempo para gerenciar suas emoções, adaptar as estratégias terapêuticas às atividades rotineiras da criança, incluindo brincadeiras e conversa diária, além de manter um olhar observador e atento às experiências compartilhadas. Em suma, os pais precisam estar atualizados e ser atuantes no processo de desenvolvimento auditivo, assim como os profissionais precisam estar atentos às necessidades dos pais.

Vale destacar que as escolhas dos pais devem sempre ser respeitadas, cabendo, aos profissionais envolvidos, trazer à luz as informações necessárias. Quando se optar pela reabilitação auditiva, deve-se fazer jus à informação auditiva que chega pelos dispositivos auditivos (IC e/ou AASI), pois, como citado no início deste capítulo, a decisão, por exemplo, pela cirurgia do IC não é tarefa fácil, já que envolve esperanças e expectativas diferentes.

É dever dos profissionais informar aos pais que apenas o dispositivo auditivo não dará a criança informação suficiente e que será necessário ressignificar o que as crianças ouvem por meio de conversas espontâneas, prazerosa e intencionais. Da mesma forma, caso os pais optem pela língua de sinais, tornam-se prementes o envolvimento e o comprometimento em seu aprendizado, uma vez que conhecer a língua de sinais, nesses casos, é de extrema importância e urgência.

Estabrooks et al.[23] fazem a seguinte analogia com a navegação:

"Terapeuta é o navegador que ajudará os pais a traçar um curso para o futuro, a se tornarem capitães do navio e a navegar com seus filhos de um porto para outro, descobrindo novos destinos – nas habilidades auditivas, fala, linguagem expressiva e receptiva, cognição e comunicação. Posteriormente, os pais passam a navegar sozinhos com os conhecimentos e habilidades adquiridos por meio de *coaching* e orientação pelo terapeuta. No final das contas, a criança começa a velejar sozinha. Traçando o percurso e navegando juntos, os adultos que fazem parte da equipe de apoio permanente da família passam a entender o seguinte:

- é apenas com os pais que o curso pode ser efetivamente traçado;
- os pais são os capitães;
- o terapeuta é o navegador;
- a criança é o precioso passageiro transportado pela tripulação;
- eles lançam âncora em muitos portos ao longo do caminho;
- em cada porto, eles descansam, estudam os mapas, preparam novos planos de viagem e recebem suprimentos e tripulação adicional, quando necessário;
- ao longo do caminho, nem sempre será fácil navegar; os ventos de esperança e medo podem colidir e criar tempestades;
- o tempo vai melhorar e haverá faróis ao longo da costa."

REFERÊNCIAS

1. Yoshinaga-Itano C, Sedey AL, Coulter DK, Mehl AL. Language of early - and later - identified children with hearing loss. Pediatrics. 1998;102(5):1161-1171.
2. Kurtzer-White E, Luterman D. Families and children with hearing loss: grief and coping. Ment Retard Dev Disabil Res Rev. 2003;9(4):232-235.
3. Luterman D. Counseling families of children with hearing loss and special needs. Volta Rev. 2004;104(4):215-220.
4. Luterman D. Being truly family-centered: an audiologist reflects on the value of including clients' family members in support groups and in planning and providing treatment. The ASHA Leader 2015;20(11):96. Disponível em: <https://leader.pubs.asha.org/doi/10.1044/leader.FPLP.20112015.96>. Acesso em: 19 mar. 2021.
5. Rhoades EA, Estabrooks W, Lim SR, Lux-MacIver K. Strategies for listening, talking, and thinking in auditory-verbal therapy. In: Estabrooks W, Maclever K, Rhoades EA (eds). Auditory-verbal therapy for young children with hearing loss and their families, and the practitioners who guide them. San Diego: Plural Publishing, 2016. pp.285-326.
6. Voss J, Lenihan S. Children who are deaf or hard of hearing and families experiencing adversity: the role of the auditory-verbal practitioners. In: Estabrooks W, Morrison HMC, Maclever-Lux K (eds). Auditory-verbal therapy: science, research, and practice. San Diego: Plural Publishing, 2020. pp.821-21.
7. Sharma A, Nash AA, Dorman M. Cortical development, plasticity and reorganization in children with cochlear implants. J Commun Disord. 2009;42(4):272-279.
8. Netten AP, Rieffe C, Soede W, Dirks E, Korver AMH, Konings S et al. Can you hear what I think? Theory of mind in young children with moderate hearing loss. Ear Hear. 2017;38(5):588-597.
9. Balieiro CR, Ficker LB. Reabilitação auditiva: a clínica fonoaudiológica e o deficiente auditivo. In: Lopes Filho O. Novo tratado de fonoaudiologia. Barueri: Manole, 2013. pp.279-287.
10. Cole EB, Flexer C. Children with hearing loss: developing listening and talking, birth to six. 2.ed. San Diego: Plural Plublishing, 2011.
11. Kuhl PK. Brain mechanisms in early language acquisition. Neuron. 2010;67(5):713-727.
12. Sharma A, Dorman MF, Spahr AJ. A sensitive period for the development of the central auditory system in children with cochlear implants: implications for age of implantation. Ear Hear. 2002;23(6):532-539.
13. Zhao TC, Kuhl PK. Effects of enriched auditory experience on infants' speech perception during the first year of life. Prospects. 2016;46:235-247.
14. Kral A, Kronenberger WG, Pisoni DB, O'Donoghue GM. Neurocognitive factors in sensory restoration of early deafness: a connectome model. Lancet Neurol. 2016;15(6):610-621.
15. Flexer C, Wolfe J. Auditory brain development and auditory-verbal therapy. In: Estabrooks W, Morrison HMC, Maclever-Lux K (eds). Auditory-verbal therapy: science, research, and practice. San Diego: Plural Publishing, 2020. pp.61-84.
16. Flexer C, Madell JR, Wolfe J, Scafer EC. Why hearing is important in children. In: Madell JR, Flexer C, Wolfe J, Scafer EC (eds). Pediatric audiology: diagnosis, technology, and management. 3.ed. New York: Thieme, 2019.
17. Leibold LJ, Bonino AY, Fleenor L. The importance of establishing a time course for typical auditory development. In: Seewald RC, Bamford JM (eds). A sound foundation through early amplification: Proceedings of the Fourth International Conference. Chicago: Phonak AG, 2007. pp.35-42.
18. Clark F, Estabrooks W. The development of cognition and auditory-verbal therapy. In: Estabrooks W, Morrison HMC, Maclever-Lux K. Auditory-verbal therapy: Science, research, and practice. San Diego: Plural Publishing, 2020. pp.480-513.
19. Robbins AM. Monitoring communication progress early intervention. In: Seewald RC,

Bamford JM. A sound foundation through early amplification: Proceedings of the Fourth International Conference. Chicago: Phonak AG, 2007. pp.95-105.

20. Wasik BA, Hindman AH. Talk alone won't close the 30-million-word gap. Phi Delta Kappan. 2015;96(6):50-54.
21. Estabrooks W, Maclever-Lux K, Rhoades EA. Auditory-verbal therapy for young children with hearing loss and their families, and the practitioners who guide them. San Diego: Plural Publishing, 2016.
22. Cole EB, Flexer C. Children with hearing loss: developing listening and talking birth to six. 4.ed. San Diego: Plural Publishing, 2020.
23. Estabrooks W, Ashton L, Quayle R, Clark F, MacIver-Lux K, Tannenbaun S et al. The auditory verbal therapy session: Planning, delivery, and evaluation. In: Estabrooks W, Marrison HM, MacIver-Lux K (eds). Auditory-verbal therapy: science, research, and practice. San Diego: Plural Publishing, 2020.
24. Boothoroyd A. Hearing impairments in young children. Englewood Cliffs: Prentice Hall, 1982.
25. Boom L, Tinker E. The intentionality model and language acquisition: engagement, effort, and the essential tension in development. Monogr Soc Res Child Dev. 2001;66(4):i-viii,1-91. Disponível em: <https://pubmed.ncbi.nlm.nih.gov/11799833/>. Acesso em: 18 mar. 2021.
26. Pollack D. Reflections of a pioneer. Volta Rev. 1993;95(3):197-204.
27. Levy CCAC, Barbosa FV, Moura GM. Avaliação e planejamento terapêutico. In: Lopes Filho O. Novo tratado de fonoaudiologia. Barueri: Manole, 2013. pp.269-278.
28. Novaes BCA, Barzaghi LF. Avaliação de bebês e crianças com deficiência auditiva: função semiótica e linguagem. In: Marchesan IQ, Silva HJ, Tome MC (eds). Tratado de especialidades. São Paulo: Roca, 2015. pp.1005-1013.
29. Pollack D. Acoupedics: a unisensory approach to auditory training. Volta Rev. 1964;66:400-409.
30. Fitzpatrick EM, Doucet SP (eds). Pediatric audiologic rehabilitation: from infancy to adolescence. New York: Thieme, 2013.
31. Ling D. What is the Six Sound Test and why is it so important in auditory-verbal therapy and education? In: Estabrooks W (ed). 101 frequently asked questions about auditory-verbal practice. Washington: Alexander Graham Bell Association for the Deaf, 2013. pp.58-62.
32. Ling D. Auditory-verbal options for children with hearing impairment: helping to pioneer an applied science. Volta Rev. 1993;95(3):187-196.

14

Percepção de fala na infância

Pedro Brás da Silva
Isabel Monteiro da Costa

INTRODUÇÃO

Em ambientes sociais cotidianos, a interseção dos processamentos auditivo e visual tem um impacto profundo na comunicação humana.[1] Perceber a fala dos interlocutores é uma competência fundamental para o bom desenvolvimento das crianças e exige um processamento multimodal.[2] As pessoas são capazes de fazer leitura de fala ao ouvir alguém falar. Por outro lado, existem dados neurofisiológicos que indicam que bebês entre 2 e 4 meses de vida já conseguem discriminar diferenças acústicas relevantes para categorias de fonemas e padrões de acento acústico.[3,4] Segundo Burnham e Sekiyama,[5] a informação visual conseguida a partir dos movimentos faciais de um falante contribui para a percepção da fala mesmo quando a informação auditiva é ouvida claramente, e não apenas quando está degradada ou quando a pessoa que a recebe tem perda auditiva.

E como acontece a percepção audiovisual da fala? Existem várias teorias que tentam explicar esse fenômeno,[6] mas todas elas são unânimes em afirmar que o processamento multimodal da fala antecede os processamentos auditivo e visual de forma isolada, ao longo do nosso desenvolvimento nos primeiros anos de vida. Uma grande quantidade de evidências sugere que áreas do cérebro tradicionalmente consideradas auditivas podem ser fortemente influenciadas por informações de outros sentidos.[3,4,7] Para ajudar a compreensão desse fenômeno tão fascinante do desenvolvimento humano, este capítulo abordará as teorias da percepção de fala, as principais etapas do desenvolvimento da percepção de fala nos primeiros anos de vida e a sua relação com a promoção das competências de comunicação, de linguagens compreensiva e expressiva e de fala.

TEORIAS DA PERCEPÇÃO DE FALA

Evidências sugerem que áreas do cérebro consideradas auditivas podem sofrer influência de informações de outros sentidos.[3,4,7] O processamento visual da fala é um dos fatores decisivos na aquisição de competências de percepção, embora seja complementar ao processamento auditivo. Esse é um pressuposto que apoia, atualmente, o estudo e a explicação do desenvolvimento da percepção de fala pelas crianças desde o nascimento e durante os primeiros seis anos de vida. Destacam-se os *inputs* permitidos pelos trabalhos de Kuhl et al.,[3,4] Rosenblum,[2] Burnham e Sekiyama,[5] Kim et al.,[8] e Lewkowicz e Pons,[9] que constatam onipresença e automaticidade multimodal da fala, primazia neurofisiológica da fala multimodal e, ainda, informação modal neutra (ou multimodal) da fala. A Tabela 1 apresenta, de forma contextualizada, a súmula das teorias de percepção de fala mais veiculadas.[10-17]

A PERCEPÇÃO DE FALA

Pela via auditiva

Do ponto de vista acústico, a capacidade de uma pessoa para ouvir e perceber um som é definida por três características: frequência, intensidade e duração.[18] Nesse contexto acústico, embora as vogais representem cerca de 90% da energia da fala, elas permitem discriminar apenas 10% da fala percepcionada. Por outro lado,

TABELA 1. Resumo das teorias de percepção de fala

Teorias	Base explicativa
Teoria motora da fala (fonética e gestual ou articulatória)	Há um envolvimento motor na percepção da fala e na capacidade de percebê-la. Não advogam a existência de um sistema motor único, mas, sim, do resgate de partes desse sistema em diferentes contextos.[10-12]
Teoria auditiva da fala	Propõe que aprendemos a ouvir e perceber os sons da fala única e exclusivamente por meio da maturação do nosso sistema auditivo e de sua relação com a nossa experiência contextual. Esse sistema é capaz de corrigir, ou até mesmo anular, as interferências causadas por particularidades de alguns falantes, assim como de alguns fatores contextuais (p.ex., ruído). É um pressuposto importante a assunção de que desenvolvemos competências de percepção de fala por meio de codificação, armazenamento e uso do que ouvimos.[2,13-16]
Teoria amodal ou multimodal	A fala humana é uma função multimodal e uma competência apreendida por meios de percepção visual (leitura labial e de fala), auditiva (audição) e com a colaboração de meios perceptivos táteis.[2,17]

as consoantes, que representam cerca de 10% da energia da fala, concentram cerca de 90% da informação necessária para que se possa discriminar e perceber a fala humana.[19] Para que uma mensagem seja integralmente percebida, é fundamental que todas as vogais e consoantes estejam acusticamente disponíveis.[20]

Para além das características suprassegmentais (que se referem à entoação, à acentuação, à inflexão e à velocidade das palavras isoladas e encadeadas na fala) e segmentais das palavras, a fala humana é um conjunto encadeado de sons. À sobreposição de dois sons dentro da palavra ou entre palavras dá-se o nome de coarticulação.

A capacidade de detectar, discriminar e perceber as pistas acústicas permite que as crianças consigam compreender os limites das palavras, discriminar palavras com diferentes padrões de acento lexical e distinguir entre palavras funcionais (artigos, pronomes, preposições, determinantes, etc.) e palavras de conteúdo (substantivos, verbos, adjetivos, advérbios, etc.) com base em suas diferentes características acústicas.[21] A percepção dessas diferenças acústicas na fala é essencial para o processamento da linguagem. Essa sensibilidade permite reconhecer rapidamente diferentes pronúncias da mesma palavra como equivalentes e, portanto, mapear instantaneamente o som para o significado envolvido no discurso (como acontece em relação às diferenças nos sotaques dentro de uma mesma língua).

Pela via visual

No discurso falado, os ouvintes podem fazer uso não apenas do sinal acústico/auditivo, mas também das informações visuais dos movimentos dos lábios do falante para interpretar o que está sendo dito.[22] Enquanto o sinal auditivo carrega informações mais refinadas e em maior número sobre o conteúdo fonético da fala, há um benefício consistente de compreensão da fala pela via visual em vez de apenas por via auditiva, principalmente quando a fala é percebida em ruído ou com fala degradada.[22]

No contexto da palavra isolada, o efeito McGurk[22,23] mostra que, quando o ouvinte observa que os gestos articulatórios do falante são incongruentes com a fala acústica, isso pode alterar a percepção auditiva, mesmo quando os estímulos auditivos são perfeitamente audíveis. O efeito McGurk mostra um exemplo da capacidade de integração multissensorial, na combinação da informação articulatória visual com a informação acústica.[24]

Por meio da via tátil, é possível percepcionar algumas características dos sons, embora com reduzido impacto na percepção global da fala. As restantes vias sensitivas, referentes ao olfato e ao paladar, não têm qualquer utilidade para a percepção da fala.[19]

ETAPAS DO DESENVOLVIMENTO DA PERCEPÇÃO DE FALA NA INFÂNCIA

Recuando à sua gênese, o sistema auditivo começa a se formar na 3ª semana de gestação. Entre a 7ª e a 8ª semana de vida intrauterina, os canais semicirculares estão formados. A cóclea forma-se por volta da 20ª semana e o ouvido médio, até ao final da gestação.[25] Estudos mostram que o feto humano responde às propriedades suprassegmentais da entrada da fala por volta da 30ª semana de gestação e que o choro dos recém-nascidos reflete as características prosódicas da língua materna.[26]

O desempenho na capacidade do ser humano de percepção de fala envolve quatro tarefas auditivas fundamentais: sensibilidade auditiva (detecção), especificidade auditiva (discriminação e identificação), localização auditiva e percepção do sinal de fala em ruído competitivo. Os comportamentos observados na percepção de fala, representativos de um desenvolvimento típico, estão resumidos na Tabela 2.

TABELA 2. Resumo dos comportamentos auditivos típicos na infância

Idade	Comportamento observado
Recém-nascido (RN)	Maior atenção aos sons de fala (nomeadamente a voz da mãe) do que ao som ambiente Discrimina vogais e consoantes de várias línguas. Por exemplo, o estudo de O'Grady,[27] a partir de um paradigma de sucção não nutritiva, verificou que os bebês mudam a velocidade de sucção ao ouvirem a diferença entre as consoantes bilabiais /b/ e /p/ em sequência Discrimina as propriedades suprassegmentais de várias línguas. O estudo de Nazzi et al.,[28] por exemplo, constatou que RN franceses, usando estímulos de fala com filtro passa-baixo, conseguiam distinguir o inglês e o japonês pelos componentes de ritmo e entoação; já línguas ritmicamente semelhantes não eram diferenciadas Os RN demonstram comportamentos de detecção da fonte sonora nas primeiras semanas (p.ex., abrindo os olhos, pestanejando, sobressaltando-se, agitando-se)[29]
3 meses	Presta mais atenção ao padrão de fala dirigida ao bebê, principalmente de mãe, pai e irmãos perante um bebê ("parentês"), comparativamente com o padrão de fala de adulto Detecta limites nas frases e nos contornos de entoação no "parentês" Detecta palavras familiares em frases Discrimina melodias familiares e línguas com diferente fonologia
6 meses	Discrimina apenas as vogais da língua materna Localiza a fonte sonora para ambos os lados[29]
8 a 9 meses	Discrimina apenas as consoantes da língua materna. Tharpe e Ashmead[30] indicam que a capacidade de detecção dos sons com frequências mais altas é menor em comparação aos sons de baixa e média frequência Compreende as primeiras palavras e expressões
12 meses	Aprecia a escuta de rimas e histórias, dança com as músicas Compreende aproximadamente 50 palavras (incluindo substantivos, verbos e atributos) Compreende e responde a ordens simples Localiza a fonte sonora para ambos os lados, para baixo e para cima; até aos 24 meses, localiza a fonte sonora para todos os lados, com som ambiente de 25 dB SPL (*sound pressure level*) e som de fala de 5 dB[29]

Fonte: adaptada de Morrison.[18]

A FALA DIRIGIDA À CRIANÇA

O padrão de fala de mães, pais e irmãos perante um bebê é denominado fala dirigida à criança ou "parentês" (em inglês, *infant-directed speech* [IDS]). Esse padrão apresenta uma assinatura acústica única (um aumento de quase uma oitava do tom habitual), contornos de tom exagerados, frequência fundamental mais alta, ritmo de fala significativamente mais lento, pausas mais longas, vogais alongadas e estruturas frásicas mais curtas e repetitivas.[31,32]

Thiessen et al.,[33] em seu estudo, usaram amostras de falas dirigidas à criança e de discursos de adultos (em inglês, *adult-directed speech* [ADS]), e constataram que os bebês foram capazes de distinguir palavras numa sequência de sílabas, abrangendo os limites das palavras, após a exposição ao primeiro tipo de discurso. O mesmo não aconteceu quando expostos à fala de um adulto. Esses resultados sugerem que a fala com características de "parentês" facilita a segmentação de palavras, podendo também ser útil em outros aspectos da aquisição da linguagem.

Para reforçar essa ideia, o estudo de Ramírez et al.[31] mostrou que o uso da fala dirigida à criança em bebês entre 6 e 18 meses de idade estava positivamente relacionado com o crescimento das suas vocalizações e com um maior número de turnos de conversação. Além disso, os resultados de linguagem dos bebês aos 18 meses foram melhores do que o grupo controle, sugerindo que os comportamentos de linguagem dos pais e das crianças coevoluíram, relacionando a fala dirigida à criança a uma forma de potencializar a protoconversação no primeiro ano de vida, permitindo que competências sociais interativas fundamentais ao desenvolvimento da linguagem se manifestem.

A atenção visual que a criança desenvolve nas interações, assim como as reações contingentes e recíprocas que os pais demonstram a cada tentativa de comunicação, permitem o uso de um repertório de sons cada vez mais complexo por parte da criança.[34] Essas trocas recíprocas possibilitam que a criança percepcione sons cada vez mais diferenciados e os vocalize, em resposta aos dos adultos, criando, assim, uma retroalimentação auditiva positiva e cada vez mais apurada.[35]

CONSIDERAÇÕES FINAIS

A competência de percepção da fala é um processo cognitivo ativo e uma forma de dar um uso funcional aos sons, tanto numa interação lúdica como em uma conversação.[18] É uma competência possível num sistema auditivo periférico íntegro e com particular relevância na infância, nomeadamente durante os primeiros três anos e meio de vida, período de maior neuroplasticidade do córtex auditivo primário e secundário.[20]

Se a criança, nesse período, experimentar algum tipo de perda auditiva permanente ou temporária, pode originar um filtro acústico invisível e, na ausência do acesso ao som, originar um processo de reorganização modal cruzada, reduzindo a capacidade neuronal auditiva disponível.[20] Esses efeitos podem ser bastante prejudiciais para o desenvolvimento das competências auditivas na primeira infância, com consequências no desenvolvimento da fala e do domínio linguístico restante.[20]

Assim, a garantia de acesso a uma detalhada informação acústica para a programação dos centros auditivos do cérebro, associada ao desempenho parental pelo uso do "parentês", permite expandir as competências de audição, escuta e aprendizagem da linguagem falada na criança,[25] bem como a consciência explícita da estrutura dos sons de fala da língua, formando a base do desenvolvimento das competências de literacia.[20]

REFERÊNCIAS

1. Lee AK, Wallace MT, Coffin AB, Popper AN, Fay RR. (eds) Multisensory processes: the auditory perspective. 1.ed. New York: Springer Publishing, 2019.
2. Rosenblum LD. Primacy of multimodal speech perception. In: Pisoni DB, Remez RE (eds). The handbook of speech perception. 2.ed. Oxford: Blackwell Publishing, 2008. p.708.
3. Kuhl PK. A new view of language acquisition. Proc Nati Acad Sci USA. 2000;97(22):11850-11857.
4. Kuhl P, Rivera-Gaxiola M. Neural substrates of language acquisition. Annu Rev Neurosci. 2008;31:511-534.
5. Burnham D, Sekiyama K. Investigating auditory-visual speech perception development. In: Bailly G, Perrier P, Vatikiotis-Bateson E (eds). Audiovisual speech processing. Cambridge: Cambridge University Press, 2012.
6. Bharick LE, Lickliter R. Perceptual development: intermodal perception. In: Goldstein B (ed). Encyclopedia of perception. NewBury Park: Sage Publishers, 2009. pp.753-756.
7. Anderson KL. Predicting speech audibility from the audiogram to advocate for listening and learning needs: a useful modification for estimating audibility via functional hearing thresholds. Hear Rev. 2011;18(10):20-23.
8. Kim J, Davis C, Krins P. Amodal processing of visual speech as revealed by priming. Cognition. 2004;93(1):B39-B47.
9. Lewkowicz DJ, Pons F. Recognition of amodal language identity emerges in infancy. Int J Behav Dev. 2013;37(2):90-94.
10. Londei A, D'Ausilio A, Basso D, Sestieri C, Del Gratta C, Romani GL et al. Sensory-motor brain network connectivity for speech comprehension. Hum Brain Mapp. 2008;31(4):567-580.
11. Matttingly IG, Liberman AM. The motor theory of speech perception revised. Cognition. 1985;21(1):1-36.
12. Schwartz JL, Sato M, Fadiga L. The common language of speech perception and action: a neurocognitive perspective. Rev Fr Linguist Appl. 2008;13(2):9-22.
13. Houston M, Beer J, Bergeson R, Chin B, Pisoni B, Miyamoto T. The ear is connected to the brain: some new directions in the study of children with cochlear implants at Indiana University. J Am Acad Audiol. 2012;23(6):446-463.
14. Kidd E, Donnelly S. Individual differences in first language acquisition. Ann Rev Linguist. 2020;6:319-340.
15. Svirsky MA, Robbins AM, Kirk KI, Pisoni DB, Miyamoto RT. Language development in profoundly deaf children with cochlear implants. Psychol Sci. 2000;11(2);153-158.
16. Wood KL. A critical period of development for auditory memory and the auditory scaffolding hypothesis [dissertação]. St. Louis: Washington University School of Medicine, 2013.
17. Pisoni DB, Remez RE. The handbook of speech perception. Oxford: Blackwell Publishing, 2008.
18. Morrison HM. Development of listening in auditory-verbal therapy. In: Estabrooks W, Morrison HM, MacIver-Lux K (eds). Auditory-verbal therapy: science, research, and practice. San Diego: Plural Publishing, 2020.
19. Morrison HM. Speech acoustics and auditory-verbal therapy. In: Estabrooks W, Morrison HM, MacIver-Lux K (eds). Auditory-verbal practice: science, research, and practice. San Diego: Plural Publishing, 2020.
20. Cole E, Flexer C. Children with hearing loss: developing listening and talking. 2.ed. San Diego: Plural Publishing, 2011.

21. Gervain J, Werker JF. How infant speech perception contributes to language acquisition. Lang Ling Compass. 2008;2(6):1149-1170.
22. McGurk H, MacDonald J. Hearing lips and seeing voices. Nature. 1976;264:746-748.
23. MacDonald J, McGurk H. Visual influences on speech perception processes. Percept Psychophys. 1978;24(3):253-257.
24. Burnham D, Dodd B. Auditory-visual speech perception as a direct process: the McGurk effect in infants and across languages. In: Stork DG, Hennecke ME (eds). Speechreading by humans and machines. Berlin: Springer-Verlag Berlin Heidelberg, 1996.
25. Madell JR, Flexer C. Pediatric audiology: diagnosis, technology, and management. 2.ed. New York: Thieme Medical Publishers, 2014.
26. Sundara M, Ward N, Conboy B, Kuhl PK. Exposure to a second language in infancy alters speech production. Biling: Lang Cogn. 2020;23(5):1-14.
27. O'Grady W. How children learn language. Cambridge: Cambridge University Press, 2005.
28. Nazzi T, Bertoncini J, Mehler J. Language discrimination by newborns: toward an understanding of the role of rhythm. J Exp Psychol Hum Percept Perform. 1998 Jun;24(3):756-66. DOI: 10.1037//0096-1523.24.3.756. PMID: 9627414.
29. McConnell F, Ward PH. Deafness in childhood. Chicago: University of Illinois Press, 1967.
30. Tharpe AM, Ashmead DH. A longitudinal investigation of infant auditory sensitivity. Am J Audiol. 2001 Dec;10(2):104-112. DOI: 10.1044/1059-0889(2001/011). PMID: 11808718.
31. Ramírez FN, Lytle SR, Kuhl PK. Parent coaching increases conversational turns and advances infant language development. Proc Natl Acad Sci USA. 2020;117(7):3484-3491.
32. Ma W, Golinkoff RM, Houston DM, Hirsh-Pasek K. Word learning in infant-and adult-directed speech. Lang Learn Dev. 2011;7(3):209-225.
33. Thiessen ED, Hill EA, Saffran JR. Infant-directed speech facilitates word segmentation. Infancy. 2007;7(1):53-71.
34. Goldstein MH, King AP, West MJ. Social interaction shapes babbling: testing parallels between birdsong and speech. Proc Natl Acad Sci USA. 2003;100(13):8030-8035.
35. Warlaumont AS, Richards JA, Gilkerson J, Oller DK. A social feedback loop for speech development and its reduction in autism. Psychol Sci. 2014;25(7):1314-1324.

15

Verificação do acesso aos sons de fala em bebês e crianças

Sandra Barretto Giorgi Sant'Anna
Cilmara Cristina Alves da Costa Levy

INTRODUÇÃO

Este capítulo tem intenção de apresentar algumas reflexões sobre como realizar uma avaliação atenta, no dia a dia, de bebês e crianças pequenas usuárias de aparelho de amplificação sonora individual (AASI) e implante coclear (IC). A necessidade em expor essas reflexões decorre do grande avanço tecnológico nos últimos anos e do uso cada vez mais cedo desses dispositivos por essa população. Assim, urge uma verificação diária, com excelência, do acesso aos sons de fala, para que o desenvolvimento da linguagem oral possa ocorrer por meio da audição.

Está sendo amplamente discutido neste livro que bebês aprendem a falar por meio da escuta e da exposição à linguagem falada, além do fato de o acesso a essa linguagem ser feito o mais cedo possível. Nesse panorama, são determinantes para o processo de aquisição da linguagem oral fatores como o tempo de vigília relacionado ao tempo de uso do dispositivo e a acurácia da verificação do acesso aos sons de fala.

No que diz respeito ao tempo de uso, Smith et al. (2021),[1] em um artigo que reúne dados científicos de várias pesquisas, reforçam o conceito de *eyes open, ears on*! (olhos abertos, ouvidos ligados, em tradução livre) e enfatizam que crianças com perda auditiva devem se servir de tecnologias auditivas durante todo o tempo em que estiverem acordadas. Adicionalmente, Park et al. (2019)[2] defendem o *full time use* (uso em tempo integral, em tradução livre) como 8 horas de uso diário de dispositivos auditivos ou em 80% do tempo em que estiverem acordadas, considerando crianças de 3 anos de idade. Em seu estudo,[2] os autores observaram que crianças demoram, em média, 17 meses para começar a usar o IC em tempo integral e que apenas 52,5% das crianças do estudo atingiram essa marca aos 3 anos de idade. O achado mais impactante da pesquisa de Park et al., em relação à aquisição da linguagem oral, não foi a idade da colocação do IC, mas, sim, a idade em que passou a usar o IC por tempo integral.

Quando à verificação do acesso aos sons, existem, hoje, vários protocolos e questionários (disponíveis nos anexos deste livro) que norteiam profissionais e pais/familiares/cuidadores sobre hierarquia de habilidades auditivas, linguísticas e cognitivas *versus* faixa etária. Entretanto, não parece suficiente apenas os aplicar sem um monitoramento vigilante de um especialista. Por isso, o fonoaudiólogo deve ser habilitado para monitorar constantemente as aptidões e a evolução da criança, a fim de poder, eventualmente, diante de algum problema, corrigir o erro, seja no dispositivo ou no desenvolvimento da linguagem. Afinal, equipamentos eletrônicos falham e bebês não são capazes de referir falhas; nem mesmo os pais, que, apesar de perceberem falhas, checarem equipamentos e serem participativos nas sessões terapêuticas, não estão capacitados totalmente para detectar toda e qualquer falha.

Comumente, no acompanhamento da criança pelo fonoaudiólogo, em condições favoráveis (bebês adaptados com AASI aos 2 meses de vida e aptos a receberem o implante aos 7 meses de vida), pressupõe-se um bom prognóstico. No entanto, ressalta-se que a descoberta de novas doenças genéticas,[3,4] as perdas progressivas ou, até mesmo, os insucessos, podem resultar em crianças com progresso lento, tanto na percepção auditiva quanto na da linguagem oral, o que indica que essas crianças merecem extrema atenção e monitoramento constante pelo fonoaudiólogo.[5]

Na prática clínica, há duas realidades. A primeira abarca o fonoaudiólogo-audiologista, que pode acompanhar a criança desde os mapeamentos de IC ou a adaptação dos AASI e fazer intervenções terapêuticas. A segunda realidade, que ocorre na grande maioria das vezes, envolve a criança que será acompanhada por um fonoaudiólogo-audiologista para o mapeamento do IC ou acompanhamento do AASI e, também, por um fonoaudiólogo reabilitador.

Quando o fonoaudiólogo atua nas duas vertentes (audiologia e reabilitação), é possível que o pensamento estratégico esteja sendo feito em conjunto com as observações clínicas e domésticas.

Quando existe a figura do fonoaudiólogo reabilitador, o audiologista poderá seguir o protocolo de ajustes para o IC e o AASI em encontros predeterminados nos seguintes intervalos:

- a cada 2 meses até a idade cronológica de 18 meses ou 1 ano de IC, o que vier primeiro;
- depois, a cada 6 meses;
- a partir de então, anualmente, desde que a audibilidade esteja garantida.

O fonoaudiólogo reabilitador deve se reunir semanalmente com a criança e a família. A responsabilidade de articular as avaliações, as observações e os resultados em parceria com o fonoaudiólogo audiologista é fundamental – por isso, há necessidade de uma sinergia entre os dois profissionais.

O TIME DA VIABILIZAÇÃO DO DESENVOLVIMENTO DA LINGUAGEM

Independentemente do cenário, a criança, os pais e os profissionais funcionam como um time, envolvidos nessa nova jornada, em que conhecimento, aprendizado e tomadas de decisões são construídos em um processo contínuo. Um dos pilares desse time, considerando que o objetivo é o desenvolvimento da linguagem oral por meio da escuta, é monitorar diariamente se a tecnologia auditiva está propiciando o acesso aos sons da fala em intensidade suave, mesmo existindo a convicção do êxito do processo.

TESTES DOS 6 SONS DE LING

Para verificar o acesso auditivo no dia a dia, profissionais e familiares devem utilizar o teste dos 6 sons do Ling[6] (m,a,i,u,s,ʃ) em várias distâncias.

Daniel Ling (1988)[7] sempre evidenciou a importância da compreensão das dimensões dos sons da fala. As propriedades de intensidade, a duração e a frequência são capazes de transmitir um significado. De suas conceituações, duas perspectivas notáveis interessam aos fonoaudiologistas: os aspectos segmentais, que têm a ver com a propriedade das vogais e consoantes, e os aspectos suprassegmentais, que têm a ver com a prosódia, a melodia e o ritmo.

Para os sons serem produzidos, vários órgãos da fala são acionados, como laringe, cordas vocais, glote, lábios, língua, palato e dentes. Por isso, cada pessoa tem sua "marca registrada" de sua voz e, por consequência, diferencia-se pelo timbre ou *pitch* (frequência fundamental – F0).[8,9]

Esse teste, amplamente discutido e difundido por Ling,[6,7] propõe avaliar a detecção e/ou a discriminação de 6 sons da fala, que se distribuem pelo espectro da fala – frequências baixas, médias e altas.

Avaliar todas as frequências é primordial, pois os dados acústicos são transmitidos por cada fonema de uma língua. Informações de baixas frequências são mais fáceis e acessíveis, e carregam mais energia acústica, enquanto as de frequências altas são mais difíceis de serem percebidas, menos acessíveis e têm menor energia sonora. As vogais são mais complexas. São produzidas na laringe, com ressonâncias altas (chamadas de formantes) criadas na cavidade da boca; e, ao se modificar o movimento da língua, muda-se a frequência produzida e, consequentemente, a vogal (p.ex., /u/ frequência baixa, /a/ frequência média) (Tabela 1).[10,11,12]

Jane Madell (2018)[15] assevera que o acesso aos sons suaves em 35 dBNA é fundamental para a aquisição da linguagem oral, considerando que as vogais são responsáveis por 90% da energia da fala, mas por apenas 10% da inteligibilidade, ao passo que consoantes são responsáveis por 90% da inteligibilidade e por 10% da energia. Apenas dessa forma, é possível ter acesso a todos os sons.

Quando a criança não percebe ou não reconhece esses sons, ela poderá ter prejuízo na produção da fala e na sintaxe da língua, comprometendo as situações dialógicas. A maneira como a criança ouve será a maneira como ela falará.

O acesso insuficiente nas áreas de frequências específicas no audiograma normalmente resulta em alterações fonético/fonológicas e/ou de voz.

Crianças que não ouvem bem nas frequências baixas (250 a 500 Hz) podem apresentar distorção na fala, como vozes fracas ou soprosas, voz em falsete,

TABELA 1. Características perceptuais de vogais e consoantes[8,12,13,14]

O que aprendemos sobre as vogais	O que aprendemos sobre as consoantes
As vogais carregam aspectos não segmentais, a informação auditiva é crítica, a leitura labial ocorre apenas atrelada ao movimento labial porque não é possível ver o posicionamento da língua. Cada vogal possui cinco formantes, mas, para a discriminação entre elas, é essencial a detecção e o reconhecimento das frequências dos dois primeiros formantes, sendo que o terceiro ajuda na redundância para a diferenciação das vogais.	Três características as definem: modo, ponto de articulação e vozeamento (que distingue as surdas das sonoras ou nasalidade). Elas apresentam características de frequência específica e podem ser graves, médias ou agudas, podendo se sobrepor a aspectos não segmentais. Quando unidas a vogais (consoante e vogal - CV), sofrem mudanças em suas características acústicas em decorrência do que se denomina coarticulação. Ainda que não carregue muita energia acústica, são críticas para o reconhecimento das palavras

prosódia pobre, problemas com nasalização, confusão entre fonemas nasais e plosivos, confusões entre consoantes sonoras e surdas.[15]

Crianças que não ouvem bem nas frequências médias (1.000 a 2.000 Hz) podem apresentar omissão de morfemas átonos, neutralização ou centralização de vogais.

Crianças que não ouvem bem em frequências altas (acima de 2.000 Hz) podem demonstrar omissão e/ou distorção de fricativas, omissão de consoantes finais, distorção ou substituição de plosivas.[14]

Portanto, uma das principais informações que o fonoaudiólogo deve compartilhar com a família é o audiograma. Esse gráfico mostra, na linha horizontal, as frequências de 250 a 8.000 Hz (hertz), que representa som graves, médios e agudos; e, na linha vertical, os decibéis de 0 a 120 dB (nível de audição – NA), ou seja, som fraco e forte.

No audiograma, deve aparecer em destaque a "banana da fala" (faixa destacada com os fonemas), que exibe a região em que se distribuem os sons da fala em uma conversação típica. Os fonemas de cada língua distribuem-se nessa região de acordo com suas características de frequência e intensidade, como mostra na Figura 1. Vale mencionar que a "banana da fala" não aponta todas as características acústicas de cada um dos sons, mas representa sua frequência preponderante, ajudando os profissionais e os pais a iniciarem o raciocínio clínico sobre a audibilidade.

Atualmente, Jane Madell[15] tem demonstrado evidências de que escutar apenas dentro da "banana da fala" (faixa destacada com os fonemas) não é o suficiente para a aquisição da linguagem oral, via audição. Para isso, a audibilidade deve estar na linha superior da "banana da fala", denominada "vagem da fala" (*string bean*), que significa acesso aos sons de fala em intensidade suave.

É fundamental entender que toda a informação auditiva carrega uma mensagem ao encéfalo, por meio da qual ele pode aprender o significado de cada som – sons carregam informação e informação se torna conhecimento.

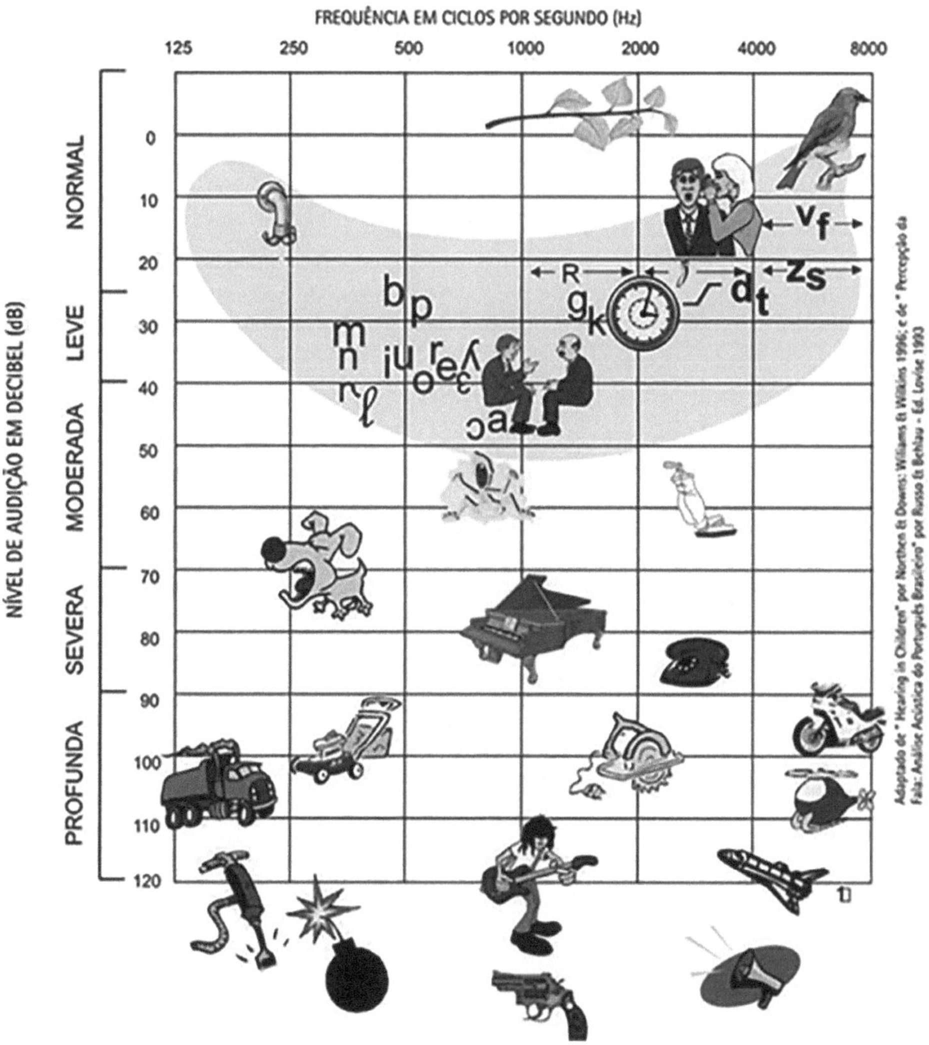

FIGURA 1. Audiograma dos sons familiares.
Fonte: domínio público.

O ACESSO AOS SONS

Voltando aos sons do Ling, por se tratar de um teste rápido, é indicado que os pais e os terapeutas o apliquem diariamente ao colocar os dispositivos auditivos, com o intuito de verificarem se o bebê ou a criança pequena está percebendo e realmente ouvindo as informações de fala. Entretanto, como acertadamente apresentado por Madell (2018), o teste do Ling é eficiente para uma verificação rápida; já um teste diagnóstico equivalente pode ser realizado com o teste de consoantes médias – /aba/, /ada, /aka/, /afa/ /aga/, /aha/, /aja/, /ala/, /ama/, /ana/, /apa/, /aqua/, /ara/, /asa/, /ata/, /ava/, /acha/, /aza/ /awa/, no qual se pede para criança repetir como ouviu e se consegue perceber todos os fonemas, o que permite ao fonoaudiólogo avaliar se a criança está confundindo algum fonema e, se for o caso, providenciar alterações tecnológicas.[15]

Após novos estudos, Madell e Hewit[16] propõem a inclusão de mais quatro fonemas na testagem: n (*no*), z (sons de abelha), h (*horse*), dj (*juice*), o que propicia a expansão da compreensão sobre a percepção de fala da criança e fornece, assim, mais informação sobre o 2º e 3º formantes (Tabela 2).

A recomendação é testar as orelhas separadamente e analisar todas as informações frequênciais desses fonemas, a fim de que seja possível detectar rapidamente problemas em relação à audibilidade.

Existe uma variação na frequência dos formantes de uma língua para outra, o que torna necessário avaliar qual fonema é mais significativo para ser usado nesse teste rápido.[18]

A Tabela 3 apresenta os formantes do português brasileiro falado na cidade de São Paulo, SP.[19]

TABELA 2. Teste de Ling, Madell, Hewitt (LMH) (em cinza, os fonemas adicionados)

	Banda 1	Banda 2	Banda 3	Banda 4
	200 a 1.000 Hz	**1.000 a 1.500 Hz**	**1.500 a 3.000 Hz**	**3.500 Hz+**
	Com vozeamento	**Diferenciação consonantal**	**Diferenciação consonantal**	**Fricativa**
/u/	F1: 300 Hz F2: 870 Hz		F3: 2.240 Hz	
/a/	F1: 730 Hz	F2: 1.090 Hz	F3: 2.240 Hz	
/i/	F1: 270 Hz		F2: 2.290 Hz F3: 3.010 Hz	
/m/	250 a 350 Hz	1.000 a 1.500 Hz	2.500 a 3.500 Hz	
/ʃ/			1.500 a 2.000 Hz	4.500 a 5.500 Hz
/s/				5.000 a 6.000 Hz
/dʒ/	200 a 300 Hz		2.000 a 3.000 Hz	
/z/	200 a 400 Hz			
/h/			1.500 a 2.000 Hz	4.000 a 5.000 Hz
/n/	250 a 350 Hz	1.000 a 1.500 Hz	2.000 a 3.000 Hz	

Fonte: Madell e Hewitt.[17]

TABELA 3. Valores médios dos formantes para homens e mulheres falantes do português brasileiro da cidade de São Paulo, extraído por computador

Grupos	Formantes	"i"	"ê"	"é"	"a"	"ô"	"ó"	"u"
Homens	F1	312	406	589	730	607	458	390
	F2	1.964	1.944	1.751	1.273	1.042	924	1.423
	F3	2.669	2.689	2.477	2.425	2.470	2.419	2.746
Mulheres	F1	369	450	640	925	721	505	429
	F2	2.269	1.912	2.062	1.767	1.321	1.176	1.436
	F3	3.179	2.816	3.046	3.089	2.900	2.470	2.812

Fonte: Monteiro.[19]

CONSIDERAÇÕES FINAIS

- Crianças com perdas auditivas podem ter desempenhos diferentes, mas cabe ao fonoaudiólogo manter a verificação e a validação em seus acompanhamentos e intervenções. Avaliações devem ser feitas de maneiras formais e informais.
- É preciso que o investimento na audibilidade seja intenso, sistemático e imediato, para que a audibilidade seja atingida o mais rápido possível.
- A verificação diária garante que mudanças na recepção auditiva sejam rapidamente detectadas.

Esses estudos mais recentes permitem reflexões sobre o acesso aos sons da fala para bebês e crianças com deficiência auditiva e justifica pesquisas sobre os sons de fala do idioma português que acusticamente são mais relevantes, como f/v, que tem menos energia do que s e z, que estão na testagem LMH.

REFERÊNCIAS

1. Smith J, Wolfe J, Stowe D. Eyes open, ears on: supporting hearing technology use in children with hearing loss. Hear J. 2021;74(6):32,34-37.
2. Park LR, Gagnon EB, Thompson E, Brown KD. Age at full-time use predicts language outcomes better than age of surgery in children who use cochlear implants. Am J Audiol. 2019;28:986-992.
3. Davis A, Davis AS. Descriptive epidemiology of childhood hearing impairment. In: Tarpe AM, Seewald R. Comprehensive handbook of pediatric audiology. San Diego: Plural Publishing, 2011. pp.85-111.
4. Mehra S, Eavey RD, Keamy DG. The epidemiology of hearing impairment in the United States: newborns, children, and adolescentes. Otolaryngol Head Neck Surg. 2009;140(4):461-472. DOI: 10.1016/j.otohns.2008.12.022.
5. Madell JR, Hewitt JG, Rotfleisch S. Red flags: identifying and managing barries to the child's optimal auditory development. In: Madell JR, Flexer C, Wolfe J, Schafer EC. Pediatric audiology: diagnosis, technology and management. 3.ed. New York: Thieme, 2019. pp.267-275.

6. Ling D. Speech and hearing imparament child . 2.ed. Washington D.C.: Alexander Graham Bell Association for the Deaf or Hard of Hearing, 2002.
7. Ling, D. The dimensions of speech. Foundations of spoken language for hearing impaired children. Washington D.C.: Alexander Graham Bell Association for the Deaf or Hard of Hearing, 1988.
8. Russo ICP, Behlau M. Percepção da fala. Análise acústica. São Paulo: Lovise, 1993.
9. Houston D. Infant speech perception. In: Tarpe AM, Seewald R. Comprehensive handbook of pediatric audiology. San Diego: Plural Publishing, 2011. pp.47-62.
10. Morrison HM. Speech acoustics and auditory-verbal therapy. In: Estabrooks W, Morrison HM, Maclver-Lux K (orgs). Auditory-verbal therapy: science, research and practice. 1.ed. San Diego: Plural Publishing, 2020.
11. Boothroyd A. The acoustic speech signal. In: Madell J, Flexer C, Wolfe J, Schafer E (eds). Pediatric audiology: diagnosis, technology, and management. 3.ed. New York: Thieme, 2019. pp.207-213.
12. Erber NP. Auditory communication for deaf children. Australia: ACER, 2011.
13. Cole BE, Flexer C. Children with hearing loss. Developing listening and talking: birth to six 2.ed. San Diego: Plural Publishing, 2011.
14. Madell J, Rotfleisch S. What an SLP needs to know when working with a child with hearing loss. 26 jan. 2016. Hearing Health & Technology Matters. Disponível em: <https://hearinghealthmatters.org/hearingandkids/2016/what-an-slp-needs-to-know-when-working-with-child-with-hearing-loss/>. Acesso em: 17 set. 2021.
15. Madell J. What does intelligible speech look like?. 23 jan. 2018. Hearing Health & Technology Matters. Disponível em: <https://hearinghealthmatters.org/hearingandkids/2018/intelligible-speech-look-like/>. Acesso em: 17 set. 2021.
16. Madell J. Understanding audiology. Apresentação na AG Bell Listening and Spoken Language Symposium (handsdouts), 2021a.
17. Madell J, Hewitt J. The LMH test for monitoring listening – Jane Madell and Joan Hewitt. 3 ago. 2021b. Hearing Health & Technology Matters. Disponível em: <https://hearinghealthmatters.org/hearingandkids/2021/3245/?utm_source=BenchmarkEmail&utm_campaign=HHTM_Weekly_Copy_256&utm_medium=email#>. Acesso em: 17 set. 2021.
18. Leme ALM, Marcelino MA, Prado PPL. Margens de tolerância e valores de referência para os formantes de vogais orais para uso em terapia de voz para surdos em computador comercial. CoDAS. 2016;28(5):610.617. DOI: 10.1590/2317-1782/20162015104.
19. Monteiro MC. Uma análise computadorizada espectográfica dos formantes das vogais orais do Português Brasileiro em São Paulo (monografia de especialização). São Paulo: Universidade Federal de São Paulo, 1995.

16

Processamento auditivo central na infância

Ana Maria Maaz Acosta Alvarez
Ana Paula Bruner

PROCESSAMENTO AUDITIVO CENTRAL E DESENVOLVIMENTO

Processamento auditivo central (PAC) é uma expressão que tem se tornado popular nas duas últimas décadas. Trata-se de uma série de habilidades auditivas que ocorrem de forma dinâmica em todos os níveis do sistema auditivo, desde a recepção do sinal até a execução da resposta.[1,2] Essas habilidades auditivas, essenciais para o desenvolvimento do processo de comunicação,[3,4] incluem detecção, discriminação, localização, reconhecimento e compreensão.

Detecção

A detecção é a capacidade de perceber a presença e a ausência de sons. Inicia-se em torno da 20ª semana de gestação, quando as estruturas do sistema auditivo periférico se encontram formadas. As demais habilidades passarão a se desenvolver a partir dessa.

Nos primeiros meses de vida, as reações a estímulos acústicos de espectro amplo, intensidade elevada e maior duração são mais evidentes. Gradativamente, o bebê passa a reagir a estímulos acústicos de duração e intensidade menores, com redução do tempo de latência.

Respostas reflexas não patológicas a estímulos de forte intensidade permanecem por toda a vida do indivíduo, sendo reguladas por estruturas do tronco encefálico, vias subcorticais e córtex cerebral. Estímulos repetidos levam à habituação, que é mediada pela formação reticular, sistema relacionado às funções de alerta e vigília, sendo fundamental para o desenvolvimento progressivo da habilidade de atenção auditiva.

Discriminação

Discriminação é a capacidade de distinguir dois sons quanto às suas semelhanças ou diferenças. Ao nascer, o bebê já é capaz de diferenciar vozes familiares de não familiares e padrões melódicos da fala. Por volta do primeiro mês de vida, já está pronto para discriminar os sons de qualquer língua, porém, essa capacidade é gradualmente reduzida para aumentar sua eficiência no idioma familiar, de acordo com a experiência linguística.

Localização

Localização é a capacidade de identificar a origem espacial de um som. Depende da binauralidade e da análise de pistas acústicas, como diferenças de tempo e intensidade entre as orelhas. Inicia-se por volta dos 4 meses de vida, evoluindo para a identificação de fontes sonoras progressivamente mais distantes e em eixos mais complexos. Depende de estruturas do tronco encefálico - complexo olivar superior, lemnisco lateral e colículo inferior - e do córtex auditivo no lobo temporal. Essa habilidade se completa aos 24 meses de idade.

Reconhecimento auditivo

Reconhecimento auditivo é a capacidade de associar um som ao seu significado. Como as demais habilidades auditivas, depende das experiências sonoras vivenciadas pela criança e do contexto oferecido pelas pessoas de sua convivência. Desenvolve-se antes mesmo de 1 ano de idade e segue evoluindo em sua complexidade.

Compreensão auditiva

Compreensão auditiva é a capacidade de entender a fala e seu contexto, propiciando o estabelecimento do câmbio linguístico, mecanismo essencial ao desenvolvimento da linguagem expressiva. Abrange, também, a habilidade de seguir diálogos, recontar histórias e coletar argumentos que serão usados posteriormente durante a conversação.

A capacidade de compreensão auditiva está intrinsecamente ligada ao desenvolvimento da memória auditiva de curto prazo e da memória operacional. Nesse aspecto, torna-se mais eficiente conforme aumenta a capacidade das funções cognitivas superiores.

Desenvolvimento de funções auditivas complexas

Aos 4 anos de idade, a criança começa a desenvolver as habilidades de reconhecer e compreender a fala degradada por ruído de fundo, tornando-se, nesse aspecto, funcionalmente semelhante a um adulto no início da adolescência.[5,6]

A capacidade de partilhar a atenção em dois estímulos auditivos diferentes e simultâneos começa a se desenvolver antes dos 6 anos de idade.[7] Aos 7 anos, a maioria das crianças já apresenta vantagem da orelha direita para sons verbais em escuta dicótica. Por volta dos 10 aos 12 anos de idade, com a maturação do corpo caloso e das áreas de associação auditiva, apresenta desempenho com estímulos sonoros competitivos e capacidade de direcionar a atenção para a orelha solicitada, assim como os adultos.[8-10] A maturação das habilidades de processamento temporal também é alcançada por volta dos 10 aos 11 anos de idade.[8,11]

Compreender o processamento auditivo central depende do conhecimento de como os mecanismos auditivos executam as habilidades já mencionadas, como a localização sonora e a discriminação auditiva, e outras, que vão se desenvolver com a maturação do sistema nervoso auditivo central (SNAC), como:

- reconhecimento de padrões auditivos;
- aspectos temporais da audição, incluindo integração, discriminação, ordenação e mascaramento temporal;
- desempenho auditivo com sinais acústicos degradados;
- desempenho auditivo com sinais acústicos competitivos, incluindo a escuta dicótica.[12,13]

TRANSTORNO DO PROCESSAMENTO AUDITIVO CENTRAL

Déficits específicos no processamento de informações ao longo das vias neurais ascendentes e descendentes do SNAC, na presença de audiogramas normais, resultam em transtorno de processamento auditivo central (TPAC), descrito, pela primeira vez, há mais de 60 anos, como a "incapacidade de estruturar o mundo auditivo" em crianças com audição normal.[14]

A abordagem multidisciplinar merece especial atenção, desde a avaliação até o final do tratamento. Elementos da história relativos a sintomas, dificuldades específicas, início das manifestações, exames e tratamentos realizados devem ser levados em conta. Nem todas as crianças que apresentam baixo desempenho em testes comportamentais auditivos cumprem critérios para o TPAC. Assim, é necessário conhecer a natureza das dificuldades auditivas e sua complexa relação com linguagem e cognição para evitar um diagnóstico equivocado, que não se diferencie de outras comorbidades ou transtornos não exclusivamente auditivos.[13,15-18]

Dificuldades no processamento de sinais, especialmente verbais, podem estar relacionadas não somente ao TPAC; por exemplo, prejuízos na linguagem receptiva, na memória operacional ou dificuldades de atenção, como as observadas em indivíduos com transtorno de déficit de atenção e hiperatividade (TDAH), também podem ocasionar baixa compreensão e interpretação da fala. Dessa forma, outras funções cognitivo-comunicativas relacionadas à linguagem podem levar a manifestações comuns ao TPAC.[16,18]

Para fins didáticos e seguindo recomendações nacionais e internacionais, o TPAC será definido como o processamento atípico de informações verbais e não verbais no SNAC. Há que se considerar, também, que as crianças com TPAC diferem entre si quanto à apresentação do quadro, à etiologia e ao prognóstico.[18,19]

Manifestações

- Dificuldade em atender e identificar/localizar a origem dos sinais acústicos;
- dificuldade na discriminação auditiva, ou seja, perceber, comparar e distinguir sons;
- lentidão para responder aos sons;
- necessidade de ouvir novamente informações auditivas, por meio de solicitação de repetição: "Hein?", "O quê?";

- piora no desempenho em ambientes acústicos desfavoráveis, como presença de ruído, competição de sons ou distorção;
- dificuldade em compreender e seguir instruções faladas, especialmente aquelas com várias etapas;
- prejuízo de memória auditiva: compreender e recordar sequências de sons ou palavras e relembrar informações lidas ou ouvidas;
- dificuldade em perceber sinais não verbais sutis, como entonação e outras pistas de prosódia;
- dificuldade em analisar sons da fala, podendo causar alterações na produção oral e na consciência fonológica, com prejuízo de leitura e/ou ortografia;
- fadiga ou estresse auditivo, pois, à medida que a eficiência no processamento dos sinais auditivos diminui, há aumento da demanda de processos cognitivos para a compreensão da fala e esforço auditivo, podendo levar ao cansaço e à redução funcional da escuta e da eficiência comunicativa.[20,21]

O PROCESSAMENTO AUDITIVO CENTRAL E A COMPLEXIDADE DA ESCUTA

Nos últimos anos, a neurociência cognitiva demonstrou que as funções cerebrais são organizadas por redes não modulares, isto é, muitas áreas neuronais são responsáveis pelo processamento de informações de diferentes sistemas sensoriais e por funções cognitivas de ordem superior.[22-24] O processamento sensorial, que é extenso, interdependente e integrado, ainda tem suporte de domínios cognitivos.[23,25]

O prejuízo no processamento dos sons pode coexistir com outros transtornos,[26] mas o TPAC é um déficit auditivo não resultante de outros quadros de ordem cognitiva superior, como transtornos relacionados a atenção, memória, linguagem, comportamento e afetividade.[24,25,27]

A Figura 1 ilustra a complexidade das funções auditivas centrais e sua interação com aspectos relacionados a atenção, memória operacional, aprendizagem e habilidades sociais.

TIPOS DE TRANSTORNO DO PROCESSAMENTO AUDITIVO CENTRAL

De acordo com a British Society of Audiology,[28] existem três tipos de TPAC:

1. TPAC do desenvolvimento: embora os testes de audição convencionais indiquem resultados dentro dos padrões de normalidade, crianças com TPAC do desenvolvimento apresentam dificuldades auditivas, sobretudo em ambientes acústicos desfavoráveis. Geralmente, não há causa conhecida, além de uma possível história familiar. Esse tipo de transtorno pode permanecer até a idade adulta.
2. TPAC adquirido: geralmente, esse tipo de transtorno está relacionado a um evento médico ou ambiental conhecido, sendo causas comuns distúrbios convulsivos, neoplasias, processos neurodegenerativos, traumatismo cranioencefálico, acidente vascular encefálico, distúrbios metabólicos, alterações genéticas[13] e envelhecimento.
3. TPAC secundário: quando o TPAC ocorre na presença de perda auditiva periférica transitória ou permanente, é chamado de secundário. Em crianças, costuma estar associado ou é resultado, a curto prazo, de prejuízos auditivos

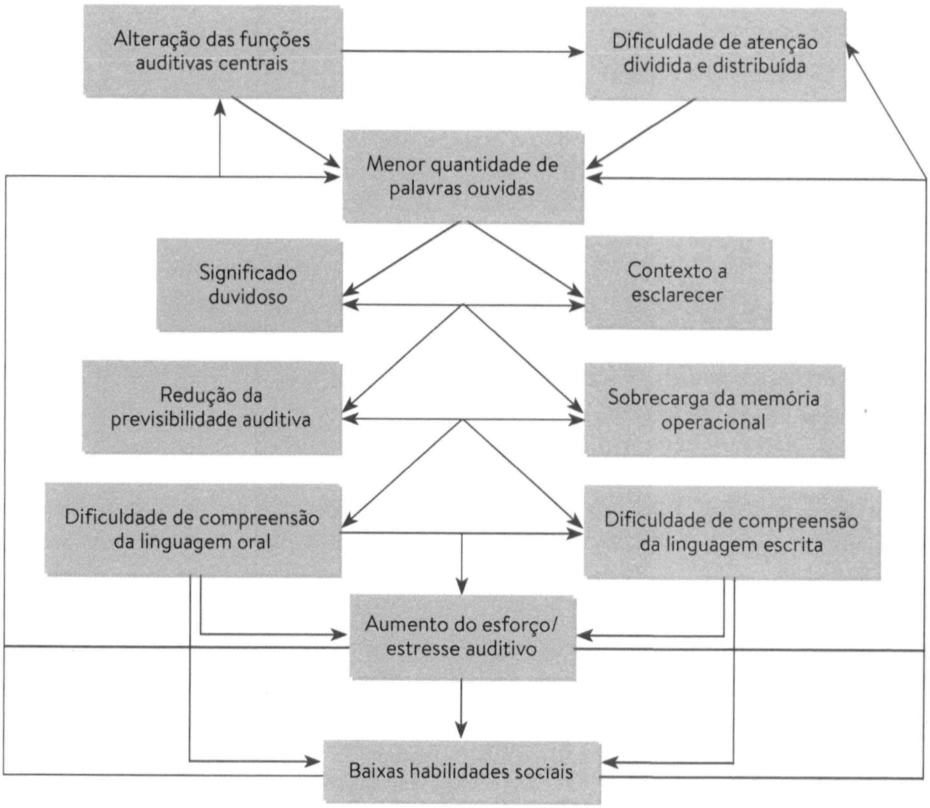

FIGURA 1. Modelo de impacto negativo causado pela alteração das funções auditivas centrais.

ocasionados por perda auditiva, sendo as efusões de orelha média uma das alterações mais comuns.

Estima-se que a prevalência de TPAC na infância esteja entre 1 e 7%,[1,29] na proporção de 2:1 entre os sexos masculino e feminino, respectivamente.[30] Considerando comorbidade com outros transtornos do desenvolvimento, acredita-se que possa ocorrer em cerca de 10% das crianças em idade escolar.[31]

Crianças que têm TPAC e problemas de aprendizagem (TPAC do desenvolvimento), na ausência de outro transtorno subjacente identificável, constituem a grande maioria dos casos. Normalmente, não há lesão identificável do SNAC. Nenhuma doença pré ou perinatal ou alteração morfológica explicariam as manifestações. O atraso no desenvolvimento neuromaturacional pode estar presente em aproximadamente 20 a 30% dos casos de TPAC na população pediátrica.

Cerca de 5 a 10% das crianças com TPAC têm o subtipo adquirido, geralmente em decorrência de distúrbios neurológicos.[16]

AVALIAÇÃO DO PROCESSAMENTO AUDITIVO CENTRAL

A avaliação do PAC pode ser realizada em indivíduos com queixas ou manifestações de dificuldades auditivas, independentemente da presença de comorbidades.

O diagnóstico diferencial de TPAC, por sua vez, exige cautela: as informações sobre habilidades auditivas devem ser complementares ao diagnóstico clínico, e outras avaliações poderão estabelecer suas correlações com transtornos de linguagem e de cognição, assim como de aspectos neurológicos, comportamentais e afetivos.

O objetivo da avaliação do PAC é investigar se as habilidades auditivas centrais estão de acordo com as esperadas para a faixa etária e auxiliar o planejamento terapêutico. Para isso, são utilizados questionários, testes comportamentais e procedimentos eletrofisiológicos.

Questionários

Questionários e escalas são métodos qualitativos para rastrear e identificar sinais ou dificuldades comportamentais em situações cotidianas, auxiliando a conduta clínica.[21,32-35] São também conhecidos por sua eficácia no monitoramento do treinamento auditivo em crianças com TPAC.[34,36]

Avaliação com testes auditivos comportamentais

A partir do conhecimento sobre a neuromaturação do SNAC, recomenda-se que a avaliação por meio de testes auditivos comportamentais seja realizada em crianças a partir de 7 anos de idade, desde que tenham condições linguísticas e cognitivas para compreender as tarefas solicitadas.[28]

A integridade das vias auditivas periféricas é pré-requisito. Portanto, devem ser realizados anteriormente o exame audiométrico e as medidas de imitância acústica, a fim de conhecer a acuidade auditiva da criança e descartar a presença de alterações condutivas.[20,37] Nos casos de perda auditiva sensorioneural ou em crianças menores de 7 anos de idade, a avaliação exige maior cuidado, tendo como principal objetivo auxiliar e monitorar o processo terapêutico, evitando-se dar o diagnóstico de TPAC.

Outro pré-requisito para a avaliação comportamental é que a criança consiga permanecer atenta às tarefas.[22,37] Assim, se houver diagnóstico de TDAH e a criança receber tratamento medicamentoso, recomenda-se que os testes sejam realizados dentro do tempo de ação do medicamento.

Os testes comportamentais devem ser feitos em ambiente clínico, com audiômetro, cabine e fones devidamente calibrados. A escolha dos testes deve considerar sensibilidade e especificidade, idade cronológica da criança, nível intelectual, condições de resposta e uso de estímulos verbais e não verbais.

Os testes comportamentais da avaliação do PAC devem incluir:[2,3]

1. Tarefas monoaurais de baixa redundância: testes com apresentação de palavras com sinal acústico distorcido, seja pela modificação das características de frequência, tempo ou intensidade, ou com sinal competitivo. As orelhas

são avaliadas separadamente. O objetivo desses testes é investigar a compreensão da fala quando a clareza ou a redundância do sinal está comprometida: habilidades de fechamento auditivo e figura-fundo.

2. Tarefas de interação binaural: testes que investigam o processamento de informações de modo binaural, isto é, a capacidade de perceber informações diferentes, mas complementares, distribuídas entre as duas orelhas, unificando o processamento como um único evento. O objetivo desses testes é verificar a eficiência da análise de diferenças de tempo, intensidade e frequência interaural: habilidades de fusão ou síntese binaural e localização (mecanismos de processamento espacial) e detecção de sinais acústicos em ambientes ruidosos (mascaramento).
3. Tarefas de escuta dicótica: testes com estímulos diferentes e simultâneos apresentados em competição entre as orelhas. São baseados nos princípios de que ouvintes normais são capazes de compreender duas pessoas falando ao mesmo tempo (integração binaural), assim como de ignorar um dos falantes e dirigir a atenção ao outro (separação binaural). Para a habilidade de integração binaural, a criança deve repetir todos os estímulos percebidos nas duas orelhas; para a habilidade de separação binaural, deve ignorar os estímulos vindo de uma das orelhas e repetir somente aqueles apresentados à orelha-alvo. Os testes dicóticos são sensíveis a disfunções inter e intra-hemisféricas. A tarefa de atenção livre, descrita como um procedimento estímulo-guiado (processamento *bottom-up*), permite verificar a vantagem auditiva direita na maioria dos indivíduos cuja representação de linguagem está no hemisfério esquerdo. Na tarefa de atenção dirigida, o desempenho é instrução-guiado (processamento *top-down*), devendo haver aumento no índice de acertos na orelha não dominante, mesmo que neurofisiologicamente isso não seja natural; há modulação voluntária do desempenho, observada a partir dos 8 anos de idade.[38]
4. Tarefas de processamento temporal: o processamento temporal refere-se à percepção de alterações acústicas ao longo do tempo ou à sua influência em eventos acústicos sequenciais. Desempenha papel importante na percepção de sons verbais e não verbais. Os aspectos temporais da audição – ordenação, resolução, integração e mascaramento temporal – dependem da atividade do hemisfério direito, do hemisfério esquerdo e do corpo caloso. Os testes utilizam padrões sonoros em sequência e detecção de *gaps*: habilidades de ordenação e resolução temporal.

Procedimentos eletrofisiológicos

As medidas eletrofisiológicas têm sido consideradas um procedimento objetivo e complementar à avaliação comportamental do PAC. Uma vez que avaliam as vias neurais, desde o nervo vestibulococlear até o córtex auditivo, seus resultados podem sugerir a topografia das disfunções e contribuem para a precisão do diagnóstico do TPAC e do diagnóstico diferencial. Essas medidas podem ser realizadas em crianças com idade inferior a 7 anos.[39,40]

HABILITAÇÃO/REABILITAÇÃO DO TRANSTORNO DO PROCESSAMENTO AUDITIVO CENTRAL

O tratamento das alterações do PAC parte do princípio de que o sistema nervoso central é capaz de (re)organizar seu substrato neural por meio de experiências e estimulações específicas. Dessa forma, deve-se definir um programa de intervenção que seja típico do déficit encontrado e que utilize recursos que favoreçam e otimizem a neuroplasticidade.

Neuroplasticidade se refere à capacidade do sistema nervoso de se transformar, desenvolver e alterar sua estrutura em função de demanda interna ou estimulação externa.[41]

O rápido crescimento do cérebro infantil requer intervenção precoce e abrangente, a fim de promover o desenvolvimento de habilidades auditivas e de funções cognitivas a elas subjacentes.[7]

O treinamento auditivo aciona circuitos neurais inativos, favorece o fortalecimento de sinapses e permite melhor adaptação às influências ambientais.[3,42]

Tradicionalmente, são preparados programas que englobam três áreas de atuação:

- modificações ambientais, cujo objetivo é melhorar a clareza dos sinais acústicos e favorecer a comunicação e a aprendizagem;
- estratégias compensatórias, a fim de facilitar a comunicação quando houver a redução da redundância extrínseca;
- tratamento déficit-específico, com o objetivo de aperfeiçoar, prioritariamente, as funções nas quais a criança apresenta dificuldade, por meio de níveis crescentes de desafios envolvendo a apresentação repetitiva de estímulos auditivos isolados e/ou associados a outras modalidades sensoriais e funções motoras.

É importante que exista monitoramento constante dos estímulos auditivos utilizados e do desempenho da criança. Como a recompensa é parte integrante do aprendizado, os avanços e os acertos devem ser valorizados imediatamente, pois a sensação de conquista favorece a ação dos neurotransmissores dopamina e norepinefrina, essenciais no estabelecimento de conexões neurológicas novas e permanentes. O uso de recursos tecnológicos e gamificação é bastante favorável; comprovadamente, tarefas desafiantes, embora possíveis, liberam a produção de dopamina e acetilcolina, que facilitam a aprendizagem.[43]

A conduta terapêutica deve ser multidisciplinar. Fonoaudiólogos, neuropsicólogos, neurologistas, psiquiatras, psicopedagogos, psicólogos e assistentes sociais podem contribuir de formas diferentes, dependendo da natureza da disfunção, das manifestações clínicas e da necessidade de uso de medicação.

PONTOS ESSENCIAIS DO PROCESSAMENTO AUDITIVO CENTRAL NA INFÂNCIA – DA AVALIAÇÃO À INTERVENÇÃO

A avaliação do PAC está dentro do escopo de trabalho do audiologista, entretanto, as informações interdisciplinares são necessárias para o diagnóstico diferencial do TPAC.

Ainda que a heterogeneidade das características do TPAC possa representar, de certo modo, uma limitação da especificidade do diagnóstico, há consenso sobre o risco de dificuldades futuras, o que torna a intervenção dirigida bem-sucedida para essas crianças.

Como o processamento auditivo central se inter-relaciona com outras funções cognitivas, é necessário incluir tarefas planejadas, que contemplem o controle atencional e o desenvolvimento da memória e de funções executivas, para que o novo comportamento se estabeleça.

Tarefas, e não simplesmente estímulos, geram mudanças corticais e facilitam a aprendizagem e o uso abrangente do novo comportamento. Em termos gerais, a repetição do estímulo e a imprevisibilidade da tarefa mantêm o engajamento da atenção e da memória operacional, pilares de toda e qualquer mudança definitiva.

REFERÊNCIAS

1. Bamiou DE, Musiek FE, Luxon LM. Aetiology and clinical presentations of auditory processing disorders – a review. Arch Dis Child. 2001;85(5):361-365.
2. Conselho Federal de Fonoaudiologia (CFFa). Guia de orientação avaliação e intervenção no processamento auditivo central. 2020. Disponível em: <https://www.fonoaudiologia.org.br/comunicacao/guia-de-orientacao-avaliacao-e-intervencao-no-processamento-auditivo-central/>. Acesso em: 20 mar. 2021.
3. Alvarez AMMA, Sanchez ML, Carvalho IAM. Neuroaudiologia da linguagem. In: Fuentes D, Malloy-Diniz LF, Camargo CHP, Cosenza RM (orgs). Neuropsicologia: teoria e prática. Porto Alegre: Artmed, 2008. pp.136-150.
4. Ramos BD, Costa-Ferreira MID, Guedes MC, Alvarez AMMA. Processamento auditivo e transtornos de aprendizagem. In: Campos Jr. D, Burns DAR, Lopez FA (orgs). Tratado de pediatria. 3.ed. Barueri: Manole, 2014. pp.2341-2350.
5. Shaikh MA, Fox-Thomas L, Tucker D. Maturational changes in ear advantage for monaural word recognition in noise among listeners with central auditory processing disorders. Audiol Res. 2017;7(1):157.
6. Koopmans WJA, Goverts ST, Smits C. Speech recognition abilities in normal-hearing children 4 to 12 years of age in stationary and interrupted noise. Ear Hear. 2018;39(6):1091-1103.
7. Werner L. What do children hear: how auditory maturation affects speech perception. The ASHA Leader. 2007;12(4):6-7.
8. Moore DR. Auditory development and the role of experience. Br Med Bull. 2002;63:171-181.
9. Pereira LD. Inter-relação processamento auditivo e linguagem. In: Marchesan IQ, Silva HJ, Tomé MC (orgs). Tratado de especialidades em fonoaudiologia. 1.ed. São Paulo: Roca, 2014. pp.861-866.
10. Cameron S, Glyde H, Dillon H, King A, Gillies K. Results from a national central auditory processing disorder Service: a real-world assessment of diagnostic practices and remediation for central auditory processing disorder. Semin Hear. 2015;36(4):216-236.
11. Jain S, Vasudevamurthy BP, Raghavendra AP. Maturation of temporal processing in children: measurements using speech and non-speech stimuli. J Hear Sci. 2015;5(2):23-35.
12. American Speech-Language-Hearing Association (ASHA). (Central) auditory processing disorders [technical report]. 2005. Disponível em: <https://www.asha.org/policy/tr2005-00043/>. Acesso em: 20 mar. 2021.
13. Iliadou VV, Ptok M, Grech H, Pedersen ER, Brechmann A, Deggouj N et al. A European perspective on auditory processing disorder-current knowledge and future research focus. Front Neurol. 2017;21(8):622.
14. Mykelbust HR. Auditory disorders in children: a manual for differential diagnosis. New York: Grune & Stratton, 1954.
15. Wilson WJ, Arnott W. Using different criteria to diagnose (central) auditory processing disorder:

how big a difference does it make? J Speech Lang Hear Res. 2013;56(1):63-70.

16. Chermak GD, Bamiou DE, Vivian Iliadou V, Musiek FE. Practical guidelines to minimise language and cognitive confounds in the diagnosis of CAPD: a brief tutorial. Int J Audiol. 2017;56(7):499-506.
17. de Wit E, van Dijk P, Hanekamp S, Visser-Bochane MI, Steenbergen B, van der Schans CP et al. Same or different: the overlap between children with auditory processing disorders and children with other developmental disorders: a systematic review. Ear Hear. 2018;39(1):1-19.
18. Wilson WJ. On the definition of APD and the need for a conceptual model of terminology. Int J Audiol. 2019;58(8):516-523.
19. Vermiglio AJ, Velappan K, Heeke P, Bulla E, Fang X, Bonilla E et al. The relationship between speech recognition in noise and non-speech recognition in noise test performances: Implications for central auditory processing disorders testing. J Commun Disord. 2019;77:31-43.
20. Keith WJ, Purdy SC, Baily M, Kay FM. New Zealand guidelines on auditory processing disorder. New Zealand Audiological Society, 2019. Disponível em: <https://www.audiology.org.nz/assets/Uploads/APD/NZ-APD-GUIDELINES-2019.pdf>. Acesso em: 20 mar. 2021
21. Francis AL, Love J. Listening effort: are we measuring cognition or affect, or both? Wiley Interdiscip Rev Cogn Sci. 2020;11(1):1514.
22. American Academy of Audiology (AAA). Guidelines for the diagnosis, treatment, and management of children and adults with central auditory processing disorder. 2010. Disponível em: <https://audiology-web.s3.amazonaws.com/migrated/CAPD%20Guidelines%208-2010.pdf_539952af956c79.73897613.pdf>. Acesso em: 20 mar. 2021.
23. Allen P, Allan C. Auditory processing disorders: relationship to cognitive processes and underlying auditory neural integrity. Int J Pediatr Otorhinolaryngol. 2014;78(2):198-208.
24. Bellis TJ, Bellis JD. Central auditory processing disorders in children and adults. Handb Clin Neurol. 2015;129:537-556.
25. American Speech-Language-Hearing Association (ASHA). (Central) auditory processing disorders – the role of the audiologist [position statement]. 2005. Disponível em: <https://www.phon.ucl.ac.uk/courses/spsci/audper/ASHA%202005%20CAPD%20statement.pdf>. Acesso em: 20 mar. 2021.
26. de Wit E, Visser-Bochane MI, Steenbergen B, van Dijk P, van der Schans CP, Luinge MR. Characteristics of auditory processing disorders: a systematic review. J Speech Lang Hear Res. 2016;59(2):384-413.
27. Iliadou V, Kiese-Himmel C. Common misconceptions regarding pediatric auditory processing disorder. Front Neurol. 2018;8:732.
28. British Society of Audiology. Position statement and practice guidance auditory processing disorder (APD). 2018. Disponível em: <https://www.thebsa.org.uk/wp-content/uploads/2018/02/Position-Statement-and-Practice-Guidance-APD-2018.pdf>. Acesso em: 20 mar. 2021.
29. Musiek F, Chermak G. Handbook of (central) auditory processing disorder: auditory neuroscience and diagnosis. 2.ed. San Diego: Plural Publishing, 2014.
30. Palfery TD, Duff D. Central auditory processing disorders: review and case study. Axon. 2007;28(3):20-23.
31. Brewer CC, Zalewski CK, King KA, Zobay O, Riley A, Ferguson MA et al. Heritability of non-speech auditory processing skills. Eur J Hum Genet. 2016;24(8):1137-1144.
32. Nunes CL, Pereira LD, Carvalho GS. Scale of Auditory Behaviors e testes auditivos comportamentais para avaliação do processamento auditivo em crianças falantes do português europeu. CoDAS. 2013;25(3):209-15.
33. Bamiou D, Iliadou V, Zanchetta S, Spyridakou C. What can we learn about auditory processing

from adult hearing questionnaires? J Am Acad Audiol. 2015;26(10):824-837.

34. Cibian AP, Pereira LD. Utilização de questionário no monitoramento dos resultados do treinamento auditivo. Distúrbios Comun. 2015;27(3):466-478.
35. Zanchetta S. Uso de questionários na investigação do processamento auditivo. In: Boéchat EM, Menezes PL, Couto CM, Frizzo ACF, Scharlach RC, Anastasio ART. Tratado de audiologia. 2.ed. Rio de Janeiro: Guanabara Koogan, 2015. pp.171-178.
36. Volpatto FL, Rechia IC, Lessa AH, Soldera CL, Ferreira MI, Machado MS. Questionnaires and checklists for central auditory processing screening used in Brazil: a systematic review. Braz J Otorhinolaryngol. 2019;85(1):99-110.
37. Canadian Interorganizational Steering Group for Speech-Language Pathology and Audiology. Canadian guidelines on auditory processing disorder in children and adults: assessment & intervention. 2012. Disponível em: <https://www.sac-oac.ca/professional-resources/resource-library/canadian-guidelines-auditory-processing-disorder-children>. Acesso em: 20 mar. 2021.
38. Hugdahl K, Westerhausen R, Alho K, Medvedev S, Laine M, Hämäläinen H. Attention and cognitive control: unfolding the dichotic listening story. Scand J Psychol. 2009;50(1):11-22.
39. Kraus N, White-Schwoch T. Unraveling the biology of auditory learning: a cognitive-sensorimotor-reward framework. Trends Cogn Sci. 2015;19(11):642-654.
40. Mattsson TS, Lind O, Follestad T, Grondahl K, Wilson W, Nicholas J et al. Electrophysiological characteristics in children with listening difficulties, with or without auditory processing disorder. Int J Audiol. 2019;58(11):704-716.
41. Weihing J, Chermak GD, Musiek FE. Auditory training for central auditory processing disorder. Semin Hear. 2015;36(4):199-215.
42. Alvarez AMMA, Guedes MC, Sanchez ML. Processamento auditivo: treinamento auditivo neurocognitivo. In: Boéchat EM, Menezes PL, Couto CM, Frizzo ACF, Scharlach RC, Anastasio ART (orgs). Tratado de audiologia. 2.ed. Rio de Janeiro: Guanabara Koogan, 2015. pp.541-550.
43. Froemke RC, Merzenich MM, Schreiner CE. A synaptic memory trace for cortical receptive field plasticity. Nature. 2007;450(7168):425-429.

17

Hiperacusia na infância

Patricia Simonetti

INTRODUÇÃO

A hiperacusia é caracterizada por uma reação anormal de desconforto para sons de moderada ou forte intensidade. Amplamente descrita na literatura como uma hipersensibilidade auditiva[1,2] ou uma intolerância não usual para sons do dia a dia,[3] ainda não há uma definição universalmente aceita.[4] Mesmo sendo característico do sistema auditivo, o conjunto de sintomas parece não ser exclusivo a ele, o que gerou diferentes classificações segundo diversos autores.

Jastreboff e Jastreboff[5] classificam a hiperacusia como:

- fonofobia: quando há intolerância e medo;
- misofonia: quando a intolerância se manifesta diante de sons específicos, ao considerar toda reação emocional envolvida e, portanto, a participação dos sistemas límbico e autônomo.

A hiperacusia é comumente associada a etiologias de origem neurológica ou otológica, podendo aparecer após episódios infecciosos ou traumáticos, como otites ou quedas. Nesses casos, a sintomatologia pode se resolver espontaneamente, não necessitando de maiores intervenções. Entretanto, em outros casos, a sensibilidade pode persistir, gerando um grande impacto nas atividades diárias da criança e de sua família.

De forma geral, a prevalência de crianças com hiperacusia varia de 3,2 a 17,1%, sendo maior em crianças em idade pré-escolar e naquelas com distúrbios de desenvolvimento. Na literatura, é possível encontrar descrições de hipersensibilidades sonoras associadas a quadros de epilepsia, síndrome de Williams, transtorno do déficit de atenção e hiperatividade (TDAH) e, principalmente, transtornos do espectro do autismo (TEA) e suas síndromes.[6-9]

FISIOPATOLOGIA

Os mecanismos fisiopatológicos geradores da reação exacerbada ao som ainda não são totalmente esclarecidos. Não se deve confundir hiperacusia com diminuição da área dinâmica auditiva, que ocorre nas lesões cocleares com recrutamento e é um fenômeno que já está bem esclarecido. A hiperacusia, que pode se manifestar tanto na presença quanto na ausência de perda auditiva, parece estar associada a mecanismos centrais. A pesquisa do zumbido, sintoma presente em grande parte dos pacientes com hipersensibilidade,[10] traz evidências a partir de modelos animais, do aumento da atividade neural espontânea e da sincronia neural na via ascendente auditiva após lesão periférica.[11-13] A teoria do ganho central após deaferentação, recentemente explorada em pesquisas de neuroimagem,[14] explica a ocorrência de hiperacusia e do zumbido.

É importante ressaltar que a própria maturação e o desenvolvimento do sistema auditivo e límbico podem ser os responsáveis pela sintomatologia da hiperacusia em crianças de até 4 anos de idade. Sabe-se que o sistema límbico é parte integrante do sistema auditivo com a função de avaliar o estímulo sensorial e classificá-lo como agradável ou não. O córtex frontal, ainda em desenvolvimento, também exerce papel importante nos mecanismos inibitórios e *top-down*. Todas essas informações corroboram a hipótese de que a hiperacusia pode ser decorrente desse sistema ainda em desenvolvimento, tendo as crianças pequenas mais dificuldade de filtrar interferências (*gating*) e modular respostas. Tal reação se resolveria com o tempo e a devida maturação do sistema.[15-17]

Transtorno do espectro do autismo (TEA) – hipersensibilidade ou hiper-reatividade?

A disfunção auditiva é a mais comum entre as desordens sensoriais presentes no transtorno do espectro do autismo, podendo se manifestar como deficiência auditiva, alterações do processamento auditivo central e hiperacusia.

Vários estudos mostram que a prevalência de hiperacusia é maior em crianças com TEA (18 a 63%).[18] No entanto, mesmo tais estudos geram controvérsias. Por um lado, os estudos de neuroimagem apontam alterações neuroanatômicas ou de maturação, que poderiam ser responsáveis pela seguinte sintomatologia em parte das crianças com TEA:

- malformações no complexo olivar superior e alterações de tronco encefálico, podendo causar diminuição na capacidade de modulação inibitória da entrada sensorial (*gating*);
- giro de Heschl, alterações em áreas associativas e de ligação entre as áreas auditivas e de linguagem, como giro temporal superior (Wernicke) e giro frontal inferior (Broca);[19,20]
- deiscência do canal semicircular bilateral (ocorrido em quatro crianças com TEA [n = 14] com hiperacusia);[21]

- redução dos dendritos e aumento da densidade celular do hipocampo e da amígdala.[22]

Por outro lado, procurando traçar o perfil clínico audiológico desses ouvidos sensíveis, pesquisadores perceberam que tal hipersensibilidade não era genérica nem auditiva. Em vários experimentos, crianças que referiam hiperacusia para sons moderados do dia a dia não relatavam desconforto para estímulos de até 90 dBNPS em campo livre ou para estímulos ainda mais fortes, durante a pesquisa do reflexo estapediano.[18,23,24]

O termo transtorno do espectro do autismo ganhou força para descrever as complexidades observadas na clínica. Crianças dentro do espectro apresentam dificuldades relacionadas ao processamento de informações sensoriais, como sensibilidade exacerbada à luz, ao toque, a roupas, a cheiros, a determinados sabores e também a sons de natureza e intensidades diversas.

A reatividade, que é o componente emocional, talvez seja o aspecto mais importante a ser considerado na avaliação da criança com TEA e, consequentemente, na conduta terapêutica.

Síndrome de Williams

A síndrome de Williams-Beuren é caracterizada por múltiplas anomalias congênitas que podem se manifestar, fisicamente, como alterações cardiovasculares, características faciais distintas e alterações cognitivas (deficiência mental). As crianças com essa síndrome também experienciam uma sensibilidade sensorial exacerbada, principalmente auditiva, com hiperacusia e fonofobia ocorrendo em até 84% dos casos.[25] Alguns autores definem o perfil audiológico da criança portadora da síndrome de Williams com perda auditiva coclear nas frequências altas como de grau leve a moderado, com ausência de emissões otoacústicas e reflexos estapedianos.[26,27] A hipersensibilidade auditiva característica dessa síndrome confere a ela sua reputação de facilitadora do aprendizado musical.

AVALIAÇÃO DA HIPERACUSIA

Anamnese

Para a avaliação da hiperacusia, a história clínica é de suma importância. Informações sobre os sintomas, os sons que provocam desconforto e as reações a esses sons, assim como sua frequência, devem ser cuidadosamente coletadas. Dependendo da idade da criança, essas informações serão fornecidas pela família, pelos cuidadores e pela escola. A história familiar de exposição a ruídos, uso de medicamentos, dificuldades ou transtornos psicológicos e *bullying* deve ser explorada nesse momento.

Quando possível, a criança deve descrever seus sintomas. O objetivo é obter o relato dos sons que a incomodam e que lhe são desconfortáveis. É interessante a apresentação de uma lista de sons por escrito ou em desenho. Nesse momento, deve-se também perguntar, por exemplo, se a criança ouve algum barulho nas orelhas ou na cabeça e se sente tontura brincando no parquinho ou andando de carro. Tais sintomas podem indicar comprometimento do sistema vestibular ou central.

AVALIAÇÃO CLÍNICA DA HIPERACUSIA

A avaliação clínica envolve as avaliações médica, física, otológica e audiológica (audiometria tonal/vocal e imitanciometria). A avaliação eletrofisiológica é necessária para o diagnóstico diferencial, principalmente na avaliação de crianças com TEA.

COMO MEDIR O DESCONFORTO?

O desconforto sonoro pode ser mensurado por meio de escalas visuais. Crianças a partir de 6 ou 7 anos de idade conseguem referir a intensidade da dor com base em uma escala numérica, desde que seja visual.[28]

A escala visual analógica (EVA), representada na Figura 1, é um recurso a ser utilizado.

PESQUISA DO LIMIAR DE DESCONFORTO AUDITIVO (LDL)

Além das escalas, o desconforto deve ser medido em cabine acústica, com ou sem a utilização de fones de ouvido, pela apresentação de tons puros ou modulados em duas ou mais frequências, de modo ascendente, até que a criança refira que o som está desconfortável. O apoio visual é um importante norteador para todas as idades; para crianças pequenas, esse apoio deve ser adequado à idade, como mostra o exemplo adaptado de Kawell et al.[29] (Figura 2).

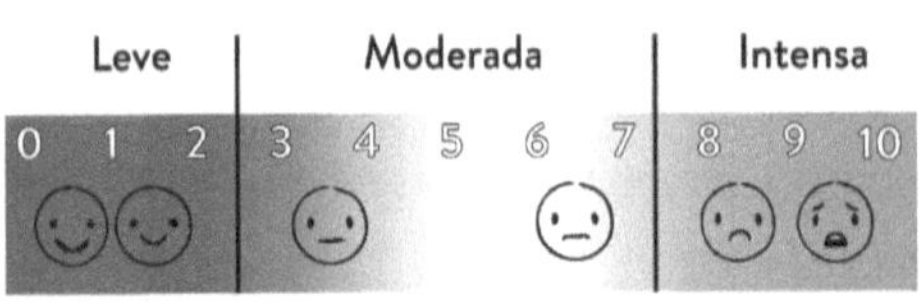

FIGURA 1. Escala visual analógica (EVA) de dor.

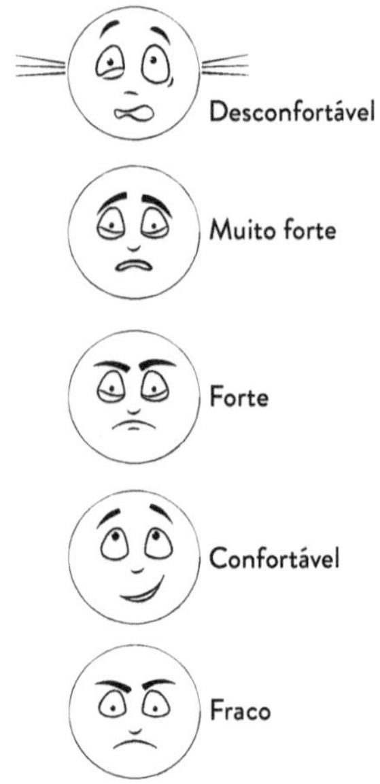

FIGURA 2. Escala visual de dor.

REAÇÕES

Algumas reações comuns da criança com desconforto auditivo são: cobrir as orelhas com as mãos, chorar, gritar, demonstrar sinais de agressividade, bater a própria cabeça, correr, esconder-se, fazer expressões faciais de dor ou estranheza, referir dores de cabeça na presença de sons ou, simplesmente, mudar seu comportamento.

Também é comum que a criança se mostre hiperativa em locais ruidosos, prefira ficar na sala de aula ou em outro local silencioso, procure chegar por último na sala de aula e queira usar proteção.

Proteção auricular

É contraindicado o uso de proteção auricular, uma vez que essa conduta pode tornar a criança ainda mais sensível.[30] Estudos conduzidos por Formby et al.

revelaram que duas semanas de uso de proteção auricular foram suficientes para diminuir, em até 9 dBNS, o julgamento de percepção sonora de sons confortáveis ou muito fortes em dez adultos voluntários.[31]

Não se deve esquecer que as crianças estão frequentemente sujeitas a privações auditivas temporárias decorrentes de alterações de orelha média, como otites secretoras. Essas crianças podem apresentar queixa de hiperacusia após colocação do tubo de ventilação e normalização repentina dos limiares auditivos. Plasticidade e adaptação viabilizarão que esse julgamento volte à normalidade, e, se expostas diariamente a níveis sonoros ambientais seguros, a intolerância deverá ser revertida, sem necessidade de intervenção.

REABILITAÇÃO

Não há um protocolo validado de avaliação e condutas para a criança com hiperacusia. O impacto causado na vida diária da criança e de sua família deverá nortear a necessidade e a intensidade da intervenção. Não há relatos de uso de medicamentos para o controle da hiperacusia em crianças, mas extrato de *Ginkgo biloba*, associado à terapia de retreinamento do zumbido (TRT), foi utilizado em adolescentes com relativo sucesso.[32] Intervenções psicológicas, cognitivo-comportamentais e neuromodulação são sempre bem indicadas. Entre as opções de dessensibilização, estão as terapias sonoras e de habituação, incluindo a TRT, que é um protocolo para o atendimento do paciente portador de zumbido e hipersensibilidades auditivas, baseado no modelo neurofisiológico e nos princípios da habituação.[1,33] O protocolo inclui aconselhamento e terapia sonora.

Dessa forma, a proposta de conduta que se segue é adaptada das terapias sonoras utilizadas para adultos – estas, sim, baseadas em evidências.

O enriquecimento sonoro, que é a presença constante de um som ambiental fraco, de fundo, que promove a distração, diminui o contraste entre o silêncio e a intensidade de um som mais forte, tido como desconfortável, e facilita a habituação. Sabe-se que o julgamento de *loudness* é adaptável e depende de alterações de longo prazo e dos níveis sonoros a que uma pessoa é rotineiramente exposta.[31] Esse enriquecimento sonoro pode ser realizado por meio de fones ou caixas acústicas, com estímulos que sejam agradáveis para a criança durante suas atividades. Muitas vezes, somente a orientação adequada e o enriquecimento sonoro já são suficientes.

O processo terapêutico tem início com orientação familiar para o ajuste das atividades e dos ambientes acústicos frequentados pela criança. Após a avaliação e de posse da lista dos sons que são considerados desagradáveis, dissociar tais sons de atividades que provoquem ansiedade, medo ou outros sentimentos negativos e associá-los a atividades recreacionais prazerosas talvez seja a primeira tentativa. Por exemplo, caso o som da batedeira seja referido como desconfortável, sugere-se associá-lo à atividade de fazer um bolo ou algo que a criança goste de comer.

O segundo passo seria ouvir tais sons, isolados ou misturados a outros, por 15 a 20 minutos por dia, começando com uma intensidade mais fraca e, gradativamente, aumentando um pouco a cada semana, até que não seja mais um problema. Para tal atividade, o estímulo deve ser gravado e monitorado, e a criança deve ouvi-lo com ou sem fones, dependendo da atividade associada escolhida.

Crianças que toleram maior variedade de sons, assim como maior intensidade, são melhores candidatas para esse treinamento sonoro.

De modo geral, o processo de dessensibilização é lento e gradual e acompanha uma lógica.

LÓGICA DO PROCESSO DE DESSENSIBILIZAÇÃO
▪ Exposição a ambientes sonoros enriquecidos.
▪ Atividade com enriquecimento sonoro.
▪ Terapia sonora direcionada.
▪ Terapia sonora portátil (AASI).

Em casos de hiperacusia e perda auditiva, algumas recomendações se fazem necessárias no protocolo de seleção e adaptação de AASI. São elas:

- medição dos limiares de desconforto por frequência e para fala;
- incorporação da medição dos LDL no cálculo da prescrição de ganho e saída acústica;
- uso de compressão de área dinâmica ampla (WDRC) para amplificação dos sons fracos, conforto para sons de fala, e sons fortes;
- não utilização de supressores de ruído, para que haja exposição aos ruídos ambientais;
- utilização de programas adicionais para ambientes ruidosos para minimizar ruído forte excessivo (observar idade da criança);
- avaliar possibilidade de terapia sonora combinada, dependendo do grau da perda auditiva;
- acompanhamento mensal de ajustes.

CONSIDERAÇÕES FINAIS

A hiperacusia é um desconforto real e com grandes repercussões na rotina da criança e de sua família. Os profissionais precisam estar atentos, pois a avaliação clínica dessa criança não fornece todas as informações para a orientação e a intervenção efetiva e em tempo. A observação da família e dos cuidadores quanto a mudanças de comportamento, mesmo que pequenas, pode revelar reações de desconforto, sendo complementar à avaliação e ajudando a orientar condutas mais eficazes, principalmente em crianças com distúrbios de desenvolvimento.

REFERÊNCIAS

1. Jastreboff PJ, Hazell JW. A neurophysiological approach to tinnitus: clinical implications. Br J Audiol. 1993;27(1):7-17.
2. Jastreboff PJ, Jastreboff MM. Treatments for decreased sound tolerance (hyperacusis and misophonia). Semin Hear. 2014;35(2):105-120.
3. Baguley DM. Hyperacusis. JRSM. 2003; 96(12):582-585.
4. American Speech-Language-Hearing Association (ASHA). Incidence and prevalence of hearing loss and hearing aid use in the United States. Rockville: ASHA, 2008.
5. Jastreboff PJ, Jastreboff MM. Decreased sound tolerance: hyperacusis, misophonia, diplacousis, and polyacousis. Handb Clin Neurol. 2015;129:375-387.
6. Coelho CB, Sanchez TG, Tyler RS. Hyperacusis, sound annoyance, and loudness hypersensitivity in children. Prog Brain Res. 2007;166:169-178.
7. Potgieter I, Fackrell K, Kennedy V, Crunkhorn R, Hoare DJ. Hyperacusis in children: a scoping review. BMC Pediatr. 2020;20(1):319.

8. Rosing SN, Schmidt JH, Wedderkopp N, Baguley DM. Prevalence of tinnitus and hyperacusis in children and adolescents: a systematic review. BMJ Open. 2016;6(6):e010596.
9. Ralli M, Romani M, Zodda A, Russo FY, Altissimi G, Orlando MP et al. Hyperacusis in children with attention deficit hyperactivity disorder: a preliminary study. Int J Environ Public Health. 2020;17(9):3045.
10. Andersson G, Lindvall N, Hursti T, Carlbring P. Hypersensitivity to sound (hyperacusis): a prevalence study conducted via the internet and post. Int J Audiol. 2002;41(8):545-554.
11. Noreña AJ, Eggermont JJ. Changes in spontaneous neural activity immediately after an acoustic trauma: implications for neural correlates of tinnitus. Hear Res. 2003;183(1-2):137-153.
12. Roberts LE, Eggermont JJ, Caspary DM, Shore SE, Melcher J, Kaltenbach JA. Ringing ears:the neuroscience of tinnitus. J Neurosc. 2010;30(45):14972-14979.
13. Hébert S, Fournier P, Noreña A. The auditory sensitivity is increased in tinnitus ears. J Neurosc. 2013;33(6):2356-2364.
14. Auerbach BD, Rodrigues PV, Salvi RJ. Central gain control in tinnitus and hyperacusis. Front Neurol. 2014;5:206.
15. Giraud AL, Collet L, Chéry-Croze S, Magnan J, Chays A. Evidence of a medial olivocochlear involvement in contralateral suppression of otoacoustic emissions in humans. Brain Res. 1995;705(1-2):15-23.
16. Moller AR, Rollins PR. The non-classical auditory pathways are involved in hearing in children but not in adults. Neurosc Lett. 2002;319(1):41-44.
17. Sridharan D, Levitin DJ, Menon V. A critical role for the right fronto-insular cortex in switching between central-executive and default-mode networks. Proc Natl Acad Sci USA. 2008;105(34):12569-12574.
18. Gravel JS, Dunn M, Lee WW, Ellis MA. Peripheral audition of children on the autistic spectrum. Ear Hear. 2006;27(3):299-312.
19. Danesh AA, Kaf W, Abdelhakiem M, Danesh D, Scott J. Auditory manifestations and intervention in children with autism spectrum disorders. Austin J Autism Disab. 2015;1(1):1005.
20. Orekhova EV, Stroganova TA, Prokofyev AO, Nygren G, Gillberg C, Elam M. Sensory gating in young children with autism: relation to age, IQ, and EEG gamma oscillations. Neurosc Letters. 2008;434(2):218-223.
21. Thabet EM, Zaghloul HS. Auditory profile and high resolution CT scan in autism spectrum disorders children with auditory hypersensitivity. Eur Arch Otorhinol. 2013;270(8):2353-2358.
22. Bauman ML, Kemper TL. Neuroanatomic of the brain in autism: a review and future directions. Int J Develop Neurosci. 2005;23(2-3):183-187.
23. Gomes E, Rotta NT, Pedroso FS, Sleifer P, Danesi MC. Auditory hypersensitivity in children and teenagers with autistic spectrum disorder. Arq Neuropsiquiatr. 2004;62(3B):797-801.
24. Khalfa S, Bruneau N, Rogé B, Georgieff N, Veuillet E, Adrien JL et al. Increased perception of loudness in autism. Hear Res. 2004;198(1-2):87-92.
25. Gothelf D, Farber N, Raveh E, Apter A, Attias J. Hyperacusis in Williams syndrome: characteristics and associated neuroaudiologic abnormalities. Neurol. 2006;66(3):390-395.
26. Attias J, Raveh E, Ben-Naftali NF, Zarchi O, Gothelf D. Hyperactive auditory efferent system and lack of acoustic reflexes in Williams syndrome. J Basic Clin Physiol Pharmaco. 2008;19(3-4):193-208.
27. Silva LAF, Kim C, Matas CG. Características da avaliação auditiva na síndrome de Williams: revisão sistemática. CoDAS. 2018;30(5):e20170267.
28. van Laerhoven H, van der Zaag-Loonen HJ, Derkx BH. A comparison of Likert scale and visual analogue scales as response options in children's questionnaires. Acta Paediatr. 2004;93(6):830-835.

29. Kawell ME, Kopun JG, Stelmachowicz PG. Loudness discomfort levels in children. Ear Hear. 1988;9(3):133-136.
30. Munro KJ, Turtle C, Schaette R. Plasticity and modified loudness following short-term unilateral deprivation: evidence of multiple gain mechanisms within the auditory system. J Acoust Soc Am. 2014;135(1):315-322.
31. Formby C, Sherlock LP, Gold SL. Adaptive plasticity of loudness induced by chronic attenuation and enhancement of the acoustic background (L). J Acoust Soc Am. 2003;114(1):55-58.
32. Sanchez TG, Pereira IM. Management of hyperacusis in children-two case reports. Braz J Otorhinolaryngol. 2019;85(1):125-128.
33. Hallam RS, Rachman S, Hinchcliffe R. Psychological aspects of tinnitus. In: Rachmen S (ed). Contributions to medical psychology. Oxford: Pergamon, 1984. pp.31-53.

18

Tontura na infância

Lucia Kazuko Nishino
Monica Alcantara de Oliveira Santos

INTRODUÇÃO

A tontura na infância é um tema intrigante desde a análise da sua prevalência. Enquanto alguns trabalhos relatam uma ocorrência baixa, de cerca de 0,4%,[1] outros observam quase 15% de acometimento na população pediátrica,[2] o que leva a refletir se estão ocorrendo falhas em reconhecer e diagnosticar esses casos.

A dificuldade de estabelecer a real prevalência pode estar relacionada à escassez dos relatos de sintomas listados pelas crianças, principalmente as de pouca idade, que, na maioria das vezes, apresentam sintomas que não estão relacionados com a tontura rotatória, o que torna mais difícil o seu reconhecimento em razão da pobreza de vocabulário para expressar o que realmente sentem.[3]

Por acometer o indivíduo em uma época de desenvolvimento de muitas habilidades, a tontura na infância pode levar a consequências eventualmente maiores do que em adultos. Alguns estudos observaram distúrbios de neurodesenvolvimento como um todo, e não apenas atraso do desenvolvimento de habilidades motoras e posturais. Esse atraso é mais perceptivo na fase escolar, em que um perfeito reflexo vestíbulo-ocular tem enorme importância na aquisição do controle motor fino e de habilidades cognitivas, como memória e concentração.[4]

Algumas vezes, essas consequências são sentidas mais no plano físico-motor, aparecendo como dificuldades para desenhar e escrever; outras vezes, o acometimento é maior em disciplinas que utilizam habilidades visuoespaciais, muito relacionadas com o sistema vestibular, e, por consequência direta da tontura ou indireta dessas dificuldades, não é raro observar efeitos deletérios nos aspectos emocionais e de convívio social.[5]

Diante dessa realidade, conhecer as principais características da tontura na infância se faz mandatório, pois, quanto mais graves os sintomas da tontura, maiores as interferências na qualidade de vida, tanto nas atividades domésticas como nas escolares e recreativas.

ETIOLOGIA

A tontura na infância, assim como no adulto, tem muitas etiologias, podendo ser causada por alterações vestibulares, neurológicas, oftalmológicas, psiquiátricas, entre outras.

A grande maioria dos autores refere que os equivalentes migranosos e a vertigem posicional paroxística benigna estão entre as principais etiologias de tontura na infância, mas outras também são citadas, como neurite vestibular e doença de Menière.[6,7]

Além disso, quando se expande a avaliação para todos os distúrbios do equilíbrio, é importante lembrar de ametropia (distúrbios de convergência), malformações do ouvido interno (displasia de Mondini) e distúrbios secundários a alterações posturais (p.ex., escoliose).[8]

Na infância, também é preciso dar especial atenção aos quadros inflamatórios e infecciosos de orelha média, já que, nessa população, é mais comum que otites se compliquem, levando a labirintites.[9]

É importante frisar que, em crianças, nem sempre a etiologia da tontura é de topografia periférica. Quadros epilépticos e tumorais podem causar vertigem, tontura e alterações do equilíbrio, que podem, inclusive, mimetizar os principais quadros etiológicos citados anteriormente.[1]

DIAGNÓSTICO

Em razão do grande número de possíveis etiologias de tontura, o paciente deve sempre passar por uma avaliação minuciosa, que inclua história médica, exame físico e, quando necessário, exames complementares, os quais podem incluir exames laboratoriais, de imagem e específicos para avaliação auditiva e vestibular.

Muitos diagnósticos são clínicos, baseados na história. É o que acontece com os equivalentes migranosos, como vertigem paroxística benigna da infância (VPBI) e torcicolo paroxístico da infância.

Na VPBI, os pais ou a própria criança referem crises de curta duração, caracterizadas por tontura e sintomas neurovegetativos. Em alguns casos, principalmente em crianças mais novas, os sintomas mais importantes são náusea, sudorese e palidez, acompanhados por choro e sinais de medo, insegurança e instabilidade.[10]

Na grande maioria das vezes, exames complementares não são necessários, como nos casos de labirintite pós-otite, em que o exame físico já indica o diagnóstico.

EXAMES – TESTES VESTIBULARES

Avaliação audiológica básica

A avaliação audiológica básica não deve nunca ser negligenciada em crianças com tontura. É, geralmente, um dos primeiros exames a ser solicitado, sendo de fácil realização. Na audiometria, podem ser detectadas desde perdas mínimas até perdas assimétricas, que podem estar comprometendo o labirinto posterior, além das perdas sensorioneurais bilaterais e alterações de orelha média. A estreita relação anatômica entre a cóclea e as estruturas vestibulares explica por que de 20 a 85% das crianças com perda auditiva sensorioneural apresentam algum grau de alteração vestibular.[11]

Eletronistagmografia

A eletronistagmografia pode oferecer importantes respostas para os distúrbios vestibulares na criança, porém, sempre será um desafio ao examinador, mesmo que experiente, pois a desatenção e a imaturidade do controle do movimento dos olhos podem criar dificuldades na análise dos traçados.[12] Há estudos que verificaram a eficácia dos movimentos oculares para detectar alterações de aprendizagem que podem estar relacionadas a distúrbios do equilíbrio.[13,14]

A prova rotatória pendular decrescente (PRPD) é, na maioria dos casos, mesmo em crianças pequenas, a forma mais aceitável de fornecer respostas de simetria e compensação vestibular. A prova calórica sempre será um desafio, principalmente em crianças muito pequenas, em razão da dificuldade de manter a criança na posição correta durante toda a estimulação e ao longo da gravação. Crianças parecem ser capazes de inibir as respostas calóricas mais eficazmente que os adultos, portanto, a lenta taxa de nistagmo e a sobreposição de movimentos oculares aleatórios se combinam para tornar as respostas nistágmicas extremamente difíceis de serem medidas na prova calórica.[11]

Videoteste do impulso cefálico

O *video head impulse test* (vHIT), ou videoteste do impulso cefálico, é um teste que avalia o reflexo vestíbulo-ocular. Trata-se de um exame rápido, inócuo e repetível, que fornece dados quantitativos objetivos sobre cada um dos canais semicirculares (CSC). Além disso, segundo seu criador Gabor Michael Halmagyi, o vHIT tem valor especial no teste da função vestibular em crianças pequenas, mas é preciso atentar ao tamanho dos óculos, que pode ser uma barreira para realizar o exame de maneira eficaz. Em crianças, como a ocorrência de piscadas é maior, é mais frequente a dificuldade de manter a fixação ocular.[15]

Potencial evocado miogênico vestibular

O potencial evocado miogênico vestibular (VEMP) pode ser realizado em crianças muito pequenas, desde que se consiga a contração muscular adequada: o cVEMP na cervical (músculo esternocleidomastóideo) e o oVEMP na musculatura ocular (músculo oblíquo inferior). Esse exame fornece informações diagnósticas sobre a função otolítica do sáculo e do utrículo. No entanto, como todos os testes que são realizados em crianças têm restrições, a criança pode apresentar dificuldade de manter a contração muscular, principalmente no oVEMP, e intolerância a sons intensos, pois o teste é realizado em intensidades fortes (de 105 a 110 dB SPL para o cVEMP e de 110 a 115 dB SPL para o VEMP).[11]

Posturografia

A posturografia verifica as condições de se manter ereto em pé, ao analisar as vias sensoriais somatossensoriais, visuais e vestibulares pelo teste de integração sensorial nas diversas etapas das vias. O maior desafio na faixa etária pediátrica é a quantificação dos sintomas apresentados, portanto, a posturografia, seja ela estática ou dinâmica, pode ser uma forma de avaliação quantitativa, que pode suscitar novas descobertas nessa área de conhecimento. Como o desenvolvimento do equilíbrio é gradual, esse teste não é aconselhado para crianças muito pequenas. Portanto, apesar de já existirem estudos com crianças de 3 a 4 anos, o exame é recomendado para crianças a partir dos 6 ou 7 anos de idade, que já estão com os resultados posturográficos similares aos dos adultos.[16]

TRATAMENTO

Reconhecer que crianças também apresentam tontura é o primeiro passo para que essa entidade deixe de ser subdiagnosticada. Como já foi abordado, a falta de tratamento pode levar a consequências no desenvolvimento desses indivíduos, com sequelas que podem acompanhá-los até a vida adulta.

Uma vez diagnosticadas e reconhecidas as causas da tontura, pequenos cuidados, como avaliar quadros alérgicos e tratar rinopatias e otites, que, muitas vezes, pareciam assintomáticas, podem evitar comprometimentos mais graves.[9]

Mudanças de comportamento e dieta estão intimamente relacionadas com quadros migranosos e podem auxiliar na grande maioria dos casos de equivalentes migranosos e quadros de fundo metabólico.

Por fim, cumpre lembrar a importância de exercício de forma geral e em especial dos exercícios de reabilitação vestibular.

O tratamento baseado em exercícios repetitivos pode ser de grande ajuda para eliminar a tontura ou restabelecer o equilíbrio, pois a neuroplasticidade está muito ativa na criança. De maneira geral, a reabilitação vestibular leva em conta todos os aspectos do aprendizado do equilíbrio, utilizando os sistemas nele envolvidos, como o visual, o proprioceptivo e o vestibular. Entretanto, na criança, os exercícios repetitivos não devem ser monótonos e enfadonhos. Ferramentas como a realidade virtual, jogos interativos e aplicativos de celulares devem estar sempre aliados à terapêutica,[17] além de brincadeiras que estimulem o movimento corporal, como amarelinha, *twister*, bambolê, entre outras. Bittar et al.[18] realizaram a reabilitação vestibular em crianças e verificaram que 100% delas se beneficiaram com esse tipo de tratamento, sendo que 81,8% obtiveram melhora total e 18,2%, melhora parcial.

Alguns aplicativos e plataformas

1. **Dizziness Kids**: criado pela Universidade do Estado da Bahia, trata-se de um aplicativo gratuito para celular que traz ilustrações optocinéticas.
2. **Posturografia Horus**: da marca Contronic, uma empresa nacional, além das posturografias estática e dinâmica, tem uma interface de jogos (p.ex., apanhar frutas, chuva de gemas, caça ao queijo, coletar cubos, etc.) com o uso de plataforma específica para efetuar a reabilitação vestibular.

3. **Wii Fit** e **XBox 360**: consoles de videogame com vários jogos que desafiam o equilíbrio, como jogos de boliche, equilíbrio em um pé só, andar na corda bamba, entre outros.

Brincadeiras

1. **Fazer trilhas no chão**: colocar no chão figuras de PVC coloridas no chão e fazer a criança pisar com um pé só ou com ambos, dependendo da dificuldade da criança para alcançar o objetivo final.
2. **Pular no trampolim**: pular no trampolim enquanto faz outras tarefas cognitivas, como olhar uma figura e dizer para que serve ou mexer a cabeça de um lado para outro. Também se pode usar os óculos virtuais.
3. **Andar em cima de travesseiros ou colchão** movimentando a cabeça. Para complementar, colocar figuras nas paredes para a criança efetuar alguma tarefa enquanto anda ou se movimenta.
4. **Brincar de peteca, jogo de bola, pular corda**, etc.

Em resumo, para uma reabilitação efetiva, é necessário utilizar a cognição, tanto por meio da linguagem como de movimentos complexos, que exijam mais de uma tarefa mental, além da motora.

REFERÊNCIAS

1. O'Reilly RC, Morlet T, Nicholas BD, Josephson G, Horlbeck D, Lundy L et al. Prevalence of vestibular and balance disorders in children. Otol Neurotol. 2010;31(9):1441-1444.
2. Russell G, Abu-Arafeh I. Paroxysmal vertigo in children: an epidemiological study. Int J Pediatr Otorhinolaryngol. 1999;49(Suppl 1):S105-S107.
3. Wiener-Vacher SR, Hamilton DA, Wiener SI. Vestibular activity and cognitive development in children: perspectives. Front Integr Neurosci. 2013;7:92.
4. Van Hecke R, Danneels M, Dhooge I, Waelvede HV, Wiersema JR, Deconinck FJA et al. Vestibular function in children with neurodevelopmental disorders: a systematic review. J Autism Dev Disord. 2019;49(8):3328-3350.
5. Jahn K, Langhagen T, Heinen F. Vertigo and dizziness in children. Curr Opin Neurol. 2015;28(1):78-82.
6. Hülse R, Warken C, Biesdorf A, Erhart M, Rotter N, Hörmann K et al. Prävalenz peripher-vestibulärer Erkrankungen bei Kindern in Deutschland [Prevalence of peripheral vestibular diseases in children in Germany]. HNO. 2020;68(5):360-366.
7. Davitt M, Delvecchio MT, Aronoff SC. The differential diagnosis of vertigo in children: a systematic review of 2.726 cases. Pediatr Emerg Care. 2020;36(8):368-371.
8. Wiener-Vacher SR, Quarez J, Priol AL. Epidemiology of vestibular impairment in a pediatric population. Semin Hear. 2018;39(3):229-242.
9. Tekin M, Schachern PA, Mutlu C, Jaisinghani VJ, Paparella MM, Le CT. Purulent otitis media in children and adults. Eur Arch Otorhinolaryngol. 2002;259(2):67-72.
10. Brodsky J, Kaur K, Shoshany T, Lipson S, Zhou G. Benign paroxysmal migraine variants of infancy and childhood: transitions and clinical features. Eur J Paediatr Neurol. 2018;22(4):667-673.
11. Janky KL, Rodriguez AI. Quantitative vestibular function testing in the pediatric population. Semin Hear. 2018;39(3):257-274.
12. Snashall SE. Vestibular function tests in children. J R Soc Med. 1983;76(7):555-559.

13. Romero ACL, Stenico MB, Oliveira LS, Sartori FE, Capellini SA, Frizzo ACF. Vectoeletronistagmografia em crianças com dislexia e transtorno de aprendizagem. Rev CEFAC. 2018;20(4):442-449.
14. Ventura DFP, Ganato L, Mitre EI, Mor R. Parâmetros de oculomotricidade à nistagmografia digital em crianças com e sem distúrbios de aprendizagem. Braz J Otorhinolaryngol. 2009;75(5):733-737.
15. Raineri GG. Reflexo vestíbulo-ocular em crianças hígidas: aplicabilidade do vídeo Head Impulse Test [dissertação de mestrado]. Bauru: Faculdade de Odontologia de Bauru, 2019.
16. Hirabayashi S, Iwasaki Y. Developmental perspective of sensory organization on postural control. Brain Dev. 1995;17(2):111-113.
17. Matsuo LM, Mizuta LS, Silva LI, Nishino LK. Vestibular rehabilitation in benign paroxysmal vertigo of childhood. Int Arch Otorhinolaryngol. 2013;17(Suppl 1):75.
18. Bittar RSM, Pedalini MEB, Medeiros IRT, Bottino MA, Bento RF. Reabilitação vestibular na criança: estudo preliminar. Rev Bras Otorrinolaringol. 2002;68(4):496-499.

19

A importância da música no desenvolvimento da audição cerebral nos primeiros anos de vida

Romina Piccione
Cilmara Cristina Alves da Costa Levy

INTRODUÇÃO

Neste capítulo, serão tratados alguns pontos fundamentais sobre a importância da música no desenvolvimento da comunicação e da alfabetização de crianças com implante coclear ou aparelho de amplificação sonora individual (AASI).

O objetivo é orientar o uso de estratégias que, por meio da música, permitam que o paciente tire o melhor proveito possível da tecnologia auditiva, além de mostrar como a tecnologia pode potencializar um acesso adequado aos traços suprassegmentais e como o cérebro processa essas informações.

Sabe-se que, a partir da 25ª semana de gestação, o bebê já é capaz de ouvir melodias e cantos que vêm de fora do útero materno e que, após o nascimento, ele será capaz de reconhecê-los e de se acalmar ao ouvi-los.[1]

O bebê já nasce com uma estrutura neural pronta para perceber os sons. Quando isso não acontece, o cérebro se reorganiza, e as áreas destinadas ao acesso auditivo são ocupadas por outros sentidos, como o visual e o tátil. Os bebês se acalmam quando são abraçados e ouvem canções de ninar e, mesmo sem ver a mãe, suspendem o choro ao ouvir a voz dela.[2] Eles gostam de ser embalados e acariciados, pois isso os acalma e ajuda a adormecer. Esse tipo de situação permite que a criança se familiarize com a voz da mãe e com os sons e ritmos da língua materna. É muito importante continuar cantando para as crianças durante toda a infância.

Jiam e Limb[3] consideram a música uma língua universal, independentemente da cultura, do lugar onde se mora e, até mesmo, da idade. Uma evidência disso é que, aos 6 meses de vida, crianças típicas começam a usar a prosódia da fala para retirar informações sintáticas e frasais do adulto.

A música ajuda na relação com as emoções e nas funções de memória e cognição.[4] Ao ouvir música, o cérebro humano é ensinado a prestar mais atenção. Quando são inseridas melodia ou entonação em uma palavra ou frase, essa informação tem um impacto impressionante no cérebro, pois possibilita que ele preste mais atenção ao que é ouvido.[5-7]

Dessa forma, é possível oferecer estímulo nas terapias diárias por meio de diversas estratégias, tendo a música um grande impacto no desenvolvimento de habilidades auditivas, da linguagem e da fala. Normalmente, são apresentadas atividades que focam especificamente no desenvolvimento das habilidades de escuta, linguagem e fala, bem como nas etapas de desenvolvimento dessas habilidades, mas, muitas vezes, não se propõe, desde a tenra idade, a exposição à música ou o aprendizado de um instrumento musical, ainda que muitos autores apontem os benefícios que podem decorrer da estimulação por meio da melodia. Portanto, oferecer estimulação musical nas terapias diárias tem um grande impacto no desenvolvimento das habilidades auditivas, de linguagem e de fala.[8,9]

Considerando essas informações e evidências, os pais e responsáveis pela criança com perda auditiva podem se valer da música para favorecer as habilidades auditivas dos filhos, fazendo uso das seguintes estratégias:

- usar instrumentos para detectar e identificar características suprassegmentais, sendo essencial incluir na rotina, desde muito cedo, músicas infantis cantadas por pessoas da família;
- cantar canções com palavras repetidas e diferentes durações, tons ou intensidades (p.ex., "as rodas do carro giram, giram, giram, giram/a buzina do carro faz bi bi bi, bi bi bi"), pois esse tipo de estímulo permite que a criança associe os termos que ouve repetidamente com algum movimento ou algum objeto que, para ela, faça sentido;
- incluir melodias em atividades diárias, como lavar as mãos, secar os cabelos, virar a página de um livro, etc.;
- associar músicas a ações, a uma imagem ou a um brinquedo, pois isso ajuda a expressar o significado das palavras de forma divertida;
- mudar a intensidade e a velocidade da música para torná-la mais interessante (p.ex., antecipando o fim de uma melodia pela diminuição do tempo ou aumento do ritmo);
- desacelerar consideravelmente a última frase de uma música para sinalizar para a criança que a música está terminando;
- mostrar canções curtas na íntegra, para que, com o tempo, a criança se familiarize com a dinâmica da música e aprenda a reconhecer finais;
- incluir, no repertório, músicas só com letra e melodia, sem instrumentos, ajudando a criança a compreender melhor as palavras.

É muito importante que as famílias tenham a oportunidade de praticar esse estímulo musical acompanhadas de profissionais que possam orientá-las e potencializar suas tentativas, dando-lhes a autoconfiança necessária para, depois, seguirem sozinhas. Não é preciso ter treinamento especial para ajudar uma criança a se desenvolver musicalmente, mas é necessário mostrar entusiasmo por essas atividades e desfrutá-las com a criança, fornecendo-lhe um modelo positivo.

A criança responde à melodia e à voz cantada antes da falada. Em geral, as conversas entre um adulto e um bebê muito pequeno se baseiam no uso de diferentes frequências, quase sempre mais altas, com mais harmônicos, além de melodias, pronúncias e entonações variadas – são as características suprassegmentais da fala.

Atividades com essa gama de sonorizações permitem ensinar o paciente a calibrar seus dispositivos de acordo com sua necessidade, compreendendo melhor quando um som está muito alto ou muito baixo, agradável ou desagradável, etc. Ao mesmo tempo, o paciente expande sua faixa dinâmica explorando sons suaves, para que, mais tarde, mais treinado, ele alcance um equilíbrio do volume em toda a faixa de frequências.

CARACTERÍSTICAS SUPRASSEGMENTAIS DA FALA

As características suprassegmentais da fala são as primeiras que a criança compreende e desenvolve no início da vida, quais sejam:

- ritmo;
- sotaque;
- altura;
- timbre;
- duração;
- tom.

Desde os primeiros meses, com base no tom e na intensidade da voz, o bebê é capaz de distinguir as emoções transmitidas pelo adulto (p.ex., alegria, zanga, etc.) e reconhecer os motivos pelos quais ele, por exemplo, exclama (aconteceu alguma coisa, deu uma ordem, parabenizou-o, etc.).[10,11] A emoção da voz é um aspecto fundamental do desenvolvimento da competência social do ser humano, assim como a regulação emocional e a interação social.[12]

ELEMENTOS MUSICAIS

Timbre

Qualidade do som que distingue uma voz de outra ou um instrumento de outro.

Melodia

Sequência de notas em intervalos irregulares.

Ritmo

Padrão de medida do compasso; o movimento do tempo e suas variações (rápido/lento).

Tempo

Velocidade da música.

Onde podemos encontrar os elementos musicais no audiograma?

São encontrados nas frequências baixas. Uma criança com acesso adequado a sons de baixas frequências é capaz de reconhecer duração, timbre, intensidade, acentuação e tom, assim como detectar o sopro nasal, discriminar uma consoante oclusiva e detectar vogais.

Por que é importante ter acesso às características suprassegmentais da fala?

Usamos traços segmentais associados a suprassegmentais para fazer música cantada e ajudar a criança a aprender a ouvir e a adquirir vocabulário, a fim de promover sua comunicação, alfabetização e cognição nos anos mais críticos do desenvolvimento do cérebro.

A música permite construir habilidades de sequenciamento e ordem, uma vez que as peças musicais são tocadas em uma ordem específica. A repetição de uma peça, uma melodia ou uma palavra dentro de uma canção ajuda a prever o que acontecerá em seguida, favorecendo, nas crianças, o desenvolvimento de ideias de tempo, como antes, durante e depois.[13]

O QUE AS PESQUISAS MOSTRAM?

Alguns pesquisadores[14] aplicaram treinamento musical a crianças com perda auditiva e constataram melhoras significativas em habilidades motoras e cognitivas. Estudiosos da neurociência apontam que regiões corticais e subcorticais do cérebro estão envolvidas no processamento da música e da linguagem.[8,15-17]

Suzuki[18] afirma que a criança com audição adequada pode detectar e discriminar diferentes sons e tons, entender adequadamente as mensagens na escola e aprender mais facilmente, tornando-se proficiente em seu idioma mais cedo do que as crianças que não tiveram educação musical.

Em sua monografia, Lemos[19] apresenta estudos que constatam o benefício da música no desenvolvimento da aprendizagem na infância. Entre esses estudos, há uma pesquisa realizada por psicólogos da Universidade de Hong Kong que analisaram a memória verbal de 90 crianças. O experimento consistiu em comparar 45 crianças que foram integradas em orquestras escolares e que tocavam instrumentos há mais de cinco anos com 45 crianças que não tinham noção musical. Os resultados mostraram que as primeiras memorizaram mais facilmente as palavras do que as últimas. A explicação por trás dessa constatação é que a música se desenvolve no hemisfério cerebral esquerdo, responsável pelas habilidades musicais e pela memória verbal.

Tabela 1

- Etapas do desenvolvimento musical nos primeiros anos de vida de uma criança.[20]

Tabela 2

- Sugestões de estímulos musicais de acordo com a idade da criança.[20]

Tabela 3

- Habilidades que devem ser estimuladas e os materiais necessários.

COMO APROVEITAR A ESTIMULAÇÃO MUSICAL NO MAPEAMENTO E NA CALIBRAÇÃO?

As atividades musicais são baseadas no desenvolvimento de habilidades de detecção, discriminação e identificação de características suprassegmentais da fala.[21]

Atualmente, a tecnologia permite que os pacientes tenham uma melhor apreciação musical, com a utilização de estratégias (como a *fine hearing* ou estratégia de codificação MED-EL), que, como já demonstraram algumas pesquisas,[22-25] desenvolvem a percepção dos diferentes aspectos que distinguem a música de outras habilidades de codificação. Em um estudo de apreciação musical, mais de 90% dos usuários do MED-EL relataram que a música soava agradável em seu implante coclear.[26]

TABELA 1. Etapas do desenvolvimento musical nos três primeiros anos de vida

0 a 3 meses	3 a 6 meses	6 a 9 meses	9 a 12 meses	12 a 18 meses	18 a 24 meses	2 a 3 anos
Fica alerta e se acalma Prefere canto direto, gritando e arrulhando com a música	Faz balbucios musicais Faz movimentos repetidos em resposta à música Volta-se para a fonte da música Prefere vozes mais altas	Às vezes, combina tom e movimento Apresenta tosses longas e repetitivas Reconhece melodias familiares Faz vocalizações descendentes	Canta espontaneamente Reconhece e tenta cantar canções familiares	Dança para a música Presta atenção à letra Canta partes de canções Canta de modo mais compatível com o tom Começa a combinar os movimentos com a música	Procura dançar com alguém Marcha com a música Canta canções espontâneas em ritmo constante Consegue imitar canções Canta letras mais precisas	Entende a diferença entre canções e fala cantada, assim como alturas e distâncias diferentes Combina tons de forma consistente Discrimina instrumentos

Fonte: adaptada de Hearing First.[20]

TABELA 2. Estímulos sugeridos de acordo com a idade da criança

0 a 3 meses	3 a 6 meses	6 a 9 meses	9 a 12 meses	12 a 15 meses	18 a 24 meses	2 a 3 anos
Cante canções de ninar Balance suavemente enquanto bate palmas ao som da música	Imite o balbucio do bebê Dê ao bebê chocalhos, sinos e brinquedos com ritmo simples	Imite canções espontâneas Jogue partidas de jogos vocálicos e ritmados Cante ritmos infantis com movimentos Cante músicas fáceis usando os dedos ou as mãos	Cante músicas para diferentes atividades (acordar, hora de dormir, hora do banho) Cante uma variedade de canções Dê ao bebê bateria e xilofone	Dance em pé Cante canções simples, cânticos e rimas infantis Cante músicas com refrões repetidos, como "faça shh" (coruja) ou "bi-bi-bi" (carro)	Experimente vozes diferentes (forte-suave-grave-agudo) Faça sons animados (de pássaros, sereias, animais, etc.)	Faça jogos de adivinhação com músicas e instrumentos conhecidos Acrescente ritmos repetidos acompanhando a música Cante canções sequenciais

Fonte: adaptada de Hearing First.[20]

TABELA 3. Habilidades estimuladas e respectivo material

Atividade	Material
Discriminação forte-suave Discriminação severa-aguda Identificação de características opostas (forte-suave; baixo-alto)	Escala de sonoridades Escala de tons Uso de ambas as escalas
Identificação de mais de duas intensidades	Mamushkas (bonecos de diferentes tamanhos)
Identificação de dois ou mais tons	Sinos com diferentes tons agudos
Identificação das quatro características (passar cada um dos sons com duas das quatro características apresentadas)	Sons da fala /a/ /u/ /i/ /m/

MATERIAL RECOMENDADO

Escala e atividades de sonoridade

- Escala de percepção de apreciação musical (https://www.medel.com/latam/support/rehab/rehabilitation-downloads)
- Atividades de discriminação e identificação de aspectos suprassegmentais da fala (https://www.meludia.com)
- Atividades de discriminação em formato aberto e fechado, com diferentes níveis de dificuldade e em vários idiomas, inclusive português, com canções atuais e de diferentes gêneros (https://lyricstraining.com)
- Aplicativo sobre som, música e voz, que ajuda a criança a aprender a ouvir e se comunicar (aplicativo BabyBeats – Advanced Bionics)

Questionários

- Questionário Hearing implant sound quality index (HISQUI19)[27]
- Questionário de música Munich[28]

CONSIDERAÇÕES FINAIS

A terapêutica musical tem se mostrado eficaz tanto para a neurociência, favorecendo a maturidade neurodesenvolvimental, quanto para a vida socioemocional de bebês e crianças pequenas e para o bem-estar de pais e cuidadores, que compartilham afeto e momentos de prazer. Apesar das evidentes diferenças, a música e a fala têm muitos pontos comuns, seja no aspecto acústico ou cognitivo. Daí a importância da musicalização na rotina das crianças, principalmente as usuárias de AASI ou IC, pois, quanto mais a família incluir a música em sua estimulação diária, sobretudo com a voz cantada, em experiências significativas ou rotineiras, melhores e mais rápidos serão os resultados do desenvolvimento das habilidades auditivas, cognitivas e de linguagem e de fala.

REFERÊNCIAS

1. Graven SN, Browne JV. Auditory development in the fetus and infant. Amsterdam: Elsevier, 2008.
2. Trehub SE, Ghazban N, Corbeli M. Musical affect regulation in infancy. Ann N Y Acad Sci. 2015;1337:186-192.
3. Jiam NT, Limb C. Music perception and training for pediatric cochlear implant users. Expert Rev Med Devices. 2020;17(11):1193-1206.
4. Saarikallio S. Music as emotional self-regulation throughout adulthood. Psychol Music. 2010;39(3):307-327.
5. Cole EF, Flexer C. Children with hearing loss: developing listening and talking, birth to six. San Diego: Plural Publishing, 2016.
6. Estabrooks W, Maclever-Lux K, Rhoades EA. Auditory-verbal therapy for young children with hearing loss and their families, and the practitioners who guide them. San Diego: Plural Publishing, 2016.
7. Madell JR, Flexer C, Wolfe J, Scafer EC. Pediatric audiology: diagnosis, technology, and management. 3.ed. New York: Thieme, 2019.
8. Koelsch S. A neuroscientific perspective on music therapy. Ann N Y Acad Sci. 2009; 1169(1):374-384.
9. Strait D, Kraus N. Playing music for a smarter ear: cognitive perceptual and neurobiological evidence. Music Perception. 2011;29(2):133-146.
10. Wiefferink CH, Rieffe C, Ketelaar L, Frijns JH. Predicting social functioning in children with a cochlear implant and in normal-hearing children: the role of emotion regulation. Int J Pediatr Otorhinolaryngol. 2012;76(6):883-889.
11. Trehub SE. Communication, music, and language in infancy. In: Arbib MA (ed). Language, music, and the brain. Cambridge: MIT Press, 2013. pp.463-479.
12. Dollar JM, Calkins SD. Emotion regulation and its development. In: Benson JB (ed). Encyclopedia of infant and early childhood development. 2.ed. Oxford: Elsevier, 2020. pp.546-559.
13. Estabrooks W, Birkenshaw-Fleming L (eds). Songs for listening! Songs for life! Washington, DC: Alexander Graham Bell Association for the Deaf, 2003.
14. Ghiselli S, Ciciriello E, Maniago G, Muzzi E, Pellizzoni S, Orzan E. Musical training in congenital hearing impairment. Effects on cognitive and motor skill in three children using hearing aids: pilot test data. Front Psychol. 2018;9:1283.
15. Kraus N, Chandrasekaran B. Music training for the development of auditory skills. Nat Rev Neurosci. 2010;11(8):599-605.
16. Rodrigues AC, Loureiro MA, Caramelli P. Musical training, neuroplasticity and cognition. Dement Neuropsychol. 2010;4(4):277-286.
17. Pantev C, Oostenveld R, Engelien A, Ross B, Roberts LE, Hoke M. Increased auditory cortical representation in musicians. Nature. 1998;392(6678):811-814.
18. Suzuki S. Nurtured by love. 2.ed. Mattituck: Amereon, 1993.
19. Lemos JR. Influencia de la educación musical en el aprendizaje de los ninõs y niñas del nivel inicial, de 0 a 5 años de edad [monografia]. Disponível em: <https://www.monografias.com/trabajos61/influencia-educacion-musical-ninos/influencia-educacion-musical-ninos.shtml>. Acesso em: 21 mar. 2021.
20. Hearing First. Activities to support music milestones. Disponível em: <https://www.hearingfirst.org/m/resources/55>. Acesso em: 11 fev. 2021.
21. Calvino M, Gavilán J, Sánchez-Cuadrado I, Pérez-Mora RM, Muñoz E, Lassaletta L. Validation of the Hearing Implant Sound Quality Index (HISQUI19) to assess Spanish-speaking

cochlear implant users' auditory abilities in everyday communication situations. Acta Otolaryngol. 2016;136(1):48-55.

22. Limb CJ, Roy AT. Technological, biological, and acoustical constraints to music perception in cochlear implant users. Hear Res. 2014;308:13-26.
23. Roy AT, Carver C, Jiradejvong P, Limb CJ. Musical sound quality in cochlear implant users: a comparison in bass frequency perception between fine structure processing and high-definition continuous interleaved sampling strategies. Ear Hear. 2015;36(5):582-590.
24. Roy AT, Penninger RT, Pearl MS, Wuerfel W, Jiradejvong P, Carver C et al. Deeper cochlear implant electrode insertion angle improves detection of musical sound quality deterioration related to bass frequency removal. Otol Neurotol. 2016;37(2):146-151.
25. Müller J, Brill S, Hagen R, Moeltner A, Brockmeier SJ, Stark T et al. Clinical trial results with the MED-EL fine structure processing coding strategy in experienced cochlear implant users. ORL J Otorhinolaryngol Relat Spec. 2012;74(4):185-198.
26. Med-el.com. Key strategies for developing listening skills. Austria: MED-EL, 2019.
27. Caporali PF, Caporali SA, Bucuvic EC, Vieira SS, Santos ZM, Chiari BM. Tradução e adaptação transcultural para o português brasileiro do questionário Hearing Implant Sound Quality Index (HISQUI19). CoDAS. 2016;28(4):345-354.
28. Frederigue-Lopes NB, Bevilacqua MC, Costa OA. Munich music questionnaire: adaptação para a língua portuguesa e aplicação em usuários de implante coclear. CoDAS. 2015;27(1):13-20.

20

Estimulação bimodal: como o cérebro responde a essa combinação?

Edilene Marchini Boéchat
Cilmara Cristina Alves da Costa Levy

INTRODUÇÃO

É notória e amplamente disponível, na literatura médica, a evidência de que a necessidade de estimulação auditiva nos casos de perda auditiva sensorioneural na população em geral, principalmente nos primeiros dias de vida de bebês cujo diagnóstico tenha sido comprovado, é premente. Os esforços dos profissionais se concentram na tentativa de encurtar, ao máximo, o período que compreende a identificação, o diagnóstico e a reabilitação da perda auditiva, de forma que o cérebro receba informações robustas dessa modalidade de estímulo, sem lacunas ou falhas. Quanto mais ininterrupto permanecer o caminho da periferia até o córtex auditivo, menores serão o esforço, o sofrimento e a dificuldade para o desenvolvimento e a manutenção das habilidades auditivas e da linguagem oral.

Para minimizar os efeitos e as implicações dessa importante privação ao longo da vida desses indivíduos, existem, atualmente, algumas alternativas, incluindo estimulação sonora (aparelhos de amplificação sonora individual [AASI]), estimulação mecânica (ósseo ancorados), estimulação elétrica (implantes cocleares [IC]) e suas combinações. O objetivo desses dispositivos, hoje contemplados com tecnologia de infindável evolução, além de proporcionar audibilidade e conforto, é promover ativação equilibrada, regular e constante do sistema auditivo nervoso central.

As combinações disponíveis resumem-se a:

- sonora exclusiva: AASI com estimulação sonora bilateral;
- elétrica exclusiva: IC com estimulação bilateral ou unilateral;
- ósseo-ancorada exclusiva: transmissão do sinal via óssea;
- híbrida: elétrica e acústica (EA), na mesma orelha em que há preservação de parte da faixa de frequências;
- CROS e variações: endereçamento contralateral do sinal, que pode usar as vias aérea e óssea;
- bimodal: combinação das estimulações elétrica e acústica em orelhas diferentes, proporcionando e exigindo a integração complexa de todo o sistema.

QUAL É A MELHOR ESCOLHA?

Entre tantas possibilidades, como saber qual a melhor escolha?

A reflexão profunda sobre as limitações e possibilidades auditivas, associadas à saúde geral e às demandas psicossociais, educacionais e profissionais de cada paciente, irão determinar qual estratégia seguir, em consonância às preferências e expectativas da criança e de sua família. Assim, a melhor opção seria aquela em que se pode promover a melhor audibilidade para toda a faixa de frequências, percepção abrangente de todos os sons da fala e ambientais, assim como a música e o equilíbrio entre orelhas, sem desconforto. Nesse sentido, seria possível a formação, o desempenho e a manutenção das habilidades da função auditiva em toda a sua complexidade.

Para atingir tal condição, o grau da perda, o tempo de privação sensorial e a presença de comorbidades são aspectos que podem facilitar ou dificultar esse processo. Nos casos em que os restos auditivos são ínfimos e o recurso do IC é a única opção plausível, há duas possibilidades: implantação bilateral sequencial ou simultânea (preferencial em crianças) e estimulação bimodal. As vantagens da primeira são claras, pois há a possibilidade de garantir, na melhor hipótese, limiares bilaterais próximos àqueles do sujeito ouvinte. Entretanto, se, por alguma razão, a implantação bilateral sequencial ou simultânea não for possível e o uso do implante coclear for unilateral, surge a dúvida sobre o que fazer com a orelha contralateral, se ainda houver alguma esperança, mesmo que insuficiente, de estimulação. Devemos abandonar esse lado, já que o implante trará a ajuda esperada do outro?

Não é o que os estudos parecem mostrar. Gifford e Dorman[1] e Moberly et al.[2] atestam que os usuários de IC podem, sim, se beneficiar da combinação bimodal (IC e AASI). De 70 a 80% desses indivíduos apresentam alguma audição residual contralateral, e os melhores candidatos são os usuários regulares e assíduos de seus AASI, sejam eles adultos ou crianças. A evidência científica mostra que mesmo a pouca informação acústica da orelha não implantada é necessária para trazer benefícios bimodais.[3-6] Audibilidade de até 250 Hz pode ser suficiente para obter benefício bimodal significativo na presença de ruído.

Aposta-se, assim, na flexibilidade e na grande capacidade de adaptação do ser humano para driblar carências e encontrar alternativas viáveis para desempenhar suas funções. O cérebro humano é capaz de juntar e integrar todas as informações, mesmo impactando de maneira diversa todas as modalidades sensoriais e transformando-as em enormes fontes de armazenamento de dados, interligadas por redes de conexão gigantescas e eficientes.

Na estimulação bimodal, apesar de vias diferentes iniciarem o primeiro contato com o sistema auditivo em cada orelha, o sinal sonoro é o mesmo. Isso significa que não são sons distintos incidindo, mas, sim, um som único, que entra em ambas as orelhas por vias diferentes e que, em algum momento, será processado ao longo do sistema. Além disso, os outros sentidos também estão sendo recrutados (como a visão, na leitura orofacial; o deslocamento motor, na articulação da fala; e o tato, nas vibrações na pele), proporcionando a multiplicidade de sensações que serão avaliadas e somadas, facilitando a detecção, a interpretação, o aprendizado e a memória auditiva, entre outras funções. Se a preservação coclear for importante e se houver restos auditivos na orelha implantada, pode-se considerar, também, uma dupla estimulação (sonora e elétrica) simultânea.

Essa tarefa de receber duas versões do mesmo sinal sonoro acarreta desafios na resolução temporal e espectral, exigindo plasticidade intra e inter-hemisférica. A imagem integrada resultante será trabalhada nas áreas associativas, impondo reconexões e reestruturação das redes neuronais. Para que isso funcione, as entradas sensoriais passarão por um escaneamento oportuno e serão eleitas em multifunção.

Em psicologia experimental e neurociência, os avanços tecnológicos e a pesquisa multissensorial têm contribuído para, gradualmente, afastar a visão limitada do reducionismo. Os resultados empíricos não suportam mais um modelo cerebral no qual "módulos" distintos executam funções isoladas, preferindo a ideia de um cérebro com redes parcialmente sobrepostas.[7]

Contudo, qual é a garantia de benefício da estimulação bimodal? Se considerarmos a possibilidade de algum equilíbrio entre as orelhas, há **chance** de se alcançar, em razão da redundância das pistas interaurais, as seguintes vantagens:

- efeito somação;
- melhor reconhecimento da fala no ruído;
- localização (com treinamento);
- efeito sombra da cabeça.

A atenuação da assimetria e a melhor percepção da música são, porém um fato. Como compensação das limitações da extensão espectral do processador do IC – como alterações da estrutura temporal fina (perda de detalhes espectro-temporais), largura de banda restrita (100 a 8.500 Hz) e divergência de alocação dos eletrodos e distorção espectral –, a contribuição do sinal sonoro amplificado na audição bimodal traz música e emoção aos usuários.[8,9]

Em relação à assimetria, maior no caso do uso exclusivo unilateral de IC, alguns fenômenos são observados. Em estudo feito com 34 crianças usuárias de IC/AASI, os autores alertaram sobre o desenvolvimento de preferência cortical em crianças com audição assimétrica, apontando que isso pode ser evitado com a provisão precoce de estimulação bimodal balanceada. Apesar de as estimulações serem diferentes, essas entradas podem ser interpretadas satisfatoriamente quando proporcionada audibilidade na orelha não implantada.[6]

A assimetria e a reorganização dos mapas corticais centrais são ressaltadas em outro estudo, realizado com 450 crianças usuárias de IC e AASI. Os autores concluíram que o atraso da estimulação bilateral gera implicações importantes para o desenvolvimento, resultando em preferência pela melhor orelha. A preferência cortical se desenvolve em crianças com audição assimétrica, mas pode ser evitada com o fornecimento precoce de estimulação bimodal balanceada. Embora as estimulações elétrica e acústica sejam diferentes, essas entradas podem funcionar de maneira complementar quando usadas bilateralmente, desde que haja audição suficiente no ouvido não implantado.[6]

Os desafios mais importantes para essa integração na estimulação bimodal são a sincronização temporal (o sinal elétrico é alguns milissegundos menor do que o caminho do sinal sonoro amplificado) e a distorção espectral (*place mismatch*), já que o número de eletrodos é infinitamente menor que o volume do tecido do epitélio sensorial e, portanto, está reduzido em relação à banda de frequências. A indústria trabalha para que os dispositivos eletrônicos possam ser cada vez mais intercomunicáveis e manipuláveis, de maneira que seja possível aproximar uma estimulação da outra, facilitando o trabalho do usuário.

Principalmente no que se refere aos AASI, as recomendações preconizadas são as seguintes:[3,10]

- privilegiar a amplificação de altas frequências e evitar o uso da limitação de frequências;
- limitar amplitude: sistemas que sincronizam os limiares, razões de compressão e constantes de tempo parecem trazer mais benefícios para a percepção de fala;[11]
- balancear *loudness*: fazer uso de métodos prescritivos validados, verificação da resposta eletroacústica (mapeamento de fala) e avaliação de resultados para garantir melhor aproveitamento dos dispositivos.

Reyes[12] recomenda que os profissionais utilizem a adaptação de banda larga, justificativa que se baseia na premissa de que otimizar e garantir conforto auditivo permite acesso às pistas acústicas em altas frequências, as quais podem potencializar as diferenças interaurais, e a informações acústicas de baixa frequência, que podem fornecer características distintas da voz e pistas musicais, contribuindo para melhoras na localização, na percepção e no reconhecimento da fala.

Em relação à intensidade, Reyes[12] refere que, como um aumento de ganho de baixa frequência pode ser necessário para compensar a redução na percepção do volume, também pode ser necessária, como alternativa, uma diminuição de ganho em razão da somação binaural. Dessa forma, vale destacar que os ajustes dependem da avaliação de resultados de mensuração da orelha real e do desempenho do paciente.

Ainda que estudos comparativos de boa qualidade sejam necessários para um maior desenvolvimento dos procedimentos de adaptação baseados em evidências, no caso de escuta bimodal, Vroegop et al.[13] sugerem que a redução ou transposição da frequência não é benéfica, uma vez que uma maior extensão da faixa seria mais recomendável, desde que promovesse alguma audibilidade.

Os benefícios bimodais foram consistentemente relatados em todas as situações de escuta nos estudos de Devocht et al.[14] Os autores concluíram que a audição bimodal não é apenas percebida como valiosa em situações complexas, mas que também pode melhorar as experiências de escuta com base em todas as funções auditivas básicas. Essa informação permite crer que, na população pediátrica, valorizar a adaptação bimodal é uma urgência, considerando-se a necessidade máxima de recursos para o desenvolvimento da linguagem.

Os profissionais da área devem estar atentos a essas questões e às implicações da privação sensorial ao avaliarem os candidatos ao uso de implante coclear, assim como orientarem seus pacientes e familiares quanto às vantagens da estimulação bimodal. Na maioria das vezes, o desconhecimento é fator preponderante para o abandono do uso do AASI na orelha contralateral ao IC, assim como as dificuldades no gerenciamento do equilíbrio e sincronização entre os dispositivos. É responsabilidade do profissional proporcionar as melhores condições possíveis de audibilidade para seus pacientes, de maneira que possam desenvolver as habilidades auditivas e a linguagem oral, bem como conservar aquelas já adquiridas, mantendo o sistema auditivo nervoso central em constante ativação.

REFERÊNCIAS

1. Gifford RH, Dorman MF. Bimodal hearing or bilateral cochlear implants? Ask the patient. Ear Hear. 2019;40(3):501-516.
2. Moberly AC, Lowenstein JH, Nittrouer S. Early bimodal stimulation benefits language acquisition for children with cochlear implants. Oto Neurotol. 2016;37(1):24-30.
3. Gifford RH. Bimodal hearing: how to optimize bimodal fitting. Hear J. 2019;72(2):10-13.
4. Zhang T, Dorman M, Spahr AJ. Information from the voice fundamental frequency (F0) region accounts for the majority of the benefit when acoustic stimulation is added to electric stimulation. Ear Hear. 2010;31(1):63-69.
5. Brown CA, Bacon SP. Achieving electric-acoustic benefit with a modulated tone. Ear Hear. 2009;30(5):489-493.
6. Polonenko MJ, Papsinc BC, Gordon KA. Delayed access to bilateral input alters cortical organization in children with asymmetric hearing. NeuroImage: Clinical. 2018;17:415-425.
7. Pasqualotto A. Brain networks require a network-conscious psychopathological approach. Behav Brain Sci. 2019;42:e20.
8. D'Onofrio KL, Caldwell M, Limb C, Smith S, Kessier DM, Gifford RH. Musical emotion perception in bimodal patients: relative weighting of musical mode and tempo cues. Front Neurosci. 2020;14:114.
9. Stupak S, Todd AE, Landsberger DM. Place -Pitch interval perception with cochlear implant. Ear Hear. 2020. Published ahead of print. DOI: 10.1097/AUD.0000000000000922.
10. Vroegop JL, Homans NC, van der Schroeff MP, Goedegebure A. Comparing two hearing aid fitting algorithms for bimodal cochlear implant users. Ear Hear. 2019;40(1):98-106.
11. Veugen LCE, Hendrikse M, van Wanrooij M, Agterberg MJH, Chalupper J, Mens LHM et al. Horizontal sound localization in cochlear implant users with a contralateral hearing aid. Hear Res. 2016;336:72-82.
12. Reyes C. Bimodal hearing aid fitting guidelines. 2015. Disponível em: <https://www.oticon.com/-/media/oticon-us/main/download-center/white-papers/18922-sensei-sp-bimodal-fitting-whitepaper.pdf>. Acesso em: 21 mar. 2021.
13. Vroegop JL, Goedegebure A, van der Schroeff MP. How to optimally fit a hearing aid for bimodal cochlear implant users: a systematic review. Ear Hear. 2018;39(6):1039-1045.
14. Devocht EMJ, Janssen ML, Chalupper J, Stokroos RJ, Kingma H, George ELJ. Self-assessment of unilateral and bimodal cochlear implant experience in daily life. PLoS ONE. 2020;15(12):e0242871.

21

Adaptação pediátrica em crianças com cuidados especiais

Cilmara Cristina Alves da Costa Levy
Ana Lucia Rago
Juliana Habiro de Souza Miguel

INTRODUÇÃO

A deficiência auditiva (DA) atinge um contingente expressivo da população mundial e, segundo a Organização Mundial da Saúde (OMS), cerca de 30 a 40% das crianças com perda auditiva podem apresentar uma ou mais deficiências adicionais, daí a importância desse tema tanto para a avaliação quanto para a reabilitação dessas crianças.1

Deficiência múltipla (DM), segundo definição do Decreto n. 5.296,[2] é uma "associação de duas ou mais deficiências" de ordem física, sensorial, mental, emocional ou de comportamento social, podendo ser agravada por aspectos como a idade de aquisição, o grau das deficiências e o número de associações que o indivíduo apresenta.

A população brasileira foi estimada em 211,8 milhões de habitantes para 2020, cerca de 0,77% maior que em 2019.[3]

O IBGE divulgou, no Censo de 2010, que quase 46 milhões de brasileiros declararam ter algum grau de deficiência visual (58%), física (22%), auditiva (16%) ou mental (4%).[4]

O Programa Nacional de Saúde de 2013 informou que 1,1% da população apresentava DA. Em 0,9% dos casos, a DA foi adquirida em acidente ou por doença; em 0,2%, ela era congênita. Além disso, 20,6% da população com DA apresentavam limitação de grau intenso ou muito intenso, mas apenas 8,4% frequentavam algum serviço de reabilitação.

As DM têm diferentes causas e podem acontecer em qualquer etapa da vida, inclusive a intrauterina. Independentemente da causa ou dos acometimentos, entender que a neuroplasticidade é permanente e investir no potencial de cada criança é importante para a escolha de eventuais tratamentos e acompanhamentos.

Quando se trata de DM, muitas vezes é difícil classificar o tipo de comprometimento, pois a variedade de fatores envolvidos nos aspectos desenvolvimentais da criança não comporta uma padronização rigorosa; isso significa que a criança pode apresentar variações no desenvolvimento motor, sensorial, da comunicação e da cognição. Estudos sobre perda auditiva associada a diferentes síndromes mostram diferenças no desempenho comunicativo e linguístico, embora com características semelhantes.

Em alguns casos, pode haver comprometimento motor e sensorial, mas não neurológico, e o desempenho comunicativo e linguístico pode ter resultados melhores quando se investe em órteses e próteses, orientação familiar e estimulação adequada.[5,6]

DIAGNÓSTICO AUDIOLÓGICO E INTERVENÇÕES

A avaliação audiológica e a reabilitação de crianças com deficiência auditiva associada a outros comprometimentos é assunto que merece destaque. Antes de tudo, o diagnóstico da múltipla deficiência depende de uma equipe qualificada.

Crianças com DM têm características que as distinguem das outras, como dificuldade de atenção, necessidade de mais tempo para manifestar resposta, movimentos corporais involuntários e outras questões que demandam um olhar experiente e acurado. Fatores como idade e grau de comprometimento norteiam a escolha dos exames e das respectivas metodologias necessárias para sua realização.

De acordo com a idade cronológica e o nível de desenvolvimento, a avaliação audiológica e a adaptação de dispositivos auditivos – aparelho de amplificação sonora individual (AASI) ou implante coclear (IC) – requerem cuidado redobrado.

A avaliação audiológico-comportamental exige uma interpretação mais criteriosa. Madell e Schafer[7] ressaltam que crianças encaminhadas para avaliação audiológica por atraso de linguagem necessitam de uma investigação ponderada. Uma suspeita de neuropatia auditiva ou de desordem do espectro autista, bem como síndromes associadas a comprometimentos auditivos, inclusive a síndrome de Down, demandam profissionais especializados e grande acuidade para selecionar protocolos e avaliações adequadas e, principalmente, para acompanhar a evolução da criança. Um diagnóstico funcional, que permita avaliar as habilidades e necessidades do paciente em diversas áreas, pode ser norteador.

Exames eletrofisiológicos podem ser necessários para um diagnóstico diferencial, visando à indicação do melhor momento para esse procedimento, em razão de várias comorbidades. Comprometimento de vias áreas superiores e certos impedimentos cardiorrespiratórios podem dificultar a realização de exames com anestesia, e, por isso, um acompanhamento interdisciplinar é muito valioso.

Levy e Sousa Neto[8] afirmam que, mesmo escolhendo instrumentos de avaliação modernos e adequados, dependendo do resultado, nem sempre é possível determinar precisamente a função auditiva.

ENCEFALOPATIA CRÔNICA NÃO EVOLUTIVA

A encefalopatia crônica não evolutiva (ECNE) é o resultado não progressivo de uma perturbação no sistema nervoso central nos períodos pré-natal (por fatores genéticos ou hereditários), perinatal (em decorrência de fenômenos circulatório--isquêmicos, hemorragia intracraniana, imaturidade, asfixia ou anoxia neonatal) ou pós-natal (por meningite viral ou bacteriana, trauma cranioencefálico, entre outros fatores).[8]

Levy e Rosemberg[9] realizaram avaliação audiológica em 46 crianças com ECNE, com e sem queixa de problemas auditivos, e os achados apontaram que 52% delas apresentaram algum grau de perda auditiva. As etiologias mais frequentes foram encefalopatia e hipoxia isquêmica, seguidas de processos infecciosos, *kernicterus* e malformações.

Estudos similares mostram que não se deve subestimar a capacidade linguística de crianças com ECNE antes de realizar avaliações audiológicas apropriadas para excluir a perda auditiva associada a outros comprometimentos. Uma vez diagnosticada a perda auditiva, medidas intervencionistas devem contar com a neuroplasticidade. Dependendo do tipo e do grau dessa perda, devem-se considerar aparelhos de amplificação sonora ou, até mesmo, o implante coclear.

A orientação aos pais também deve levar em conta as diferentes expectativas de cada família, pois, dependendo do grau de complexidade dos acometimentos, a estimulação auditiva passa a ser um estímulo sensorial, não uma solução completa.

TRANSTORNO DO ESPECTRO AUTISTA (TEA)

O transtorno do espectro autista (TEA) é definido por distúrbios na interação social, deficiências de comunicação verbal e não verbal, comportamentos estereotipados e atividades e interesses limitados. Crianças com TEA podem exibir comportamento hiper ou hipossensível a sons,[10,11] havendo necessidade de avaliações complementares para fechar o diagnóstico de perda auditiva associada.

Ainda são poucas as pesquisas que relacionam o TEA com a perda de audição.[12] Esses dois distúrbios combinados podem afetar significativamente tanto a audição quanto o desenvolvimento de habilidades linguísticas, cognitivas e sociais. Considerando o aparente aumento da perda auditiva na população em geral, é importante saber se o TEA é mais comum em crianças com perda auditiva e se há características audiológicas especiais que devem ser ponderadas no manejo dessas crianças.

Um estudo[13] verificou que 4% das crianças com deficiência auditiva apresentam também TEA. Não é simples fazer um diagnóstico audiológico nessa população, já que é muito difícil determinar se os atrasos de fala e linguagem, assim como os atrasos cognitivos e sociais, se devem apenas à perda auditiva ou se são indicativos de TEA.

Os autores concluem que crianças com TEA precisam de uma avaliação multidisciplinar, com profissionais capazes de acompanhar e monitorar o desenvolvimento de progressão da fala e da linguagem, pois, como são mais difíceis de serem avaliadas, essas crianças podem receber um diagnóstico de deficiência auditiva apenas em idade mais avançada, o que prejudicaria todo o seu desenvolvimento auditivo e linguístico.[13]

Assim, é imperativo fazer uma avaliação audiológica cuidadosa, preferivelmente com tom *warble*, e, no teste de percepção de fala, utilizar as canções favoritas da criança, além de sempre envolver os pais.

Em caso de confirmação da perda auditiva, convém fazer uma anamnese detalhada, incluindo idade suspeita dessa perda, testes audiológicos (triagem auditiva neonatal, potencial auditivo evocado de tronco encefálico, emissões otoacústicas, audiometria comportamental/tonal/vocal e imitância acústica), gravidade e progressão da perda auditiva, pois tudo isso qualifica a escolha da melhor intervenção na criança com TEA, seja no que diz respeito ao uso de dispositivos eletrônicos (AASI, sistema de frequência modulada [FM] ou IC) ou ao processo de reabilitação auditiva.

PERDAS AUDITIVAS LEVES OU UNILATERAIS

Nas duas últimas décadas, as perdas auditivas leves ou unilaterais têm ganhado destaque, pois, por surgirem mais casos, novos estudos têm sido realizados.

Apesar de ainda haver incerteza histórica dos resultados e das abordagens de tratamento de crianças com perda auditiva leve ou unilateral, além de intervenções inconsistentes, alguns estudos revelam aumento do risco de déficit linguístico atencional e acadêmico.[14-16] Esses estudos indicam uma tendência crescente de atraso no desenvolvimento da linguagem e de habilidades cognitivas, bem como de problemas socioemocionais e dificuldades acadêmicas.

A perda auditiva leve permanente é definida pela média das frequências de 500, 1.000 e 2.000 Hz (medidas por via aérea) entre 20 e 40 dBNA (decibel nível de audição) ou, então, em duas ou mais frequências superiores a 2.000 Hz com limiar de 25 dBNA em ambas as orelhas.[17,18]

A perda auditiva unilateral (PAUn) é caracterizada pela diminuição parcial ou total da audição em apenas uma orelha, podendo ser de grau leve a profundo.[19,20]

Em suas diretrizes, a Academia Americana de Audiologia (AAA) estipulou que crianças com PAUn são candidatas à amplificação na orelha com perda auditiva.[21] Estudos mostram que, para reduzir a privação auditiva e conquistar a extensão da reorganização cortical, o diagnóstico e o tratamento precoce são extremamente importantes desde o momento da descoberta da perda auditiva.[19]

Tanto na perda auditiva leve quanto na unilateral, medidas preventivas de reabilitação auditiva têm se mostrado eficazes. Auxiliares de audição – AASI, FM ou IC, este para casos de perda auditiva de grau profundo em uma orelha – devem ser considerados e devidamente testados, segundo os protocolos de boas práticas, como forma de verificação e validação de seu uso. Além disso, é fundamental que seja feito um acompanhamento qualificado.

Perdas auditivas leves ou unilaterais podem ter etiologias diversas e certamente envolvem risco de perda progressiva. Desse modo, é indicado um acompanhamento médico e audiológico adequado.

SÍNDROME DE DOWN

A síndrome de Down (SD) é uma alteração genética, caracterizada pela presença de uma cópia extra do cromossomo 21 ou por excesso de material genético desse cromossomo.[22] O diagnóstico baseia-se numa série de sinais e sintomas e é confirmado por estudo cromossômico. Nem toda a população afetada apresenta as mesmas características, o que impõe a necessidade de uma investigação citogenética.[23]

Estudos mostram que essa síndrome acomete 1 a cada 1.000 nascidos vivos. As características clínicas encontradas nesses pacientes são: comprometimento intelectual, hipotonia muscular, fissura palpebral oblíqua, aumento da vascularização, microcefalia, occipício achatado, nariz pequeno e achatado, com ponte nasal baixa, malformação cardiovascular e infecções respiratórias decorrentes da obstrução das vias aéreas superiores.[24] A hipotonia afeta a musculatura da árvore traqueobrônquica, prejudicando a eliminação de secreções, e o acúmulo de muco pode causar infecções nas vias aéreas superiores e quadros de otite média. As otites também podem ser causadas por disfunção ou comprometimento da orelha média, o que ocorre frequentemente nessa população. Esse fator está ligado a malformações anatômicas, como tuba auditiva anormal, tecido mesenquimal persistente na cavidade timpânica, estenose do canal auditivo externo e hipoplasia da mastoide.[24,25]

Em uma triagem auditiva neonatal em bebês com SD, a maioria dos lactentes falhou.[26] No reteste e no posterior diagnóstico, foram encontradas ou confirmadas muitas alterações auditivas, sendo a perda auditiva condutiva a mais frequente. De acordo com diversos estudos,[27-30] a perda auditiva acomete dois terços das crianças com SD, que costumam apresentar perdas condutiva, neurossensorial ou mista. No entanto, a prevalência é de perdas condutivas, verificadas em cerca de 60 a 80% dessa população.

As otites médias secretoras podem difundir toxinas bacterianas e citocinas da orelha média para a cóclea por meio da membrana da janela redonda, o que pode provocar lesões estruturais na orelha interna, rompendo as membranas cocleares e resultando em perda auditiva neurossensorial. Não são frequentes anormalidades congênitas na orelha interna, apesar de algumas crianças com SD poderem apresentar a cóclea anatomicamente menor que crianças com desenvolvimento típico.[31,32]

Existem poucos estudos com procedimentos de avaliação do sistema auditivo periférico na síndrome de Down. No entanto, visto que a perda auditiva pode comprometer o desenvolvimento da linguagem e da expressão oral, é importante proceder com uma avaliação audiológica completa desses indivíduos, a fim de obter um diagnóstico diferencial e propor o direcionamento terapêutico adequado.[33]

Em caso de perda auditiva permanente, os dispositivos auditivos têm sido bons aliados do desenvolvimento linguístico, cognitivo e psicoemocional.

SURDOCEGUEIRA

Durante muito tempo, a surdocegueira foi classificada como deficiência múltipla, até que alguns países, incluindo o Brasil, passaram e entendê-la e reconhecê-la como uma deficiência única.

Segundo a Deafblind International (DBI), organização internacional dedicada às necessidades de indivíduos com surdocegueira, suas famílias e profissionais que prestam serviços, "o termo surdocegueira descreve uma condição que combina, em vários graus, as deficiências auditiva e visual. Duas deficiências sensoriais se multiplicam e intensificam o impacto uma da outra, criando uma deficiência severa, que é diferente e única".[34]

Um diagnóstico típico de surdocegueira não significa, necessariamente, que a pessoa sofra da perda total de audição e visão. Muito frequentemente, pessoas que apresentam essa condição ainda têm funções residuais em um ou em ambos os sentidos.[35]

Ainda segundo a DBI, a surdocegueira pode ser classificada em:

- congênita: caso das pessoas que nascem com deficiências visual e auditiva concomitantes ou que se tornam surdocegas antes de desenvolverem uma língua;
- adquirida: caso das pessoas com deficiência visual que apresentam uma deficiência auditiva depois de desenvolver uma língua, das que já tinham uma deficiência auditiva/surdez e que, com o tempo, sofreram uma perda da visão, e das que podiam ver e ouvir normalmente, mas que, por alguma razão, como acidente ou senilidade, sofrem uma diminuição considerável da visão e da audição.[31]

Dentro desses dois grandes grupos, existem numerosas etiologias e causas específicas: síndromes genéticas, prematuridade, infecções congênitas, etc.

A OMS estima que há cerca de 40 mil pessoas com surdocegueira no mundo.[1] A informação quanto à real incidência da surdocegueira na população brasileira ainda é imprecisa, já que nem sempre se faz um diagnóstico e também porque a coleta de dados feita pelo censo nacional para quantificar o número de casos não considera essa condição específica.[3]

AVALIAÇÃO/ ACOMPANHAMENTO/ REABILITAÇÃO

Visão e audição são dois sentidos de distância que os humanos usam predominantemente para perceber e entender o mundo, para interagir e se comunicar. Assim, a dupla perda sensorial da surdocegueira pode afetar muito o desenvolvimento e a aprendizagem do sujeito, já que implica diferentes problemas de comunicação, mobilidade e acesso à informação. Crianças com surdocegueira necessitam de atendimento transdisciplinar especializado, tanto para a avaliação como para um acompanhamento apropriado que favoreça, de fato, o desenvolvimento de suas habilidades específicas e de todo o seu potencial.

Tendo em conta que a avaliação é a base para o desenvolvimento de um programa de estimulação e que a interação e a comunicação são primordiais numa boa avaliação, deve-se considerar o trabalho colaborativo entre profissionais de uma equipe transdisciplinar já no processo avaliativo. Os resultados de uma avaliação médica ou educacional podem não ser totalmente fidedignos se o avaliador não entender a forma de comunicação da criança, não perceber seu tempo de resposta ou a postura que favorece as respostas, por exemplo.[36] A presença de um mediador qualificado nessas avaliações pode mudar os achados e, consequentemente, as possibilidades de intervenção de terapeutas, educadores e família. O mesmo pode acontecer numa avaliação funcional da visão e da audição: se o avaliador não consegue se comunicar com a criança, a avaliação não será explorada em seu máximo, e as respostas não serão tão precisas quanto poderiam. Ou seja, tratando-se de crianças com DM ou surdocegueira, é fundamental contar com a colaboração entre pessoas que conhecem bem a criança, como familiares e cuidadores, para que as avaliações sejam as mais completas e precisas possíveis e apresentem resultados mais confiáveis.

Conforme já mencionado, é frequente que crianças com surdocegueira apresentem resíduos funcionais em um ou ambos os sentidos. Sendo a visão e a audição sentidos tão importantes para a aprendizagem e para o desenvolvimento, é imprescindível identificar, em cada caso, se há resíduo visual e/ou auditivo. Se houver, é preciso considerar todas as alternativas e estratégias médicas e de reabilitação cabíveis (cirurgias, adaptação de dispositivos auditivos, recursos ópticos, estimulação, etc.), para que essas funções residuais sejam bem aproveitadas e se tornem funcionais.

Assim, um programa de estimulação deve incluir estratégias para o desenvolvimento da visão e/ou da audição funcional quando houver condições para isso, além de estimular a interação, a mobilidade, a exploração do ambiente, a comunicação e o uso dos outros sentidos. No caso específico da surdocegueira, o tato é fundamental na exploração e no reconhecimento do entorno, assim como para a aprendizagem e o desenvolvimento da comunicação por meio de LIBRAS tátil e braile, entre outros códigos.

O acolhimento e o apoio à família também são muito importantes para que ela compreenda o que é a surdocegueira, qual é o impacto da perda sensorial no desenvolvimento da criança e em sua forma de perceber o mundo, se comunicar e aprender, bem como as possibilidades de atendimento e acompanhamento que favorecerão o desenvolvimento da criança.

Outro objetivo do plano de estimulação e/ou educacional é construir vínculos consistentes e saudáveis com base no respeito e na confiança mútua.[37] "A surdocegueira é uma deficiência única, caracterizada pela perda de audição e visão, que acarreta sérios problemas de comunicação e de mobilidade, além de dificuldades importantes na conquista de metas educacionais, vocacionais, recreativas e sociais".[38]

Tendo isso em consideração, é preciso lembrar que a criança com surdocegueira e sua família precisam de apoio ao longo do tempo e em diferentes aspectos da vida educacional, vocacional, recreativa e social, de modo que os profissionais que a acompanham devem exercer um olhar mais holístico e que leve em conta objetivos e metas a curto, médio e longo prazos.[38]

CONSIDERAÇÕES FINAIS

Em virtude da singularidade de cada criança, deve-se acreditar em suas potencialidades e promover intervenções centradas na família. A criança deve estar sempre no centro, envolvida pela família, pela equipe transdisciplinar e pela escola. Sem o apoio desse conjunto de pessoas, ela pode perder a chance de evoluir adequadamente.

É igualmente necessário reconhecer que essas crianças podem apresentar desempenho diferente das crianças típicas e que o progresso das diversas habilidades também pode variar. Se uma criança com DM for vista da perspectiva da plena possibilidade de explorar todo e qualquer resíduo sensorial, resultando em investimento em sua estimulação, isso pode fazer toda a diferença, mesmo num quadro mais severo.

Como, muitas vezes, é difícil obter um diagnóstico preciso em curto prazo, não se pode perder de vista a necessidade de reavaliações constantes, principalmente em casos de perda progressiva, e de manter a estimulação de forma geral.

É preciso estabelecer um planejamento claro, compartilhado com todos os envolvidos na avaliação e na reabilitação, assim como ter um olhar empático, respeitando costumes e valores da família, e estar atento à real capacidade e potencialidade da criança. Há, ainda, que se considerar a forma de comunicação possível e as diferentes entradas sensoriais e suas limitações, a fim de atingir melhores resultados linguísticos, cognitivos, comunicativos, sociais e emocionais. A privação de qualquer estímulo, seja motor, visual ou auditivo, pode ser extremamente prejudicial ao desenvolvimento global da criança.

REFERÊNCIAS

1. World Health Organization (WHO). Evidence profile: hearing loss-integrated care for older people. 1 jan. 2017. Disponível em: <https://www.who.int/publications/i/item/WHO-MCA-17.06.05>. Acesso em: 17 fev. 2021.
2. Brasil. Decreto n. 5.296, de 2 de dezembro de 2004. Regulamenta as Leis n. 10.048, de 8 de novembro de 2000, que dá prioridade de atendimento às pessoas que especifica, e n. 10.098, de 19 de dezembro de 2000, que estabelece normas gerais e critérios básicos para a promoção da acessibilidade das pessoas portadoras de deficiência ou com mobilidade reduzida, e dá outras providências. Disponível em: <https://www.jusbrasil.com.br/topicos/10943223/artigo-5-do-decreto-n-5296-de-02-de-dezembro-de-2004>. Acesso em: 22 mar. 2021.
3. Brasil. Ministério da Saúde. Censo demográfico de 2020 e o mapeamento das pessoas com deficiência no Brasil. Brasília: Ministério da Saúde, 2019. Disponível em: <https://www2.camara.leg.br/atividade-legislativa/comissoes/comissoes-permanentes/cpd/arquivos/cinthia-ministerio-da-saude>. Acesso em: 22 mar. 2021.
4. Instituto Brasileiro de Geografia e Estatística (IBGE). Censo 2010. Disponível em: <https://censo2010.ibge.gov.br/>. Acesso em: 17 fev. 2021.
5. Fitzpatrick EM, Doucet SP. Adaptating intervention for children with hearing loss and other special needs. In: Fitzpatrick EM, Doucet SP. Pediatric audiologic rehabilitation from infancy to adolescence. New York: Thieme, 2013. pp.115-126.
6. Hamosh A, Scott AF, Amberger JS, Bocchini CA, McKusick VA. Online Mendelian Inheritance in Man (OMIM), a knowledgebase of human genes and genetic disorders. Nucleic Acids Res. 2005;33(Database issue):D514-D517.
7. Madell JR, Schafer EC. Evaluation of hearing in children with special needs. In: Madell JR, Flexer C, Wolfe J, Scafer EC. Pediatric audiology: diagnosis, technology, and management. 3.ed. New York: Thieme, 2019. pp.91-96.
8. Levy CCAC, Sousa Neto OM. Intervenções nas alterações auditivas: encefalopatia crônica não evolutiva e deficiência auditiva. In: Boechat EM, Menezes PL, Couto CM, Fizzo ACF, Scharlach RC, Anastasio ART. Tratado de audiologia. 2.ed. Rio de Janeiro: Guanabara Koogan, 2015. pp.489-494.

9. Levy CCAC, Rosemberg S. Crianças com encefalopatia crônica não evolutiva: avaliação audiológica e próteses auditivas. Pró-Fono R Atual Cient. 2009;21(3):237-242.
10. Ring HA, Baron-Cohen S, Wheelwright S, Williams SC, Brammer M, Andrew C et al. Cerebral correlates of preserved cognitive skills in autism: a functional MRI study of embedded figures task performance. Brain. 1999;122(Pt 7):1305-1315.
11. Gomot M, Giard MH, Adrien JL, Barthelemy C, Bruneau N. Hypersensitivity to acoustic change in children with autism: electrophysiological evidence of left frontal cortex dysfunctioning. Psychophysiol. 2002;39(5):577-584.
12. Fitzpatrick EM, Lambert L, Whittingham J, Leblanc E. Examination of characteristics and management of children with hearing loss and autism spectrum disorders. Int J Audiol. 2014;53(9):577-586.
13. Meinzen-Derr J, Wiley S, Bishop S, Manning-Courtney P, Choo DI, Murray D. Autism spectrum disorders in 24 children who are deaf or hard of hearing. Int J Pediatr Otorhinolaryngol. 2014;78(1):112-118.
14. Gökgöz MC, Bınar M, Taşlı H, Özdemir S, Satar B. The relationship between onset of single sided deafness and educational achievement. TrENT. 2018;28(1):4-8.
15. Bergatto M, DesGeorges J, King A, Kitterick P, Laurnagaray D, Lewis D et al. Consensus practice parameter: audiological assessment and management of unilateral hearing loss in children. Int J Audiology. 2019;58(12):805-15.
16. Fitzpatrick EM, Al-Essa RS, Whittingham J, Fitzpatrick J. Characteristics of children with unilateral hearing loss. Int J Audiology. 2017;56(11):819-828.
17. Eichwald J, Gabbard AS. Mild and unilateral hearing loss in children. Sem Hear. 2008;29(2):139-140.
18. Bess FH, Tharpe AM, Gibler AM. Auditory performance of children with unilateral sensorioneural hearing loss. Ear Hear. 1986;7(1):20-26.
19. Bagatto M, DesGeorges J, King A, Kitterick P, Laurnagaray D, Lewis D et. al. Consensus practice parameter: audiological assessment and management of unilateral hearing loss in children. Int J Audiol. 2019;58(12):805-815.
20. Vartiainen EA, Karjalainen S. Prevalence and etiology of unilateral sensorineural hearing impairment in a Finnish childhood population. Int J Pediatr Otorhinolaryngol. 1998;43(3):253-259.
21. American Academy of Audiology (AAA). Clinical practice guidelines – pediatric amplification. 2013. Disponível em: <https://www.audiology.org/sites/default/files/publications/PediatricAmplificationGuidelines.pdf>. Acesso em: 18 fev. 2021.
22. Limongi SCO. Linguagem na síndrome de Down. In: Ferreira LP, Befi-Lopes DM, Limongi SCO (eds). Tratado de fonoaudiologia. São Paulo: Roca, 2004. pp.954-966.
23. Sommer CA, Henrique-Silva F. Trisomy 21 and Down syndrome: a short review. Braz J Biol. 2008;68(2):447-452.
24. Mustacchi Z. Síndrome de Down. In: Mustacchi Z, Peres S. Genética baseada em evidências: síndromes e heranças. São Paulo: CID, 2000. pp.817-894.
25. Balkany TJ, Downs MP, Jafek BW, Krajicek MJ. Hearing loss in Down's syndrome: a treatable handicap more common than generally recognized. Clin Pediatr. 1979;18(2):116-118.
26. Carvalho NG, Couto CM, Costa TGTC, Hein TAD, Santos MFC. Achados audiológicos de lactentes com síndrome de Down. Distúrbios da Comunicação. 2016;28(1):62-71.
27. Roizen NJ. Down syndrome. In: Batshaw ML. Children with disabilities. 5.ed. Baltimore: Brookes, 2002. pp.361-376.
28. Han F, Yu H, Zhang J, Tian C, Schmidt C, Nava C et al. Otitis media in a mouse model for Down syndrome. Int J Exp Pathol. 2009;90(5):480-488.

29. Werner LA, Mancl LR, Folsom RC. Preliminary observations on the development of auditory sensitivity in infants with Down syndrome. Ear Hear. 1996;17(6):455-468.
30. Thomé DC, Sanchez TG, Bento RF. Síndrome de Down e o otorrinolaringologista: características gerais e aspectos otológicos (Parte I). Arq Int Otorrinolaringol. 1999;3(30):93-98.
31. Cauwenberge P, Watelet JB, Dhooge I. Uncommon and unusual complications of otitis media with effusion. Int J Pediatr Otorhinolaryngol. 1999;49(Suppl 1):S119-S125.
32. Tuomanen EI. Pathogenesis of pneumococcal inflammation: otitis media. Vaccine. 2000; 19(Suppl 1):S38-S40.
33. Carrico B, Samelli AG, Matas CG, Magliaro FCL, Carvallo RMM, Limongi SCO et al. Avaliação auditiva periférica em crianças com síndrome de Down. Audiol Commun Res. 2014;19(3):280-285.
34. Deafblind International. Encyclopedia of deafblindness. Disponível em: <https://www.deafblindinternational.org/encyclopedia-of-deafblindness/>. Acesso em: 19 fev. 2021.
35. Amaral I. A educação de estudantes portadores de surdocegueira. In: Masini EFS (org). Do sentido, pelos sentidos, para o sentido. São Paulo/Niterói: Vetor/Intertexto, 2002. pp.121-144.
36. van Dijk J. The non-verbal child and his world: his outgrowth towards the world of symbols. Yaarverslag Instituut voor Dover, 1964-1967. Saint-Michielsgestel: Instituut voor Dover, 1967. pp.73-110.
37. Chen D. Essential elements in early intervention: visual impairment and multiple disabilities. New York: AFB Press, 1999.
38. Masini EFS. Do sentido, pelos sentidos, para o sentido. São Paulo/Niterói: Vetor/Intertexto, 2002.

22

Telefonoaudiologia aplicada ao atendimento da criança surda e de sua família

Cilmara Cristina Aves da Costa Levy
Kelly Silva Viana

INTRODUÇÃO

Este capítulo discute temas de telefonoaudiologia na perspectiva da teleprática e da teleintervenção no atendimento remoto de crianças surdas e suas famílias.

Definitivamente, é preciso que os profissionais estejam preparados para essa modalidade de atendimento. Embora essa necessidade tenha ganhado força durante a pandemia da covid-19, cenário desafiador e urgente, a teleprática tem sido aplicada há algum tempo em vários países e em diversas áreas da fonoaudiologia. A relevância dessa modalidade deve-se à possibilidade de atender a uma população que, de outro modo, não teria acesso à saúde ou à reabilitação, principalmente em razão da distância entre os centros de atendimento e sua residência.[1,2] Atualmente, a modalidade oferece suporte em prevenção, acompanhamento, tratamento e consultoria a distância.

Oficialmente, o primeiro congresso de telemedicina aconteceu em 1993, nos EUA, dando origem, alguns anos depois, à International Society for Telemedicine & eHealth, que, entre suas contribuições, oferece artigos de diversas áreas da fonoaudiologia pelo *Journal of Telemedicine and Telecare* e pelo *International Journal of Telerehabilitation*.[3]

A American Speech-Language-Hearing Association (ASHA) reconhece a teleprática como um modelo adequado de prestação de serviços, desde que os profissionais conheçam suficientemente as tecnologias utilizadas e adaptem os materiais de avaliação ou intervenção de modo adequado.[4] A teleprática tem um enorme potencial para fonoaudiólogos não apenas por superar barreiras de acesso, como distância física, mas também por representar uma oportunidade única de conexão com os pacientes em seus ambientes naturais.[5]

Durante os últimos anos, pesquisadores vêm analisando o atendimento a distância com instrumentos de satisfação e pesquisas de conhecimento dos usuários, apoiados pela ASHA e pela Academia Americana de Audiologia (AAA), entre outras entidades científicas, além da própria Organização Mundial da Saúde (OMS).[6]

Utilizando o questionário de satisfação, Constantinescu[7] realizou uma pesquisa com pais e terapeutas para analisar a qualidade de áudio, vídeo, equipamento e transmissão, bem como a interação entre pais e terapeutas. Sua discussão apresenta uma série de considerações quanto à qualidade técnica como fator motivador ou desmotivador (quando esses recursos deixam a desejar) e constata que, em geral, profissionais e pais sentem-se confortáveis em suas comunicações e interações via *web*. No entanto, a autora ressalta que a satisfação é relativa e que se deve buscar avaliar resultados que apontem objetivos e metas cumpridas.

Grillo[8] avaliou o estado atual dos métodos de teleprática entre terapeutas experientes da fala. O autor apresenta percepções que podem ser usadas para desenvolver modelos de teleprática e para preparar estudantes de pós-graduação em linguagem de fala, a fim de que produzam esses métodos.

No Brasil, desde 2004, o Departamento de Fonoaudiologia da Faculdade de Odontologia de Bauru, da Universidade de São Paulo (FOB/USP), encabeça os estudos nessa área, o que culminou em importantes cooperações de instituições na área de fonoaudiologia, como a Sociedade Brasileira de Fonoaudiologia (SBFa) e a Academia Brasileira de Audiologia (ABA). Essa parceria resultou em dois eventos de grande relevância: a criação do Fórum de Telessaúde em Audiologia e a criação do Departamento de Teleaudiologia junto ao Conselho Brasileiro de Telemedicina e Telessaúde (CBTms).[9]

O Conselho Federal de Fonoaudiologia (CFFa)[10] regulamenta a prática profissional via tecnologia de informação e comunicação (TIC), segundo a Resolução CFF n. 580/2020, que autoriza o atendimento *on-line*. Em 2020, a SBFa ofereceu um curso de telefonoaudiologia na modalidade de educação a distância (EaD), informando e orientando profissionais e usuários sobre seus direitos e deveres. O atendimento telefonoaudiológico deve ser equivalente à qualidade dos serviços prestados presencialmente e consistente com a adesão ao Código de Ética.[9]

Assim, a telefonoaudiologia pode ser mais um recurso, oferecendo acesso apropriado à reabilitação auditiva às famílias de crianças com deficiência auditiva ou surdas que não podem prosseguir com o tratamento presencialmente. Ademais, por ser uma área em constante expansão e desenvolvimento, a telefonoaudiologia é uma modalidade eficaz para a prestação de serviços de fonoaudiologia em seus diversos desdobramentos, desde que implementada de acordo com as diretrizes de melhores práticas, privacidade, segurança e etiqueta digital.

Além disso, dada a importância e a urgência de um atendimento o mais precoce possível, a chamada teleintervenção em telefonoaudiologia concorre para conscientizar pais e responsáveis de que o ideal é que eles se tornem os principais facilitadores da comunicação da criança, fortalecendo sua competência para integrar objetivos de audição, fala e linguagem.[11]

ATUAÇÃO

A teleintervenção trabalha diretamente com os pais/responsáveis para que atuem como protagonistas na sessão. Isso demanda deles um determinado investimento de tempo e dedicação para que o modelo *on-line* de prestação de serviço seja bem-sucedido. Além disso, o desempenho da família fora das sessões deve acompanhar as descobertas e o aprendizado adquiridos na teleintervenção. Concebendo esse trabalho como um processo de *coaching*, o fonoaudiólogo deve modelar as ações dos responsáveis e ajudá-los a ter mais confiança para incorporar estratégias de fala, linguagem e audição no dia a dia da criança.[11,12]

Baseado no trabalho de Doyle,[13] para que esse processo tenha um bom desenvolvimento, sucedem-se as seguintes etapas:

1. Fonoaudiólogo e responsáveis desenvolvem cooperativamente um plano que inclui um propósito e um resultado.
2. Durante a sessão, o fonoaudiólogo tem a oportunidade de observar os responsáveis atuando e pode modelar suas ações, segundo estratégias preestabelecidas. Os responsáveis, por sua vez, também têm a oportunidade de observar o terapeuta desenvolvendo as estratégias.
3. Os responsáveis demonstram suas novas habilidades.
4. Os responsáveis refletem sobre o que aconteceu durante a sessão, o que deveria ter acontecido e o que poderiam mudar para atingir os objetivos.
5. Por meio de uma avaliação, verifica-se a eficácia do processo de *coaching*.

Rushbrooke et al.[14] compilaram vários estudos sobre a teleprática na intervenção em crianças com deficiência auditiva e surdas e seus familiares na modalidade da terapia auditiva verbal e elegeram nove benefícios e desafios:

1. A teleprática, que pode ser síncrona, assíncrona ou híbrida, é uma modalidade que ajuda as famílias a atingirem seu propósito, pois os responsáveis podem ter acesso às instruções a qualquer momento, inclusive durante as férias.
2. A teleprática transcorre em ambientes naturais, e as sessões são construídas em torno da rotina das famílias.
3. A teleprática induz a família a conduzir as sessões.
4. Apoio e treinamento foram as habilidades reconhecidas como particularmente importantes para os usuários da teleprática, que inclui aspectos como construção do relacionamento, comunicação, flexibilidade, adaptabilidade, criatividade e inovação.
5. Apesar de alguns pais preferirem as atividades presenciais, em virtude tanto de dificuldades com a tecnologia como por acreditarem em relações mais próximas, essa preferência se deve, antes, à falta de familiaridade com a modalidade da teleprática.
6. O desafio tecnológico, sem dúvida um dos maiores, inclui internet instável e equipamento insuficiente, prejudicando a qualidade da sessão e gerando preocupações com relação à privacidade e à segurança.
7. A relação custo/benefício da teleprática é favorável, uma vez que a distância para muitos centros é um fator a se considerar no engajamento dos pais, pois muitos deles precisariam se ausentar do trabalho ou de outros afazeres por

um longo período, inviabilizando monetariamente os encontros.

8. A elegibilidade dos serviços de teleprática envolve fatores importantes, como a idade da criança, a familiaridade dos responsáveis com a informação e a comunicação tecnológica, seu engajamento e seu comportamento. Esses fatores devem ser considerados no estabelecimento do horário e do tempo da sessão, assim como na escolha das atividades e da tecnologia.
9. A preparação e o acompanhamento são fatores mensuráveis para avaliar o êxito da teleprática.

Estamos enfrentando muitos desafios com a pandemia do novo coronavírus, o que acaba afetando, inclusive, o engajamento na teleprática. Por exemplo, o responsável mais envolvido na terapia pode estar presente em casa, mas trabalhando ou ocupado com outros afazeres e, portanto, impedido ou não tão disponível para as sessões. Dessa maneira, é importante que o terapeuta estabeleça uma comunicação consistente com os responsáveis, compartilhando o resultado das sessões e procurando compreender, com empatia, as circunstâncias de cada família.

Em um modelo de serviço centrado na família,[15] o planejamento do modelo terapêutico passa por três etapas: a preparação da sessão, a sessão em si e o que se segue a ela.[9]

PREPARAÇÃO DA SESSÃO

De acordo com a Lei Geral de Proteção de Dados Pessoais (LGPD), o atendimento de telefonaudiologia por transmissão síncrona – ou seja, em tempo real – requer alguns cuidados, como:[16]

- conhecer as plataformas que são mais seguras, bem como a seus respectivos requisitos de *software* e *hardware*;
- estabelecer horários com a família, identificando as rotinas e os materiais que serão utilizados;
- encaminhar, com antecedência, o planejamento da sessão aos pais (p.ex., por *e-mail*), informando sobre os objetivos e os materiais necessários para que eles possam preparar ou adaptar esses materiais para o momento do encontro virtual;
- requisitos importantes para ambas as partes, terapeuta e família: checar o acesso à *internet* e buscar um cenário neutro, com boa iluminação e livre de distrações visuais ou sonoras.

DURANTE A SESSÃO

- Orientar os pais durante a verificação do dispositivo auditivo (aparelhos de amplificação sonora ou implante coclear).
- Rever os pontos-chave da sessão e atualizar os responsáveis sobre a aplicação das estratégias adotadas.
- Modelar ou explicar as estratégias.
- Favorecer a aplicação das estratégias e das habilidades aprendidas.
- Identificar possíveis rotinas para utilizar na sessão seguinte.
- Fornecer *feedback* aos pais, apontando êxitos e desafios e refletindo sobre a interação durante a rotina e as atividades.
- Resumir a sessão redefinindo e expandindo o uso de estratégias.

APÓS A SESSÃO

A cada término de atendimento, vale uma reflexão aprimorada sobre o desenvolvimento da sessão: o objetivo foi alcançado? Em caso positivo, para o próximo encontro, é importante avaliar se os mesmos objetivos serão explorados ou se vale a pena ou mudá-los. Caso o objetivo não tenha sido atingido, vale também uma reflexão apurada revendo estratégias, material, envolvimento familiar, participação da criança e aspectos da atuação do terapeuta, como postura, engajamento, agilidade e criatividade.

MATERIAL

O material deve ser adequado à idade do paciente. Crianças muito pequenas não são exigentes quanto aos brinquedos; o que vale lembrar é que eles são basicamente uma ferramenta para auxiliar no desenvolvimento da aprendizagem. Uma brincadeira criativa pode ter várias estratégias para estimular a audição e a linguagem. É recomendável conhecer os brinquedos que a criança já tem e, em conjunto com os responsáveis, quando necessário, criar adaptações para atingir os objetivos propostos. Dependendo da idade da criança, pode-se compartilhar tela, apresentar jogos, contar histórias, etc.

GUIA DE ATENDIMENTO *ON-LINE*

- Verificar conexão com a *internet* do paciente e do profissional;
- espaço físico: ambiente fechado, silencioso, sem distrações e com uma cadeira confortável;
- uso de dispositivos eletrônicos corretos e em pleno funcionamento: câmera, fones, microfones e iluminação;
- tempo da sessão: avaliar por quanto tempo o paciente consegue se manter atento às informações dadas a distância, bem como observar o envolvimento da família.

RECOMENDAÇÕES AOS FONOAUDIÓLOGOS

- Hidratar-se antes e depois das sessões;
- cuidar da postura, utilizando uma cadeira adequada;
- cuidar do tempo de exposição à tela e à iluminação direta;
- fazer pausas entre as sessões;
- comunicar o agendamento da consulta com antecedência;
- verificar a conexão com a *internet* e o funcionamento dos dispositivos a serem usados;
- organizar os materiais a serem expostos e compartilhados;
- familiarizar-se antecipadamente com as tecnologias e os jogos que serão compartilhados;
- preparar o contrato de atendimento e o termo de consentimento livre e esclarecido (TCLE).

RECOMENDAÇÕES AOS RESPONSÁVEIS PELA CRIANÇA

- Agendar horários adequados;
- escolher locais apropriados para a sessão;
- comunicar previamente o agendamento da consulta ao terapeuta, a fim de que ele prepare o material requerido;

- verificar a conexão com a *internet* e os dispositivos a serem usados;
- familiarizar-se antecipadamente com as tecnologias;
- assinar o contrato de atendimento e o TCLE.

CONSIDERAÇÕES FINAIS

Apesar de alguns desafios, sejam tecnológicos ou relativos a habilidades e/ou experiências prévias, tanto por parte do terapeuta como dos pais, a telefonoaudiologia é um modelo eficaz que atende às necessidades eminentes da criança com deficiência auditiva. Discutir como o método funciona para cada família pode promover um crescimento dentro do processo terapêutico, porém, algumas crianças com deficiência auditiva ou surdas podem não ser candidatas a essa modalidade e novos caminhos deverão ser discutidos caso a caso.

Benefícios e desafios estarão presentes nessa modalidade e muitos serão os ajustes ao longo do processo. É preciso observar o que se adapta melhor a cada família e quão engajador o terapeuta é em suas atividades e participação, incluindo aspectos como organização, flexibilidade e adaptabilidade. Assim, não existe um modelo único que irá atender a todas as famílias, mas há consenso em manter o atendimento virtual tal qual o presencial com objetivos tangíveis.

REFERÊNCIAS

1. National Center for Hearing Assessment and Management. Telehealth and EHDI systems. Disponível em: <https://infanthearing.org/telehealth/index.html>. Acesso em: 22 mar. 2021.
2. Constantinescu G, Theodoros D, Russell T, Ward E, Wilson S, Wootton R. Assessing disordered speech and voice in Parkinson's disease: a telerehabilitation application. Int J Lang Commun Disord. 2010;45(6):630-644.
3. International Society for Telemedicine & eHealth. History. Disponível em: <https://www.isfteh.org/about/history>. Acesso em: 22 mar. 2021.
4. American Speech-Language-Hearing Association (ASHA). Telepractice: overview. 2019. Disponível em: <https://www.asha.org/Practice-Portal/Professional-Issues/Telepractice/>. Acesso em: 22 mar. 2021.
5. Cason J, Cohn ER. Telepractice: an overview and best practices. Perspect Augment Altern Comm. 2014;23(1):4-17.
6. World Health Organization (WHO). Deafness prevention. 2019. Disponível em: <https://www.who.int/deafness/estimates/en/>. Acesso em: 22 mar. 2021.
7. Constantinescu G. Satisfaction with telemedicine for teaching listening and spoken language to children with hearing loss. J Telemed Telecare. 2012;18(5):267-272.
8. Grillo EU. Results of a survey offering clinical insights into speech-language pathology telepractice methods. Int J Telerehabil. 2017;9(2):25-30.

9. Conselho Federal de Fonoaudiologia (CFFa). Diretrizes de boas práticas em telefonoaudiologia. Disponível em: <https://www.fonoaudiologia.org.br/comunicacao/diretrizes-de-boas-praticas-em-telefonoaudiologia-volume-1/>. Acesso em: 22 mar. 2021.
10. Conselho Federal de Fonoaudiologia (CFFa). Resolução n. 580, de 20 de agosto de 2020. Dispõe sobre a regulamentação da telefonoaudiologia e dá outras providências. Disponível em: <https://www.in.gov.br/web/dou/-/resolucao-cffa-n-580-de-20-de-agosto-de-2020- 273916256>. Acesso em: 22 mar. 2021.
11. Houston KT, Behl D, Mottershead S. Chapter 17: using telepractice to improve outcomes for children who are deaf or hard of hearing & their families. Disponível em: <http://www.infanthearing.org/ehdi-ebook/2018_ebook/17%20Chapter17UsingTelepractice2018.pdf>. Acesso em: 22 mar. 2021.
12. Houston KT, Behl D, Seroka K. Chapter 18: using telepractice to improve outcomes for children who are deaf or hard of hearing & their families. Disponível em: <http://www.infanthearing.org/ehdi-ebook/2017_ebook/18%20Chapter18UsingTelepractice2017.pdf>. Acesso em: 22 mar. 2021.
13. Doyle JS. The business coach: a game plan for the new work environment. 1.ed. New Jersey: Wiley, 1999. 191p.
14. Rushbrooke E, Waite M, Houston KT. Telepractice and auditory-verbal therapy. In: Estabrooks W, Morrison HM, MacIver-Lux K (eds). Auditory-verbal therapy: science, research and practice. San Diego: Plural Publishing, 2020. pp.850-275.
15. McCarthy M, Leigh G, Arthur-Kelly M. Telepractice delivery of family-centred early intervention for children who are deaf or hard of hearing: a scoping review. J Telemed Telecare. 2019;25(4):249-260.
16. Brasil. Ministério da Defesa. Lei n. 13.709, de 14 de agosto de 2018. Lei geral de proteção de dados pessoais (LGPD). Brasília: Ministério da Defesa, 2018. Disponível em: <https://www.gov.br/defesa/pt-br/acesso-a-informacao/lei-geral-de-protecao-de-dados-pessoais-lgpd>. Acesso em: 14 jun. 2021.

23

Pensamento holístico sobre a surdez

Cilmara Cristina Alves da Costa Levy
Maria Cecilia de Moura

Vamos definir o que um pensamento holístico sobre o surdo/Surdo/deficiente auditivo (sSda) pode desvendar nos tempos atuais. Holístico é um adjetivo que classifica qualquer doutrina que procura compreender os fenômenos na sua totalidade e globalidade. Contemplar o mundo e sua pluralidade aplica-se a conhecer as diversas vertentes do conhecimento envolvidos na compreensão desses indivíduos: a medicina, a fonoaudiologia, as tecnologias destinadas à audição, a cultura surda etc.

Quando se pensa na questão do sSda, o foco dirige-se sempre para inúmeros aspectos, como diagnóstico o mais cedo possível,[1] indicação de métodos de trabalho,[2,3,4] adaptação com auxiliares de audição (aparelhos de amplificação sonora [AASI], implantes cocleares [IC], implante de troco [ABI], próteses ancoradas) e seus desdobramentos, orientação familiar, entre tantos outros. A metodologia ocupa lugar de destaque, com a possibilidade de utilização ou não de língua brasileira de sinais (Libras), sempre ligada às formas de amplificação ou de se possibilitar o acesso ao som.[5,6]

A orientação aos pais também é destacada no pensamento holístico em relação ao sSda, pois as escolhas[7,8] recaem, obviamente, neles, já que são os primeiramente impactados pela notícia de que seu filho tem uma perda auditiva. Afinal, isso o transforma em um estrangeiro em sua casa,[9] visto que, se ele "tem uma surdez" como poderá falar? O que será do futuro dele? O impacto maior não está focado na perda da audição, mas o que isso poderá acarretar.

Historicamente, várias formas de atuação com os pais foram desenvolvidas,[10,11] desde as que propõem um trabalho diretivo e constante com a criança em casa até aquelas que têm uma base mais psicanalítica e visam a compreender o funcionamento dos pais diante do diagnóstico da surdez e seus desdobramentos.

Ademais, o nascimento de um bebê com perda auditiva não impacta apenas os pais. A família é composta por mais membros que terão que conviver com essa nova pessoa que passa a ocupar um lugar de destaque na família: tanto por ser um bebê que preenche algum lugar esperado ou não, quanto, principalmente, porque não escuta.

Essa família pode ser configurada de diferentes formas: pai, mãe, irmãos, avô, avó, tio, tia e outros. Serão eles afetados por essa nova pessoa que vem preencher algum lugar na família e que tem uma surdez?

A utilização dos termos "tem uma surdez" é intencional nesses casos. Não é inicialmente um bebê surdo que é colocado na família – essa denominação surge posteriormente. Primeiramente, ele é visto como um bebê que não escuta e que, em razão disso, pode não vir a falar. Surge a incerteza da incomunicabilidade.

Grandes mudanças acontecem com a chegada desse bebê que será classificado posteriormente como surdo, Surdo ou deficiente auditivo. A denominação surdo remete ao fato dele não ouvir. O termo Surdo, com S maiúsculo, estabelece um vínculo com a comunidade Surda.[12] Já a denominação deficiente auditivo está ligada a uma concepção audiológica do *status* auditivo do indivíduo. Cada uma dessas classificações carrega valores sociais e formas diferentes de se ver o "indivíduo que não ouve".

Essas questões só terão repercussão para as famílias muito tempo depois do nascimento do bebê. Dependerão de valores familiares e do enfoque dos primeiros profissionais de saúde que irão compartilhar conhecimentos. E aqui vale um destaque para esse momento singular: os profissionais de destaque para os pais necessitam desse olhar holístico, despir-se de suas convicções pessoais e delinear fronteiras mais flexíveis, o que implica expandir seu conhecimento para além do que é tradicionalmente aceito. É nesse momento que começa a grande jornada que a família terá que enfrentar. Os pais não sabem as barreiras de uma perda auditiva, pois 95% das pessoas com deficiência auditiva/surdas são filhos de pais ouvintes.[13]

No mundo conectado em que estamos, ao receberem um diagnóstico de surdez, os pais logo buscam informações na internet e, muitas vezes, encontram informações rasas e fáceis, com opiniões opressoras e não dialogadas; deparam-se com narrativas pelas redes sociais, o que torna imprescindível a atuação de profissionais que lhes apresentem informações verdadeiras e precisas.

Diante das diversas possibilidades e do pouco tempo para decidirem sobre tudo o que envolve a circunstância, apesar de os pais se sentirem mergulhados em um mar de incertezas, a resposta e a decisão são deles – e deverão ser rápidos, pois quanto mais cedo for realizada a intervenção, melhores serão os resultados.[14] Alguns reagirão muito inadequadamente a todas as questões colocadas pelo médico e pelo fonoaudiólogo. De acordo com a reação e de como eles buscam ajuda, mais fácil ou mais difícil será lidar com essa nova criança que lhes é apresentada.[15]

Com uma decisão tomada, seja ela qual for, deve-se sempre ponderar que essa criança pertence a uma família estendida, que acompanha ou sente, no dia a dia, o drama vivenciado pelos pais. Barreiras culturais, ideológicas, religiosas e filosóficas poderão ser debatidas e deverão ser ouvidas.

É comum os pais não questionarem como um ser humano aprende a falar e a ouvir, nem refletirem sobre o quanto os primeiros anos de vida são crucias para o aprendizado de um bebê, seja ele surdo ou ouvinte. Por outro lado, quando uma família passa a ter um bebê sSda, ela precisa ter em mente que aprender a ouvir, a falar oralmente ou em Libras é um processo que implica se entregar a uma rica experiência, a uma vivência com qualidade e lidar com uma grande quantidade de informações.

Para desenvolver linguagem e aprender a falar uma língua, o encéfalo humano conecta várias áreas associativas e recebe informações tanto de vias auditivas quanto visuais. O encéfalo está no máximo de seu desenvolvimento nos primeiros anos de suas vidas, por isso é importante que os pais saibam que um número incrível de habilidades e quantidade de informações deverão estar disponíveis desde muito cedo na vida do bebê.

Vamos imaginar alguns cenários:

1. Bebê diagnosticado o mais cedo possível com perda auditiva severa ou profunda, sem comorbidade; a família opta pelo uso de dispositivos auditivos (AASI ou IC). Nesse cenário, é essencial entender alguns pontos. (1) Um bebê surdo não é igual a uma criança ouvinte que não ouve, e que o uso dos dispositivos, por si só, não reconstitui a audição, pois os dispositivos eletrônicos não substituem o aparelho auditivo humano. Os dispositivos auditivos auxiliam a recepção do som no encéfalo. (2) A perda auditiva intervém na função auditiva, que inclui sensibilidade, resolução, habilidade de discriminação.[16] Por isso, reabilitar a audição é necessário. Além disso, ao submeter a criança à cirurgia de IC ou ao uso de AASI, os pais devem fazer um investimento físico, emocional e financeiro (manutenção, bateria etc.), que precisará ser sustentado. As terapias fonoaudiológicas poderão proporcionar a reabilitação auditiva. Então, como realizá-la? Como ensinar a ouvir? A resposta é: por meio trabalho com atenção, detecção, discriminação e reconhecimento auditivo, que são etapas importantes para a percepção dos sons da fala e consequente desenvolvimento da linguagem. E há lugar para o bilinguismo para surdos? A resposta poderia ser simples. Sim, de forma paralela e tão cedo quanto possível. No entanto, essa não é uma realidade que vivenciamos. A maioria das famílias não encontra facilidade para o aprendizado da Libras e não tem acesso a espaços bilingues para bebês no país, o que limita seus esforços. Além disso, apenas uma parcela de profissionais apresenta a Libras como uma possibilidade para ser agregada ao tratamento.
2. Bebê diagnosticado o mais cedo possível ou tardiamente com perda auditiva severa ou profunda, ***com*** comorbidade; a família opta pelo uso de dispositivos auditivos (AASI ou IC). O bilinguismo pode ser uma opção. Dependendo da comorbidade, as limitações quanto ao aproveitamento dos dispositivos serão conhecimentos necessários e importantes. Entendemos que a escolha pela audição se dará como mais um canal sensorial a ser disponibilizada para a

criança, e as questões de acesso a espaços bilíngues se mantêm nessa alternativa também, assim como a não aceitação dessa opção por alguns profissionais da saúde.

3. Bebê diagnosticado o mais cedo possível com perda auditiva severa ou profunda, sem comorbidade; a família opta pelo bilinguismo, em uma perspectiva em que a Libras é a primeira língua. Por assim a considerar, o investimento para o aprendizado deve ser total. O bebê deve ser envolvido com a língua principalmente pela família. Se o bilinguismo para Surdos deve ser pensado como uma realidade que possibilitará que os Surdos possam se constituir como seres da linguagem, devemos refletir sobre a época em que eles devem ser expostos à Libras. A Libras deve ser exposta com frequência como uma prática de língua doméstica, com suas características linguísticas e função pragmática. O interlocutor precisa adquirir habilidade com a língua para torná-la competente, tanto a nível de comunicação como para imbuir as trocas de turnos, afeto. Nas situações corriqueiras no dia a dia, cada momento deve ser explorado, e assim também deve ocorrer no âmbito cultural no que se refere à identidade e à cultura surda. O contato com surdos adultos enriquecerá o mundo dessa criança. Ao mesmo tempo, o português como segunda língua deverá ser propiciado por fonoaudiólogos bilingues que utilizarão os instrumentos necessários para o desenvolvimento desse trabalho.

Aprendizado tardio da Língua de Sinais como primeira língua em ambiente escolar, e do português, escrito ou falado, como segunda língua. Nesse caso, o maior problema é que o período sensível para o desenvolvimento de linguagem já terá passado. Assim, também será necessário o trabalho fonoaudiológico bilingue, para que possam ser propiciadas as melhores formas de desenvolvimento de linguagem.

Em todos esses casos, a escolha pelo bilinguismo para surdos é uma escolha da família, que deverá ser orientada sobre todas as possibilidades que seu filho pode ter.[17]

Muitos desafios ainda precisam ser vencidos, pois a ciência é uma constante busca de conhecimento, mas não é exata; as culturas são plurais, e o ser humano é único. Em um mundo em que vivenciamos um avanço tecnológico avassalador, não podemos negligenciar e deixar de evidenciar que, para alguns casos, os dispositivos eletrônicos poderão proporcionar resultados de ouvir mais e melhor e consequente desenvolvimento de linguagem oral muito parecido com as pessoas que ouvem. Portanto, para alguns pais, essa é uma escolha que deverá ser respeitada, assim como deve ser respeitada a escolha pelo bilinguismo.

Ressalta-se que muitos estudos apontam que uma intervenção o mais cedo possível para o desenvolvimento da linguagem por meios auditivos e pela exposição à língua de sinais tem possibilitado o desenvolvimento de crianças capazes de aprender a se comunicar plenamente, extrapolando expectativas de muitos, e também capazes de se expressar também pela arte, música e poesia.

Conclui-se que, diante de uma realidade presente para tantos pais, algumas medidas são urgentes e primordiais:

- apoiar a mãe no momento do diagnóstico dado ao nascimento da criança;
- mostrar as possibilidades, e não as impossibilidades;

- esclarecer que, independentemente das decisões tomadas (IC, AASI), a relação com o bebê pode se dar de outras formas;
- ter em mente que os pais só vão reagir positivamente à criança surda se souberem tanto de tal diagnóstico quanto, principalmente, de que ela é totalmente capaz de adquirir uma linguagem. Isso significa que o primeiro passo é dos pais, no que diz respeito a de estarem a par de e oferecerem todas as possibilidades de linguagem.

É preciso possibilitar que os bebês Surdos possam crescer saudáveis e capazes de linguagem. Nesse sentido, os pais não devem parar de falar com eles porque eles não escutam, e sim descobrir novas formas de comunicação – e, por meio disso, a criança reagirá a eles, visualmente.

Aos pais, recomendo que procurem um fonoaudiólogo que explique clara e verdadeiramente as vantagens (e os riscos também) do aparelho auditivo e do implante coclear, mas que, antes de mais nada, respeite a comunidade Surda e sua língua. Afinal, seu filho é Surdo, e o implante coclear é colocado porque ele é surdo.[18,19]

Aos profissionais da saúde, recomendo que ampliem seus horizontes e percebam as reais necessidades de seus pacientes, pensando qual é seu papel e o que desejam propiciar.

REFERÊNCIAS

1. Moura MC, Harrison KMP. Desafios da clínica fonoaudiológica bilíngue com surdos: tecnologias, identidade e língua de sinais. In: Salgado C, Lamônica D, Brito D. (orgs.) Tratado de linguagem. 2.ed. Ribeirão Preto: Booktoy, [no prelo].
2. Moura MC, Begrow D, Di Donato A, Salgado-Azoni C. Fonoaudiologia, língua de sinais e bilinguismo para surdos. CoDAS. 2021;32(1).
3. Goldfeld M. A criança surda: linguagem e cognição numa perspectiva sóciointeracionista. São Paulo: Plexus, 1997.
4. Dias TRS, Mantelatto SAC, Del Prette A. Pedroso CCA, Gonçalves TC, Magalhães RC. A surdez na dinâmica familiar: estudo de uma população específica. Espaço. 1999;11:29-36.
5. Witkoski SA. A interface entre a família e o direito ao ensino bilíngue para sujeitos surdos: rompendo oposições binárias. ETD – Educação Temática Digital, Campinas. 2017;19(3):882-900. DOI: 10.20396/etd.v19i3.8646222.
6. Rodriguero CRB, Yaegashi SFR. A família e o filho surdo: uma investigação acerca do desenvolvimento psicológico da criança segundo a abordagem histórico-cultural. Curitiba, PR: CRV, 2013.
7. Eleweke CJ, Rodda M. Factors contributing to parents' selection of a communication mode to use with their deaf children. Am Ann of the Deaf. 2000;145(4):375-383.
8. Hoffmeister R. Famílias, crianças surdas, o mundo dos surdos e os profissionais de audiologia. In: Skliar C (org). Atualidades da educação bilíngue para surdos. Porto Alegre: Mediação, 1999. pp. 113-130.
9. Rafaeli YM. Um estrangeiro em sua casa. In: Vorcaro A (org). Quem fala na língua? Sobre as psicopatologias da fala. v. 15. Salvador, BA: Ágalma, 2004. (Coleção Psicanálise da Criança)
10. Kelman CA, Silva DNH, Amorim ACF, Monteiro RMG, Azevedo DC. Surdez e família: facetas das relações parentais no cotidiano comunicativo bilíngue. Linhas Críticas. 2011;17(33):349-365.
11. Guarinelo AC, Claudio DB, Festa PVS, Paciornik R. Reflexões sobre as interações linguísticas entre familiares ouvintes – filhos surdos. Cien Cult. 2013;46:151-168.

12. Padden C, HumphriesT. Deaf in America. Massachusetts: Harvard University Press, 1988.
13. Mitchell MRE, Karchmer KMA. Chasing the mythical ten percent: parental hearing status of deaf and hard of hearing students in the United States. Sing language Studies. 2004;4:138-163.
14. Yoshinaga-Itano CH. Principles and guidelines for early intervention after confirmation that a child is deaf or hard of hearing. J Deaf Studies Deaf Educ. 2013;19(2):143-175.
15. Levy CCAC. A família e seu comportamento social com a chegada do filho surdo. In: Levy CCAC. Manual de audiologia pediátrica. 1.ed. Barueri: Manole, 2015.
16. Boothroyd A. Adult aural rehabilitation: what is it and does it work? Trends Amplif. 2007;11(2):63-71. DOI: 10.1177/1084713807301073.
17. Humphries T, Kushalnagar P, Mathur,G Napoli DJ, Padden C, Rathmann C, Scott S. Bilingualism: a pearl to overcome certain perils of cochlear implants. J Med Speech Lang Pathol. 2014;21(2):107-125.
18. Tomaszewski P, Krzysztofiak P, Moron E. From sign language to spoken language. A new discourse of language development in deaf children. Psychol Lang Commun. 2019;23(1):48-84.
19. Begrow DV. A constituição da identidade do sujeito surdo a partir da perspectiva sócio-histórico cultural: uma reflexão. In: Santos MC, Gonçalves IMC, Duboc MJ, Ribeiro SL, Castro ASA (orgs). Educação inclusiva em foco. Feira de Santana, BA: Editora da UEFS – Universidade Federal da Bahia, 2006.

Anexo 1

Questionários e inventários validados para a observação do desenvolvimento das habilidades auditivas, de linguagem e de percepção da fala de crianças*

Cilmara Cristina Alves da Costa Levy
Lyvia Christina Camarotto Battiston Rodrigues-Sato
Bianca Miguel Jorge
Katia de Almeida

Este Anexo está disponível em arquivo, como Conteúdo Complementar, no *link* <conteudo-manole.com.br/audiologia-pediatrica-2ed> (senha: anexosmap2_2021).

Questionário	Características e objetivos	Faixa etária	Autores
MUSS (*Meaningful use of speech scale*)	Avaliar o uso da fala em atividades cotidianas	Crianças de até 5 anos de idade	Robbins e Osberger (1990)
MAIS (*Meaningful auditory integration scale*)	Avaliar o uso significativo dos sons	Crianças acima de 4 anos de idade	Robbins et al. (1991)
LIFE (*Listening inventory for education*)	Quantificar o grau de dificuldade da criança na escola	Crianças acima de 6 anos de idade	Anderson e Smaldino (1996 e 1999)
IT-MAIS (*Infant-toddler meaningful auditory integration scale*)	Avaliar o uso significativo dos sons	Crianças de até 4 anos de idade	Zimmerman-Phillips et al. (1998)
CHILD (*Children's home inventory for listening difficulties*)	Monitorar as habilidades auditivas no cotidiano (em casa)	Crianças de 3 a 12 anos de idade	Anderson e Smaldino (2000)
ABEL (*Auditory behavior in everyday life*)	Verificar recepção auditiva, resposta verbal aos sons, consciência auditiva aos sons ambientais, habilidades sociais e de conversação e independência funcional	Crianças de 4 a 14 anos de idade	Purdy et al. (2002)
ELF (*Early listening function*)	Avaliar a capacidade de a criança detectar sons de diferentes intensidades e a diferentes distâncias	Crianças de 5 meses a 3 anos de idade	Anderson (2002)
PRISE (*Production infant scale evaluation*)	Entrevistar pais a respeito dos primeiros marcos vocais	Crianças de até 18 meses de vida	Kishon-Rabin et al. (2009)
PEACH (*Parent's evaluation of aural/oral performance of children*)	Avaliar a efetividade da amplificação em crianças pequenas a partir do uso das observações sistemáticas dos pais	Crianças até a idade escolar	Ching e Hill (2007)

Habilidades avaliadas	Ambiente	Dispositivos avaliados	Respondente	Grau da DA
Desenvolvimento de fala	Silêncio e ruído (cotidiano)	IC	Pais	DA de grau severo a profundo
Comportamento auditivo	Silêncio e ruído (cotidiano)	AASI IC	Pais	DA de grau profundo
Comportamento auditivo	Escolar	AASI IC	Criança Professor	Todos os graus de DA
Comportamento auditivo	Silêncio e ruído (cotidiano)	AASI IC	Pais	DA de grau profundo
Comportamento auditivo	Silêncio e ruído (cotidiano)	AASI IC FM	Pais Criança	Todos os graus de DA
Comportamento auditivo	Silêncio e ruído (cotidiano)	AASI IC	Pais	Todos os graus de DA
Comportamento auditivo (detecção auditiva)	Silêncio e ruído	AASI IC FM	Pais	Todos os graus de DA
Desenvolvimento de fala e linguagem	Cotidiano	AASI e IC (usados na avaliação pré-implante)	Pais	Todos os graus de DA
Comportamento auditivo e desenvolvimento de linguagem	Silêncio e ruído (cotidiano)	AASI IC	Pais	Todos os graus de DA

(continua)

(continuação)

Questionário	Características e objetivos	Faixa etária	Autores
LittleEARS	Avaliar o desenvolvimento auditivo	0 a 5 anos de idade	Kühn-Inacker et al. (2003) e Coninx et al. (2009)
TEACH (*Teacher's evaluation of aural/ oral performance of children*)	Avaliar a efetividade da amplificação em ambiente escolar por meio do uso das observações sistemáticas dos professores	Idade escolar	Ching e Hill (2005)
SIFTER (*Screening instrument for targeting educational risk*)	Identificar alunos em risco de problemas acadêmicos decorrentes de deficiência auditiva e triar essas crianças em relação à adequação das habilidades de desenvolvimento importantes para o sucesso na sala de aula	3 a 5 anos de idade (*Preschool* SIFTER) e acima de 5 anos (SIFTER)	Anderson (1989) (SIFTER), e Anderson e Matkin (1996) (*Preschool* SIFTER)
FLE (*Functional listening evaluation*)	Determinar quais habilidades auditivas são afetadas por ruído, distância e acesso visual e avaliar benefício do uso do dispositivo eletrônico	Idade escolar (conteúdo adaptado ao desenvolvimento linguístico da criança)	Johnson e VonAlmen (1997)
WASP (*Word association for syllable perception*)	Analisar qualitativamente erros em tarefas de reconhecimento de palavras	Todas as idades (conteúdo adaptado ao desenvolvimento da criança)	Koch (1999)
LSQ (*Listening situations questionnaire*)	Identificar benefícios e satisfação com a amplificação e dificuldades na compreensão	Criança acima de 7 anos de idade	Grimshaw (1996, 2004)
HEAR-QL-26 (*Hearing environments and reflection on quality of life*)	Determinar como a criança percebe os efeitos da perda auditiva	7 a 11 anos de idade	Urmansky et al. (2011)
PedsQL™ (*Pediatric quality of life inventory™*)	Avaliar a qualidade de vida relacionada à saúde	2 a 18 anos de idade	Varni et al. (2001)
Children with cochlear implants: parental perspectives	Avaliar o impacto do IC nas crianças e suas famílias	Acima de 3 anos de idade	Archbold et al. (2002)

Habilidades avaliadas	Ambiente	Dispositivos avaliados	Respondente	Grau da DA
Comportamento auditivo	Silêncio e ruído (cotidiano)	AASI IC	Pais	Todos os graus de DA
Comportamento auditivo e desenvolvimento escolar	Escolar	AASI IC	Professor	Todos os graus de DA
Comportamento auditivo em ambiente escolar	Escolar	–	Professor	Todos os graus de DA
Comportamento auditivo em ambiente escolar	Escolar	AASI IC FM	Criança	Todos os graus de DA
Comportamento auditivo (reconhecimento) e de linguagem	–	AASI IC	Criança	Todos os graus de DA
Comportamento auditivo Qualidade de vida	Cotidiano	AASI IC	Pais Criança	Todos os graus de DA
Comportamento auditivo Qualidade de vida	Cotidiano	AASI IC	Criança	Todos os graus de DA
Comportamento auditivo Qualidade de vida	Cotidiano	AASI IC	Pais Criança	Todos os graus de DA
Comportamento auditivo Qualidade de vida	Cotidiano	IC (após 1 ano de uso)	Pais	DA de grau severo a profundo

REFERÊNCIAS

Anderson KL. Early Listening Function for infants and toddlers (ELF), 2002. Disponível em: <https://successforkidswithhearingloss.com/for-professionals/tests-informal-assessments-for-parents-students-teachers/>. Acesso em: 14 abr. 2021.

Anderson KL. ELF – Early Listening Function: discovery tool for parents and caregivers of infants and toddlers. Phonak Hearing System, 2017. Disponível em: <https://successforkidswithhearingloss.com/wp-content/uploads/2017/09/ELF_Questionnaire.pdf>. Acesso em: 14 abr. 2021.

Anderson KL. Screening Instrument for Targeting Educational Risk (SIFTER), 1989. Disponível em: <https://successforkidswithhearingloss.com/for-professionals/tests-informal-assessments-for-parents-students-teachers/>. Acesso em: 14 abr. 2021.

Anderson KL, Matkin, N. Screening Instrument for Targeting Educational Risk in Preschool Children (Age 3-Kindergarten) (Preschool SIFTER), 1996. Disponível em: <https://successforkidswithhearingloss.com/for-professionals/tests-informal-assessments-for-parents-students-teachers/>. Acesso em: 14 abr. 2021.

Anderson KL, Smaldino J. Children's Home Inventory for Listening Difficulties (C.H.I.L.D), 2000. Disponível em: <https://successforkidswithhearingloss.com/for-professionals/tests-informal-assessments-for-parents-students-teachers/>. Acesso em: 14 abr. 2021.

Anderson KL, Smaldino J. Listening inventory for Education (LIFE), 1996. Disponível em: <https://successforkidswithhearingloss.com/for-professionals/tests-informal-assessments-for-parents-students-teachers/>. Acesso em: 14 abr. 2021.

Anderson KL, Smaldino J. Listening inventories for education: a classroom measurement tool. Hear J. 1999;52(10):74-76. DOI: 10.1097/00025572-199910000-00009.

Archbold SM, Lutman ME, Gregory S, O'Neill C, Nikolopoulos TP. Parents and their deaf child: their perceptions three years after cochlear implantation. Deaf Educ Int. 2002;4(1):12-40. DOI: 10.1179/146431502790560962.

Ching TYC, Hill M. Teacher's Evaluation of Aural/Oral Performance of Children (T.E.A.C.H.). Sydney, Australia: Hearing Australia; 2005. Disponível em: <http://outcomes.nal.gov.au/Assesments_Resources/TEACH%20ratings%20with%20coverpage%20260509.pdf>. Acesso em: 20 ago. 2010. Indisponível em: 14 abr. 2021.

Ching TY, Hill M. The Parents' Evaluation of Aural/Oral Performance of Children (PEACH) scale: normative data. J Am Acad Audiol. 2007 Mar;18(3):220-35. DOI: 10.3766/jaaa.18.3.4. PMID: 17479615.

Coninx F, Weichbold V, Tsiakpini L, Autrique E, Bescond G, Tamas L. Validation of the LittlEARS® Auditory Questionnaire in children with normal hearing. Int J Pediatr Otorhinolaryngol. 2009;73(12):1761-8. DOI: 10.1016/j.ijporl.2009.09.036.

Grimshaw S. The extraction of listening situations which are relevant to young children, and the perception of normal-hearing subjects of the degree of difficulty experienced by the hearing impaired in different types of listening situations. [artigo não publicado.] Nottingham: MRC Institute of Hearing Research; 1996, 2004.

Johnson CD. Based on Functional Listening Evaluation by C.D. Johnson & P. Von Almen, 1993[1997]. Revisado por Johnson CD, 2004. Disponível em: <http://www.handsandvoices.org/pdf/func_eval.pdf>. Acesso em: 14 abr. 2021.

Johnson CD, VonAlmen P. The Functional Listening Evaluation. In: Johnson CD, Benson PV, Seaton J (eds). Educational audiology handbook. San Diego, CA: Singular Publishing Group, 1997. p.336-339.

Koch ME. Bringing sound to life: principles and pratices of cohlear implant rehabilitation. Timorium (ML): York Press, 1999.

Kühn-Inacker H, Weichbold V, Tsiakpini L, Coninx S, D'Haese P. LittlEars: Auditory Questionnaire (LEAQ). Parents' questionnaire to assess auditory behaviour. Innsbruck, Austria: MED-EL; 2003. Disponível em: <http://www.medel.com/data/pdf/20344.pdf>. Acesso em: 14 abr. 2021.

Kishon-Rabin L, Tailtelbaum-Swead R, Segal O. Prelexical infant scale evaluation: from vocalization to audition in hearing impaired infants. In: Eisenberg L (ed). Clinical management of children with cochlear implants. San Diego: Plural Publishing, 2009. pp.325-368.

Purdy SC, Farrington DR, Chard LL, Hodgson SA. A Parental Questionnaire to evaluate Children's Auditory Behavior in Everyday Life (ABEL). Am J Audiol. 2002;11:72-82.

Robbins AM, Osberger MJ. Meaningful Use of Speech Scale (MUSS). Indianopolis: Indiana University School of Medicine, 1990.

Robbins AM, Renshaw JJ, Berry SW. Evaluating meaningful auditory integration in profoundly hearing impaired children. Am J Otol. 1991;12(Suppl):144-150.

Umansky AM, Jeffe DB, Lieu JE. The HEAR-QL: quality of life questionnaire for children with hearing loss. J Am Acad Audiol. 2011;22(10):644-53. DOI: 10.3766/jaaa.22.10.3. Varni JW, Seid M, Kurtin PS. PedsQL 4.0: reliability and validity of the Pediatric Quality of Life Inventory version 4.0 generic core scales in healthy and patient populations. Med Care. 2001;39:800-812.

Zimmerman-Phillips S, Osberger MJ, Robbins AM. Infant-Toddler: Meaningful Auditory Integration Scale (IT-MAIS). In: Estabrooks W (ed). cochlear implants for kids. Washington, DC: AG Bell Association for the Deaf, 1998.

Anexo 2

Avaliação dos pais sobre o desempenho auditivo/oral dos filhos e facilidade de escutar (PEACH+)

Versão Português-Brasil do Parents' evaluation of aural/oral performance of children and easy of listening – v.4.1

Desenvolvido por Teresa Ching, Mandy Hill e Vivienne Marnane, em 2005.*

Traduzido, validado e adaptado por Levy CCAC, Rodrigues-Sato LCCB, Oliveira SJ, em 2021.**

Cilmara Cristina Alves da Costa Levy
Lyvia Christina Camarotto Battiston Rodrigues-Sato
Suenia de Jesus Oliveira

Este Anexo está disponível em arquivo, como Conteúdo Complementar, no *link* <conteudo-manole.com.br/audiologia-pediatrica-2ed> (senha: anexosmap2_2021).

* Fonte: Ching TYC, Hill M. The Parents' Evaluation of Aural oral performance of Children (PEACH) scale: normative data. J Am Acad Audiol. 2007;18(3):220-235. O formulário pode ser baixado pelo *site* Outcomes: <https://outcomes.nal.gov.au/peach.html>.

** Levy CCAC, Rodrigues-Sato LCBB. Validação do questionário Parent's Evaluation of Aural/Oral Performance of Children – PEACH em língua portuguesa brasileira CoDAS. 2016;28(3):205-211.

O QUE É O PEACH?

PEACH (*Parents' evaluation of aural/oral performance of children* – em português, Avaliação dos pais sobre o desempenho auditivo/oral dos filhos) é um questionário validado e concebido para registrar como uma criança de até 5 anos de idade ouve e se comunica com os outros quando está usando aparelho de amplificação sonora individual (AASI) ou implante coclear (IC), de acordo com sua idade.

Pais e cuidadores são questionados sobre o comportamento auditivo de sua criança no dia a dia e solicitados a darem uma classificação numa série de contextos auditivos e comunicativos.

A única diferença entre o PEACH e o PEACH+ é que este solicita que os pais indiquem o quanto as situações descritas são fáceis ou difíceis para o seu filho (coluna adicional sobre o quão fácil ou difícil você acha que isso é para sua criança).

O PEACH+, assim como o PEACH, não é um teste. Mesmo as pessoas que não têm perda auditiva podem ter dificuldade para escutar em algumas situações. As habilidades auditivas das crianças melhoram à medida que crescem e experienciam novas situações auditivas.

POR QUE USAR O PEACH+?

O comportamento auditivo adequado à idade é um indicador confiável das habilidades auditivas. Utiliza-se o PEACH+, assim como o PEACH, para construir uma imagem do desempenho auditivo e oral da criança na vida cotidiana, incluindo a facilidade de ouvir em diferentes situações.

Quando as pontuações são marcadas na curva de normalidade, os resultados indicam se a criança deve ser priorizada no encaminhamento para a avaliação auditiva diagnóstica.

COMO FAZER ISSO?

Para cada pergunta, peça aos pais/cuidadores para pensarem sobre o comportamento auditivo de seu filho durante a semana anterior. Eles devem fornecer uma estimativa da porcentagem de tempo que a criança apresentou o comportamento descrito, conforme esperado em cada situação.

Nome da criança:	Nome do responsável:
Data de nascimento:	Data:

Pré-classificação: na semana passada,	Sim	Não	Não disponível
A criança esteve bem? Saudável?*			
A criança usou seu(s) aparelho(s) auditivo(s) ou implante(s) coclear(es)?			
Se sim, os aparelhos auditivos e/ou implantes cocleares da criança estão funcionando?			

* Nota: apenas se a resposta para essa pergunta for sim, a coluna que identifica o PEACH+ deve ser completada.

Nome:	**Data:**
Data de nascimento:	

			PEACH (*para todos responderem*)					**PEACH+** (***apenas*** se a resposta da primeira pergunta da **pré-classificação** foi ***Sim***)				
Questões: Reflita sobre o comportamento auditivo da criança **durante a última semana** e marque a resposta de acordo com a tabela			Com que frequência sua criança faz isso?					O quão fácil ou difícil você acha que isso é para sua criança?				
			Nunca (0)	**Raramente (1 a 25%)**	**Às vezes (26 a 50%)**	**Muitas vezes (51 a 75%)**	**Sempre (75 a 100%)**	**Muito difícil**	**Difícil**	**Neutro**	**Fácil**	**Muito fácil**
1	Com que frequência sua criança tem usado seus aparelhos auditivos e/ou implante coclear? (se não os possui, escreva **NA [não se aplica]**)		0	1	2	3	4	0	1	2	3	4
2	Com que frequência sua criança reclama ou fica incomodada com sons **altos**?		0	1	2	3	4	0	1	2	3	4
3	Quando você chama sua criança sem que ela veja seu rosto, ela responde ao próprio nome (p.ex., olha para cima, vira-se, responde verbalmente)?	em uma situação de **silêncio**?	0	1	2	3	4	0	1	2	3	4
4		em uma situação **ruidosa**?	0	1	2	3	4	0	1	2	3	4
5	Sua criança segue instruções simples para realizar uma tarefa simples?	quando é solicitada em uma situação **silenciosa**?	0	1	2	3	4	0	1	2	3	4
6		quando é solicitada em uma situação **ruidosa**?	0	1	2	3	4	0	1	2	3	4
7	Com que frequência sua criança começa ou participa de uma conversa?	em uma situação **silenciosa**?	0	1	2	3	4	0	1	2	3	4
8		em uma situação **ruidosa**?	0	1	2	3	4	0	1	2	3	4

(continua)

(continuação)

		PEACH (*para todos responderem*)					**PEACH+** (***apenas*** se a resposta da primeira pergunta da **pré-classificação** foi ***Sim***)				
		Com que frequência sua criança faz isso?					O quão fácil ou difícil você acha que isso é para sua criança?				
		Nunca (0)	**Raramente (1 a 25%)**	**Às vezes (26 a 50%)**	**Muitas vezes (51 a 75%)**	**Sempre (75 a 100%)**	**Muito difícil**	**Difícil**	**Neutro**	**Fácil**	**Muito fácil**
9	Quando você está em um lugar silencioso lendo para sua criança, ela presta bastante atenção ao que você está dizendo? OU Se sua criança está ouvindo histórias/músicas na TV ou em outra mídia, ela consegue acompanhar o que está sendo dito?	0	1	2	3	4	0	1	2	3	4
10	Com que frequência a criança entende o que você diz quando estão dentro do carro/ônibus/trem/metrô?	0	1	2	3	4	0	1	2	3	4
11	Com que frequência sua criança reconhece as vozes de pessoas sem ver quem está falando?	0	1	2	3	4	0	1	2	3	4
12	Com que frequência sua criança responde a outros sons, diferentes de vozes?	0	1	2	3	4	0	1	2	3	4

Pontuação PEACH:	**Pontuação PEACH (%)**	**Facilidade para escutar (%) (pontuação mais alta = maior facilidade)**
Ambiente silencioso: **A** (some as pontuações das questões 3+5+7+9+11) ÷ 20 x 100	A =	A =
Ambiente ruidoso: **B** (some as pontuações das questões 4+6+8+10+12) ÷ 20 x 100	B =	B =
Total: C = (A+B) ÷ 2	C =	C =

QUAL O PRÓXIMO PASSO?

Calcule os pontos e marque a pontuação geral no gráfico que mostra a curva de normalidade.

Se a pontuação da criança ficar abaixo da linha pontilhada inferior (em vermelho se o gráfico for colorido), que representa dois desvios-padrão, priorize a criança para a avaliação auditiva diagnóstica.

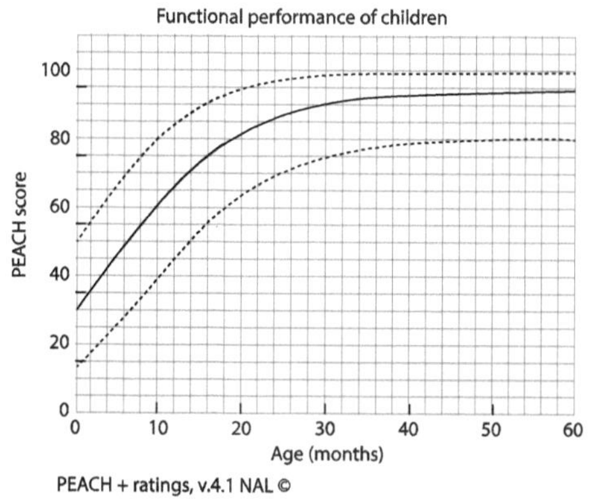

MARQUE O PERCENTUAL TOTAL DE PONTOS DO PEACH NO GRÁFICO

As curvas figuram a relação entre os pontos do PEACH e a idade (em meses) de crianças com audição normal. As linhas pontilhadas indicam ± 2 padrões de alteração. Pontos que marcam abaixo da linha pontilhada indicam uma perda significativa, exigindo acompanhamento urgente de especialista.

Índice remissivo

A

AASI 194
acoplador de 2 cc 152
adaptação
  bimodal 136
  do aparelho de amplificação sonora individual (AASI) 175
anamnese 40, 60
aparelho de amplificação sonora individual (AASI) 114, 193
aprendizado de uma criança 171
audição humana 39
audiologista 69
audiometria
  lúdica condicionada (ALC) 78
  tonal 41
  tonal e vocal 161
avaliação
  audiológica 65
  vestibular 222

B

bilinguismo 262

C

características
  acústicas 196
  suprassegmentais 187, 229
casamentos consanguíneos 33
célula ciliada interna 103
cóclea 29
cognição 228
comportamento auditivo 274, 280
compreensão auditiva 202
comprometimento
  motor 242
  sensorial 242
conectividade digital 152
córtex auditivo 235
criança com surdez ou perda auditiva 164
cultura surda 259

D

deficiência auditiva 61
  diagnóstico 63
  neurossensorial (DANS) 54
  prevalência 31

deficiência múltipla 241
desconforto 216
desenvolvimento da linguagem 113
  oral 195
detecção 201
diagnóstico diferencial 93
disfunção auditiva 214

E

eletrococleografia 43
eletrofisiologia 93
eletronistagmografia 223
embrião 25
embriogênese 29
emissões otoacústicas (EOA)
  diagnóstico 105
  por transientes (EOAT) 103
  produto de distorção (EOAPD) 104
encefalopatia crônica não evolutiva (ECNE) 243
energia da fala 186
envolvimento familiar 175
equipe multidisciplinar 54
estimulação auditiva 135
exames eletrofisiológicos 160

F

família(s) 40, 165, 176, 247, 252, 261
fatores genéticos 33
fonofobia 213
formantes 198

H

habilidades auditivas 129, 181, 228, 235, 274, 280
hiperacusia, fisiopatologia 214

I

imitanciometria 43
implante
  coclear 194
  percutâneo 160
intervenção
  em crianças com deficiência auditiva e surdas 253
  o mais cedo possível 163
intervenções centradas na família 247

L

Lei Geral de Proteção de Dados Pessoais (LGPD) 254
limiares eletrofisiológicos 68
Ling 195
Língua de Sinais 262
linguagem 177
localização 202

M

meato acústico externo 26
medidas eletrofisiológicas 63
memória 228
misofonia 213
modalidades sensoriais 236

N

neurociência 230
neuroplasticidade 242
novo coronavírus 254

O

orelha interna 29, 41

P

pandemia 254
papel do terapeuta 176
PEACH 266, 273
PEATE 44, 100
percepção de fala 185
perda auditiva 32
  congênita 53
pessoas com deficiência auditiva/surdas 260
pistas acústicas 187
plasticidade 129
população pediátrica 153
posturografia 224
potenciais evocados auditivos (PEA) 93
  de estado estável (PEAEE) 100
  de tronco encefálico 44
potencial evocado miogênico vestibular (VEMP) 223
preferência cortical 238
prescrição pediátrica 119
privação sensorial 236
processador de som 158
processamento
  auditivo central 201
  visual da fala 186
prótese auditiva ancorada no osso (PAAO) 157

Q

questionários 206
  de validação 161

R

reabilitação auditiva 252
real ear coupler difference (RECD) 120
recém-nascidos 56
reconhecimento auditivo 202
reflexo estapediano evocado eletricamente 135
reforço visual 76
respostas reflexas 201
ruídos de banda estreita 67

S

serviço centrado na família 165
sinal sonoro 237
sincronia neural 214
síndrome de Down 245
sistema
  auditivo 28
  nervoso central 113
sons
  da fala 195
  do Ling 197
surdocegueira 245

T

tecnologias assistivas 149
telemetria 133
terapêutica musical 232
teste em campo livre
  frequência 67
  intensidade 67
testes de percepção de fala 152
transmissão eletromagnética 150
transtorno do espectro autista (TEA) 243
triagem auditiva neonatal 32, 40, 54
tronco encefálico 95
tuba auditiva 27

V

validação 123
verificação 120
  do MR 152
vibração óssea 157
video head impulse test (vHIT) 223